现代医学康复技术与应用

宋福祥　吕和　毕留江　主编

化学工业出版社

·北京·

内容简介

本书简要介绍了康复医学相关基础内容，涉及康复评定基础与康复治疗方法，对神经系统、呼吸系统、循环系统、消化系统、内分泌及代谢系统疾病、骨科疾病、儿科疾病的康复方法进行了系统介绍，内容包括临床表现、功能障碍、康复评定、康复治疗、功能结局、健康教育等内容。本书适合从事医学康复及临床医学相关工作者阅读使用。

图书在版编目（CIP）数据

现代医学康复技术与应用 / 宋福祥，吕和，毕留江主编. — 北京：化学工业出版社，2025. 2. — ISBN 978-7-122-47552-7

Ⅰ. R493

中国国家版本馆 CIP 数据核字第 20256WR798 号

责任编辑：李少华　　　　　　装帧设计：关　飞
责任校对：边　涛

出版发行：化学工业出版社
　　　　　（北京市东城区青年湖南街 13 号　邮政编码 100011）
印　　装：北京印刷集团有限责任公司
710mm×1000mm　1/16　印张 17¼　字数 325 千字
2025 年 7 月北京第 1 版第 1 次印刷

购书咨询：010-64518888　　　　售后服务：010-64518899
网　　址：http://www.cip.com.cn
凡购买本书，如有缺损质量问题，本社销售中心负责调换。

定　　价：98.00 元

编写人员名单

主　编

宋福祥（深圳市龙华区妇幼保健院）

吕　和（哈尔滨医科大学附属第一医院）

毕留江（菏泽市牡丹人民医院）

副主编

董津含（中国人民解放军北部战区总医院）

郭　亚（重庆医科大学附属儿童医院）

编　委

向　巍（烟台市中医医院）

王　巍（哈尔滨医科大学附属第一医院）

高　严（深圳市龙华区妇幼保健院）

赵　岩（佳木斯大学康复医学院）

前言

  康复医学是一门有关促进残疾人及患者康复的医学学科，更具体地说，康复医学是为了康复的目的而涉及有关功能障碍的预防、诊断和评估、治疗、训练和处理的一门医学学科。康复医学又称第三医学（临床医学为第一医学，预防医学为第二医学）。在现代医学体系中，已把预防、医疗、康复相互联系，组成一个统一体，康复理念也逐渐深入临床医学工作者心中。

  本书简要介绍了康复医学相关基础内容，涉及康复评定基础与康复治疗方法，对神经系统、呼吸系统、循环系统、消化系统、内分泌及代谢系统疾病、骨科疾病、儿科疾病的康复方法进行了系统介绍，内容包括临床表现、功能障碍、康复评定、康复治疗、功能结局、健康教育等内容。全文涵盖面广，贴近临床，科学实用。本书编写人员均来自临床康复诊疗一线的医务工作者，在该方面有坚实的理论基础和丰富的实践经验，相信此书对复杂的临床工作有很好的参考作用。

  由于时间精力所限，书中难免存在疏漏之处，敬请广大读者批评指正，以便修订。

编者

2025 年 1 月

目录

第三章　周围神经疾病的康复　042

第四章　脑中枢神经系统疾病的康复　055

第九章　骨科常见疾病的康复 196

第十章　儿童疾病的康复 243

第一章
康复评定基础

第一节　康复评定概述

一、概述

　　康复评定是收集评定对象的病史和相关资料，提出假设，实施检查和测量，对结果进行比较、综合、分析、解释，最后形成结论和障碍学诊断的过程。康复评定的对象包括所有需要接受康复治疗的功能或能力障碍者。通过康复评定，发现和确定障碍的部位、范围或种类、性质、特征、程度以及障碍发生的原因、预后，为预防和制定明确的康复目标和康复治疗计划提供依据。

　　正确的康复治疗计划的制定以障碍学诊断为基础。障碍学诊断是在临床诊断基础上确定疾病或外伤所产生的后果，阐明组织、器官、系统水平的异常对于系统功能水平和对于作为一个社会人的整体功能水平的影响的诊断。可以说，障碍诊断是康复评定的核心。

二、障碍学诊断的三个层面

　　根据世界卫生组织（WHO）《国际功能、残疾和健康分类》，障碍被分为三个层面：①功能障碍（残损）。②能力障碍（残疾）。③参与障碍（残障）。

康复评定涵盖上述三个障碍层面的内容，评定者根据患者情况，分别从不同层面上对患者进行全面的评定，作出诊断。

三、康复评定的目的

康复评定贯穿于康复治疗的全过程。在运用各种疗法进行康复治疗的过程中，不同时期的评定有着不同的目的，从总体来讲，可以归纳为以下几点：①发现和确定障碍的层面、种类和程度。②寻找和确定障碍发生的原因。③确定康复治疗项目。④指导制定康复治疗计划。⑤判定康复疗效。⑥判断预后。⑦预防障碍的发生和发展。⑧评估投资-效益比。⑨为残疾等级的划分提供依据。

四、康复评定的类型与方法

康复评定分为定性评定、半定量和定量评定。

1. 定性评定

定性评定的对象是反映事物"质"的规律性的描述性资料而不是"量"的资料，即研究的结果本身就是定性的描述材料，主要适用于个案研究和比较研究中的差异描述。康复评定中常用的描述性定性评定资料主要通过观察和调查访谈获得。方法包括肉眼观察和问卷调查。

2. 半定量评定

半定量评定是将定性分析评定中所描述的内容分为等级或将等级赋予分值的方法。半定量分析所产生的结果要比定性评定更加明确、突出，但分值并不精确地反映实际情况或结果。半定量评定能够发现问题所在，并能够根据评定标准大致判断障碍的程度；由于评定标准统一且操作简单，因而易于推广，是临床康复中最常用的评定方法。

3. 定量评定

定量评定通常采用特定的仪器进行检查测量，如等速运动肌力测定系统、静态与动态平衡功能评定仪、步态分析系统等。定量评定将障碍的程度用数值来表示。不同的检查项目采用特定的参数进行描述。定量评定的最突出优点是将障碍的程度量化，因而所得结论客观、准确；便于进行治疗前后的比较。定量评定是监测和提高康复医疗质量、判断康复疗效的最主要的科学手段。

第二节 日常生活活动能力评定

一、概述

1. 定义

日常生活活动指一个人为了满足日常生活的需要每天所进行的必要活动。日常生活活动分为基础性日常生活活动和工具性日常生活活动。

（1）基础性日常生活活动 指人维持最基本的生存、生活需要所必需的每日反复进行的活动，包括自理和功能性移动两类活动。自理活动包括进食、梳妆、洗漱、洗澡、如厕、穿衣等，功能性移动包括翻身、从床上坐起、转移、行走、驱动轮椅、上下楼梯等。

（2）工具性日常生活活动 指人维持独立生活所必要的一些活动，包括使用电话、购物、做饭、家事处理、洗衣、服药、理财、使用交通工具、处理突发事件以及在社区内的休闲活动等。从工具性日常生活活动所包含的内容中可以看出，这些活动常需要使用一些工具才能完成，是在社区环境中进行的日常活动。

2. 评定目的

① 确立日常生活活动的独立程度。

② 确定哪些日常生活活动需要帮助，需要何种帮助以及帮助的量。

③ 为制定康复目标和康复治疗方案提供依据。

④ 为制定环境改造方案提供依据。

⑤ 观察疗效，评估医疗质量。

3. 评定内容

（1）体位转移能力 ①床上体位及活动能力。②坐起及坐位平衡能力。③站立及站位平衡能力。

（2）卫生自理能力 ①更衣，如自己穿脱不同式样的上衣、裤子、袜子和鞋。②个人卫生，如洗脸、刷牙、修饰、洗澡、大小便及便后卫生。③进餐，如准备食物和使用餐具等。

（3）行走及乘坐交通工具能力 ①室内行走。②室外行走。③上下楼梯。④上下汽车。⑤使用轮椅。

（4）交流能力 ①阅读书报。②书写。③使用辅助交流用具，如交流板、图片、电脑等。④与他人交流。⑤理解能力。

（5）社会认知能力　①社会交往。②解决问题。③记忆能力。

4. 评定方法

基本的评价方法包括提问法、观察法以及量表检查法。

（1）提问法　通过提问的方式来收集资料和进行评价。提问有口头提问和问卷提问两种。无论是口头问答还是答卷都不一定需要面对面的接触。就某一项活动的提问，其提问内容应从宏观到微观。检查者在听取患者的描述时，应注意甄别患者所述是客观存在还是主观意志，回答是否真实、准确。当患者因体力过于虚弱、情绪低落或有认知功能障碍而不能回答问题时可以请患者的家属或陪护者回答问题。

（2）观察法　是指检查者通过直接观察患者日常生活活动实际的完成情况来进行评价。观察的场所可以是实际环境，也可以是实验室。实际环境指被检查者日常生活中实施各种活动的生活环境，这里所指的环境，不仅仅包括地点如在家里，还包括所使用的物品如家中的浴盆、肥皂以及适当的时间等。社区康复常采用在实际环境中观察日常生活活动实施情况的方法，检查者可在清晨起床后在被检查者家中的盥洗室里观察其洗漱情况。住院患者的日常生活活动观察评定则通常在实验室条件下，即在模拟的家庭或工作环境中进行。需要指出的是，不同的环境会对被检查者日常生活活动表现的质量产生很大的影响。实际环境与实验室环境条件下被检查者的日常生活活动表现可能有所不同。因此，在评定的过程中应当将环境因素对于日常生活活动的影响考虑在内，使观察结果更真实、准确。采用观察法评价能够使治疗师在现场仔细地审视患者活动的每一个细节，看到患者的实际表现。这一点从提问中是无法获得的，而且观察法能够克服或弥补提问评定法中存在的主观性强、可能与实际表现不符的缺陷。通过实际观察，检查人员还可以从中分析影响该作业活动完成的因素或原因。

（3）量表检查法　量表检查法是采用经过标准化设计、具有统一内容、统一评价标准的检查表来评价日常生活活动。检查表中规定设计了日常生活活动检查项目并进行系统分类，每一项活动的完成情况均被予以量化并以分数表示。量表经过信度、效度及灵敏度检验，其统一和标准化的检查与评分方法使得评价结果可以对不同患者、不同疗法以及不同的医疗机构之间进行比较。因此，量表检查法是临床及科研中观察治疗前后的康复进展、研究新疗法、判断疗效等常用的手段。

二、常用评定量表

1. 量表种类

基础性日常生活活动评定常用量表有 Barthel 指数、Katz 指数、PULSES、修订的 Kenny 自理评定等。工具性日常生活活动常用量表有功能活动问卷、快速残疾评定量表等。

2. Barthel 指数

是临床应用最广、研究最多的基础性日常生活活动评定方法。不仅可以用来评定患者治疗前后的日常生活活动状态，也可以预测治疗效果、住院时间及预后。

3. 功能独立性测量

功能独立性测量广泛地用于医疗康复机构，用以确定入院、出院与随访时的功能评分。可以动态地记录功能变化。通过"医疗康复统一数据系统"所收集的患者统计资料、疾病诊断、病损类别、住院日和不同的康复措施等信息可以确定患者功能丧失的严重程度、康复医学的成果，从而评定该部门或机构的效率与成果。该系统还可以作为多学科、多机构之间研讨残疾问题的共同语言，促进康复治疗组成员之间的交流，医疗保险机构可依此确定支付或拒付。

第三节 肌力评定

一、概述

肌力是指肌肉或肌群产生张力，导致静态或动态收缩的能力，也可将其视为肌肉收缩所产生的力量。

二、评定目的与临床应用

1. 目的

① 判断有无肌力低下情况及其范围和程度。

② 发现导致肌力低下的可能原因。

③ 提供制定康复治疗、训练计划的依据。

④ 检验康复治疗、训练的效果。

2. 适应证

① 肌肉骨骼系统疾患：包括因伤病直接引起的肌肉功能损害、运动减少或制动造成的失用性肌力减退、骨关节疾病引起的关节源性肌力减退等的评定。同时可对拮抗肌肌力平衡情况，肌力对躯干、四肢关节稳定性的影响等相关情况进行评定。

② 神经系统疾患：包括对神经系统（中枢神经系统和外周神经系统）损害造成神经源性肌力减退等的评定，如上、下肢代表性肌群的肌力评定可作为全面评价

瘫痪严重程度的指标。

③ 其他系统、器官疾患：握力测试、腹背肌肌力测试和局部肌肉耐力等代表性肌力评定可作为体质强弱的一般性评价指标。

3. 禁忌证

关节不稳、骨折未愈合又未做内固定、急性渗出性滑膜炎、严重疼痛、关节活动范围极度受限、急性扭伤、骨关节肿瘤等。

三、评定原则与分类

1. 原则

（1）规范化　对患者进行肌力评定时，应使测试肌肉或肌群在规范化的姿势下进行规范化的动作或运动，以此为基础观察其完成运动的动作、对抗重力或外在阻力完成运动的能力，达到评价肌力的目的。

（2）注重信度和效度　在肌力评定时应注意减少误差，提高评定准确性。

（3）易操作性　在临床工作中，应以简便、快捷的肌力评定方法为基础。

（4）安全性　在应用任何肌力评定方法时，均应注意避免患者出现症状加重或产生新的损害等情况。

2. 分类

（1）器械分类　分为徒手肌力评定和器械肌力评定。后者又可分为简单仪器（如便携式测力计）评定和大型仪器（如等速测力装置）评定等。

（2）肌肉收缩形式分类　分为等长肌力评定、等张肌力评定和等速肌力评定。前两者为肌肉生理性收缩条件下的肌力评定，后者为肌肉在人为借助器械时非自然的肌肉收缩条件下的肌力评定。在等速肌力评定时，尚可进行等速向心收缩肌力和等速离心收缩肌力评定。

（3）评定部位分类　分为四肢肌力、躯干肌力评定以及对手部握力、捏力等的评定。

（4）评定目的分类　分为爆发力、局部肌肉耐力等的评定。

第四节　肌张力评定

一、概述

肌张力是指肌肉组织在其静息状态下的一种持续的、微小的收缩，是维持身体各种姿势和正常活动的基础。在评定过程中，检查者通过被动活动肢体而感受到肌肉被动拉长或牵伸时的抵抗（或阻力）。

肌张力评定主要包括：①肢体的物理惯性。②肌肉和结缔组织内在的机械弹性特点。③反射性肌肉收缩（紧张性牵张反射）。上运动神经元损伤的患者，肢体的物理惯性不会发生改变，因此评定肌张力过程中，一旦发现阻力增加，则表明是肌肉、肌腱的单位发生改变（如挛缩）和（或）节段反射弧内发生改变（如活动过强的牵张反射）。

二、肌张力评定目的与临床应用

1. 评定目的
① 提供治疗前的基线评定结果。
② 提供制定治疗方案和选择治疗方法的依据。
③ 评价各种治疗的疗效。

2. 适应证
适用于中枢神经系统和外周神经系统疾患，包括神经系统损害造成神经源性肌力减退等的评定，如：上、下肢代表性肌群的肌张力评定可作为全面评价瘫痪严重程度的指标。

3. 禁忌证
关节不稳、骨折未愈合又未作内固定、急性渗出性滑膜炎、严重疼痛、关节活动范围极度受限、急性扭伤、骨关节肿瘤等。

第五节　关节活动度评定

一、概述

关节活动度是指关节运动时所通过的运动弧。关节活动度的测量是指关节远端骨所移动的度数，而不是关节远端骨与近端骨之间的夹角。

关节活动度的测量包括主动和被动活动度测量：

（1）主动关节活动度　指作用于关节的肌肉随意收缩产生运动使关节所通过的运动弧。

（2）被动关节活动度　指由外力使关节运动时所通过的运动弧。

二、临床应用

1. 目的

① 确定关节活动度受限的程度。

② 根据主动与被动关节活动度的测量情况，明确关节活动受限的特点，区别关节僵硬与关节强直。

③ 为制定或修改治疗方案提供依据。

④ 决定是否需要使用夹板和辅助用具。

⑤ 治疗疗效的对比。

2. 适应证

① 骨关节与肌肉系统疾患、神经系统疾患及术后关节活动度受限患者。

② 其他原因导致关节活动障碍的患者。

3. 禁忌证

① 关节急性炎症期。

② 关节内骨折未作处理。

③ 肌腱、韧带和肌肉术后早期等。

第六节　平衡功能评定

一、概述

平衡功能指维持身体直立姿势的能力。平衡功能正常应为：能保持正常生理体位；在随意运动中可调整姿势；安全有效地对外来干扰做出反应。

二、平衡功能评定目的与临床应用

1. 目的

① 判断平衡障碍以及障碍的严重程度。

② 分析平衡障碍的相关因素。

③ 预测发生跌倒的可能性。

④ 针对障碍的特点，指导制定康复治疗方案。

⑤ 评定疗效。

2. 适应证

① 中枢神经系统损害：脑外伤、脑血管意外、帕金森病、多发性硬化、小脑疾患、颅内肿瘤、脑瘫、脊髓损伤等。

② 耳鼻喉科疾病：由前庭器官问题导致的眩晕症。

③ 骨关节伤病：下肢骨折及骨关节疾患、截肢、关节置换；影响姿势与姿势控制的颈部与背部损伤以及各种涉及平衡问题的运动损伤、肌肉疾患及外周神经损伤等。

④ 老年人。

⑤ 特殊职业人群。

3. 禁忌证

下肢骨折未愈合；不能负重站立；严重心肺疾病；发热、急性炎症；不能主动合作者。

第七节　协调功能评定

一、概述

协调功能是指人体多组肌群共同参与并相互配合，进行平稳、准确、良好控制的运动能力。协调运动的特征为适当的速度、距离、方向、节奏、力量及达到正确的目标。协调是完成精细运动技能动作的必要条件。协调运动需要健全的中枢神经系统、感觉系统和运动系统。中枢神经系统中小脑、基底节和脊髓后索等参与协调控制。感觉系统中前庭神经、视神经、深感觉等在运动的协调中发挥重要作用。当上述结构发生病变时，协调动作即会出现障碍。

二、临床应用

1. 适应证

① 小脑性共济失调：小脑疾患、乙醇中毒或巴比妥类药物中毒。

② 感觉性共济失调：脊髓疾病。

③ 前庭功能障碍。

④ 各种以震颤为主要症状的疾病：帕金森病、老年动脉硬化、慢性肝病、甲状腺功能亢进。

⑤ 舞蹈样运动：儿童的脑风湿病变。

⑥ 手足徐动：脑性瘫痪、肝豆状核变性、脑基底核变性（脑炎或中毒）等。

⑦ 手足搐搦：低钙血症和碱中毒。

⑧ 运动徐缓：进行性肌营养不良症。

2. 禁忌证

严重的心血管疾病；不能主动合作者。

第八节　康复心理评定

一、概述

　　康复心理评定是指运用心理学的理论和方法，对因疾病或外伤造成身体功能障碍的患者的心理状况（即认知功能、情绪、行为和人格等方面）进行量化、描述和诊断。

　　根据申请者的评定目的不同，康复心理评定主要包括六个方面的内容：①单独和协同作出心理和医学诊断。②在进行临床干预前提供患者的基础信息。③计划和指导治疗性努力。④预测未来成就。⑤医学和心理学等方面的科学研究。⑥用于司法部门、工作单位和学校的能力鉴定中。

二、康复心理评定的主要方法与应用

1. 观察法

　　观察法是指在自然条件下，对患者表现出来的心理现象的外部活动进行有系统、有目的和有计划地观察，以了解患者的心理状况、情绪和行为等方面的现状和问题。观察法包括自然观察和标准情境观察两种，前者是指在日常生活环境中对受检者的行为进行观察，后者则在特殊的实验环境下观察受检者对特定刺激的反应。自然观察可观察到的行为范围较广，但需要更多的时间与受检者接触，并且观察者要有深刻的洞悉力。而标准情境观察，观察是预先精心设计的，按一定程序进行，每个受检者都接受同样的刺激材料，故称之标准观察，观察到的结果具有较高的可比性，从某种意义讲，更具有科学性。

　　观察的主要内容有：仪表（穿戴、举止、表情）；人际沟通风格（主动或被动，可接触或不可接触）；言语和动作（言语方面，表达能力、流畅性、中肯、简洁、赘述；动作方面，过少、适度、过度、怪异动作、刻板动作）；在交往中的表现（兴趣、爱好、对人对己的态度）；对困难情境的应付方式（主动或被动，冲动或冷静）等。

2. 访谈法

访谈法是指心理医生或医护人员运用词语或非词语语言与患者进行的一种有目的的沟通和交流，以更深入地了解患者心理状况的评定方法。访谈法是临床心理评定的一种基本技术，不仅可以根据一定的目的直接收集评定的信息，对所评定的内容作出精确的描述，而且面谈者与受谈者之间可以进行感情思想方面的沟通，为建立治疗性的医患关系打下了基础。在临床康复工作中，可利用访谈法收集患者需要帮助的问题，了解这些问题产生的原因，倾听患者对这些问题的看法，以及与这些问题相关的家庭和社会情况等。另外，在进行词语性沟通时，还应该配合非词语的沟通，例如，会谈中有意的手势、运动、姿势、面部表情等，说话的音调和语速变化，都传送了与词语相同或词以外的信息。这些信息为会谈双方所用，并提供了心理评估的线索。

3. 主观标尺法

主观标尺法是指评定者将某一心理状态和行为的两个极端情况确定为两个数值，由被评定者根据自己的心理状况和行为表现在这两个数值范围内进行评分。如评定者可将患者的情绪或心理状况从 0 到 10 进行分级，0 分表示患者心理状况最不好，10 分表示患者心理状况最好，要求患者根据自己的主观情绪体验确定自己的情绪分数。进行主观心理评定时，不仅可以评定当前的心理状况，而且可以根据需要对患者患病后的不同时间段或情景进行评定，从而了解患者的心理变化情况。在临床医疗工作中，心理医生或医护人员可根据患者的心理和疾病的情况，每日或每周定期进行评定，以及时了解患者的心理状况的变化。此法简单易学，操作方便，患者易于接受，临床上医生与患者会谈时，可根据情况随时使用。

4. 心理测验法

心理测验法是运用一套预先经过标准化的问题（量表）来测量患者的某些心理品质的方法。它包括心理测验和评定量表，是心理评定主要标准化手段之一。心理测验按测验的内容可分为智力测验、成就测验、态度测验和人格测验等。

标准化的心理测验一定包括样本、常模、信度和效度等方面的技术指标。

标准化的心理测验必须由经过专门训练的人员进行施测，测验时要减少环境因素对受测者的干扰，测验一定要严格按照测验手册的要求和指导语进行，测验结果需要结合患者的临床表现综合进行分析和解释。

心理测验种类非常多，这些测验在理论基础、形式、用途和常模样本等方面很少有完全相同的，因此需要心理评定者在临床运用时进行选择。

5. 常用心理测验和评定量表简介

（1）韦氏智力测验　韦氏智力测验包括三个年龄本，即《韦氏成人智力量表-WAISR》（16岁以上）、《韦氏儿童智力量表-WISC》（6~16岁）、《韦氏幼儿智力测验-WPPSI》（4~6岁）。我国已对上述三个智力量表进行了修订和标准化。每套韦氏智力测验包括言语智力和操作智力两个部分，除分量表所包括的分测验有数目不同外，其余均相同。在此只以WAIS为例作介绍。

全量表含11个分测验，其中知识、领悟、算术、相似性、背数和词汇6个分测验组成言语量表；数字-符号、填图、积木图案、图片排列和拼物5个分测验组成操作量表。11分测验所得粗分可从记录单上的"粗分和等值量表分"分别查得其量表分，然后根据全量表分、言语量表分和操作量表分按常模换算出三个智商，即全量表智商（FIQ）、言语智商（VIQ）和操作智商（PIQ）。韦氏智力测验智力分级见（表1-1）。

表1-1　韦氏智力测验智力分级

智商	百分数/%	智力等级
>130	2.2	极超常
120~129	6.7	超常
110~119	16.1	高于平常
90~109	50.0	平常
80~89	16.1	低于平常
70~79	6.7	边界
<69	2.2	智力缺损

① 韦氏成人智力测验言语量表的分测验及其主要功能

A. 知识（I）：由一些常识所组成，测量知识及兴趣范围和长时记忆。

B. 领悟（C）：由一些社会价值、社会习俗和法规理由的问题组成，测量社会适应和道德判断能力。

C. 算术（A）：心算。测量数学的概念，数的操作能力，注意力集中能力以及解决问题的能力。

D. 相似性（S）：找出两物（名称）的共同性。测量抽象和概括能力。

E. 背数（D）：分顺背和倒背两式。即听到一读数后立即照样背出来（顺背）和听到读数后，按原来数字顺序的相反顺序背出来（倒背）。测量短时记忆和注意力。

F. 词汇（V）：给一些词下定义，测量词语理解和表达能力。

② 智力测验操作量表的分测验及其功能

A. 数字-符号（DS）：9个数字，每个数字下面有一个规定的符号。要求按此规定填一些数字所缺的符号。测量手-眼协调、注意力集中和操作速度。

B. 填图（PC）：一系列图片，每图缺一个不可少的部件，要求说明所缺部件名称和指出所缺部位。测量视觉辨别力，对构成物体要素的认识能力，以及扫视后迅速抓住空缺的能力。

C. 积木图案（BD）：用红白两色的立方体复制平面图案。测量空间知觉、视觉分析综合能力。

D. 图片排列（PA）：调整无秩序的图片成有意义的系列。测量逻辑联想，部分与整体关系观念，以及思维灵活性。

E. 拼物（OA）：将一物的碎片复原。测量想象力、抓住线索的能力以及"手-眼"协调能力。

从各分量表和分测验得到的三种智商，其中FIQ可代表受试者的总智力水平，VIQ代表言语智力水平，PIQ代表操作智力水平。因素分析结果，这些分测验负荷三种主要智力因素，即A（言语理解）因素，B（知觉组织）因素和C（记忆/注意力）因素。在言语量表中的多数分测验负荷A因素；操作量表中的多数分测验负荷B因素；C因素则为A、D和DS分测验所负荷。对受试者的智力作分析时，不仅根据三种智商的水平，而且要用比较VIQ与PIQ的关系，以及分析各分测验的成绩分布图等方法综合判断。

（2）0～6岁儿童发育检查　发育诊断是以正常行为模式为标准，来鉴定观察到的行为模式，以年龄来表示。发育诊断是为了判断小儿神经系统的完善和功能成熟的手段。它有较强的专业性，能较为准确地诊断小儿的发育水平。测查项目较多，检查和评价约需1小时。0～6岁儿童发育检查量表可检查0～6岁儿童神经精神发育情况。它分为13个关键年龄，即：4周、16周、28周、40周、52周、18个月、24个月、36个月、42个月、48个月、54个月、60个月、72个月。检查内容包括五个行为领域：①适应行为，包括对物体和背景的精细感知觉及手眼协调能力，如观察对摇晃的环、图画和简单形板的反应。②大运动行为，主要涉及对身体的粗大运动控制，如头和颈的平衡，坐、爬、走、跑、跳等运动协调能力。③精细运动行为，包括手指的抓握和操纵物体的能力。④语言行为，观察语言表达及理解简单问题的能力。⑤个人-社会行为，包括婴儿对居住的社会文化环境的个人反应，如观察喂食、游戏行为等。具体检查方法是按小儿的实际年龄选择测查的起始年龄，根据检查者观察和父母报告对各项目评分。最后，根据五个行为领域所得分数与实际年龄的关系，计算出各领域的发育商，据此判断儿童智力发育的水平和偏离常态的程度。

0～6岁儿童发育检查智力低下分度标准：

分度	发育商数（DQ）	适应行为
轻度	75～55	轻度缺陷
中度	54～40	中度缺陷
重度	39～25	重度缺陷
极重度	＜25	极重度缺陷

（3）韦氏记忆测验　韦氏记忆测验是应用较广的成套记忆测验，也是神经心理测验之一。可用于7岁以上儿童和成人，有甲乙两式。

韦氏记忆量表共有10项分测验，分测验A～C测长时记忆，D～I测短时记忆，J测瞬时记忆，MQ表示记忆的总水平。本测验有助于鉴别器质性和功能性记忆障碍。具体测试的内容和方法见表1-2。

表1-2　韦氏记忆测验的内容和方法

序号	测验项目	测验内容	评分方法
A	经历	5个与个人经历有关的问题	每回答正确一题记1分
B	定向	5个有关时间和空间定向的问题	每回答正确一题记1分
C	数字顺序	(A)顺数从1数到100 (B)倒数从100数到1 (C)累加从1起每次加3（加4），共加16次	记时间、并算出错数、漏数及退数的次数，按记分公式算出原始分
D	再认	每套卡片有8项内容，给受试者识记，然后让其在另一张卡片上再认	根据受试者再认内容与呈现内容的相关性，分别记2、1、0或—1分，总分最高为16分
E	图片回忆	每套图片中有20项内容，呈现时间为90秒，然后要求受试者说出呈现的内容	每正确回忆记1分、错误扣1分，最高为20分
F	视觉再生	每套图片中有3张，每张有1到2个图形，呈现10秒后让受试者画出来	按所画图形的准确度记分，总分最高14分
G	联想学习	有10对词，边呈现边读给受试者听，10对词读完停5秒后，测试者读每对词的前一词，要求受试者说出后一词。然后，再按不同的顺序进行2次	5秒内正确回答1词记1分，测3遍易联想词的得分
H	触觉记忆	使用一个有9个图形的槽形板，要求受试者蒙眼后利用双手分别将3个木块放入一列相应的槽形中。再睁眼，将各木块的图形及在形板上的位置默画出来	计时并计算出正确回忆的木块数和画出来的位置数，再根据相应的公式计算出原始分
I	逻辑记忆	3个故事包含14、20和30个记忆内容。将1和2或2和3中的故事分别讲给受试者听，同时让其看卡片上的故事，念完一个故事后要求受试者复述	回忆每1个记忆内容记0.5分，总分最高为17分和25分
J	背诵数目	要求顺背3～9位数、倒背2～8位数	以能背诵的最高位数为准，顺背最高分为9分，倒背最高分为8分，总分最高分为17分

评分方法是先计算出 10 个分测验的粗分，然后分别查"粗分等值量表分表"而转换为量表分，各量表分相加即为全量表。将全量表分按年龄组查"全量表分的等值 MQ"表，可得到受试者的记忆商数。记忆商数（MQ）在 85 分以上者为正常，以下者为异常，按偏离正常的标准差（15）数再分等。

（4）艾森克人格问卷（EPQ）　EPQ 的内容包括 P、E、N 三个分量表加上 L 效度量表，修订后共 88 个测试问题。

① P 量表（精神质）：P 分高的人表现为不关心他人，常有麻烦，在哪里都感到不合适，有可能残忍、缺乏同情心、感觉迟钝，对他人常抱有敌意，进攻，对同伴和动物缺乏人类感情，难以适应环境。如为儿童，常对人仇视、缺乏是非感、无社会化概念、多恶作剧，是一种常有麻烦的儿童；低分表示易于接近、善于与他人相处、适应性较强。

② E 量表（内向-外向）：E 分高为外向，爱交际，广交朋友，易兴奋，喜欢冒险，行动常受冲动影响，反应快，乐观，好谈笑，情绪倾向失控，做事欠踏实。E 分低为内向，安静、离群、保守、交际不广，但有挚友。喜瞻前顾后，行为不易受冲动影响，不爱兴奋的事，做事有计划，生活有规律，做事严谨，倾向悲观，踏实可靠。

③ N 量表（神经质）：N 分高，情绪不稳定，焦虑、紧张、易怒，往往有抑郁。睡眠不好，往往有几种心身障碍。情绪过度，对各种刺激的反应都过于强烈，动情后难以平静，这种人容易冒火，甚至进攻。概括地说，是一种紧张和好抱偏见人。N 分低，比较稳重，性情温和，情绪过于稳定，反应缓慢且轻微，很容易恢复平静，善于自我控制，很难生气，在一般人难以忍耐的刺激下也有所反应，但不强烈。

④ L 量表（掩饰性）：原来作为分辨答卷有效或无效的效度量表。L 分高，表示答得不真实，答卷的有效性差；同时也反映掩饰程度高，较老练和成熟，社会化程度高；L 分低，表示答得比较真实；同时也反映掩饰程度低，诚实可信，单纯，社会化程度较低。

测试时要求受试者看到问题后按照最初的想法回答"是"或"否"。评分方法是计算出各量表的粗分，查表将粗分换算成量表分，最后根据量表分和手册中的剖面图，诊断出受试者的人格特征。

EPQ 量表简短，P、E、N 维度的界定清楚，在临床上容易使用和解释，因此在心理康复评定中经常使用。

（5）婴儿-初中生社会生活能力量表　该量表不仅是康复儿童心理评定的一项重要内容，同时它的评定结果也是目前我国智残评估的标准之一。

全量表有 132 项测试题，评估的年龄范围从 6 个月到 15 岁，测试回答人可以是孩子的父母，也可以是每天照料孩子的人，或者是与孩子接触的老师等。

量表主要评估儿童6个方面的生活能力，如下。

① 独立生活能力：包括进食、衣服脱换、穿着、料理大小便、个人和集体清洁情况（洗澡、洗脸、刷牙、洗头、梳头、剪指甲、打扫和装饰房间等）。

② 运动能力：包括走路、上阶梯、过马路、串门、外出玩耍、到经常去的地方、独自上学、认识交通标志、遵守交通规则、利用交通工具到陌生地方去等。

③ 作业：包括抓握东西，倒牛奶，准备和收拾餐具，剪图形，开瓶盖，解系鞋带，使用螺丝刀等。

④ 交往：包括叫名转头，懂简单指令，说出自己姓和名，说出所见所闻，与人交谈，打电话，看并理解简单文字书、小说和报纸，写便条，写信和日记，查字典等。

⑤ 参加集体活动：包括做游戏、同小朋友一起玩、参加班内值日、校内外文体活动、组织旅游等。

⑥ 自我管理：包括总想自己独自干，理解"以后"能忍耐，不随便拿别人的东西，不撒娇磨人，独自看家，按时就寝，控制自己不提无理要求，不说不应该说的话，不乱花钱，有计划买东西，关心幼儿和老人，注意避免生病，独立制定学习计划等。

检查时从相应的年龄阶段的第一项测试内容开始提问，如连续十项通过，则认为这以前的所有项目均已通过，可继续向下提问，直到连续十项不能通过，则认为这以后的所有项目均不能通过，检查即可结束。如开始十项未能通过，应继续向前提问，直到连续十项均能通过，则认为前面的所有项目全部通过。"通过"是指该项目基本会或认为有机会就会；"不通过"是指对该项目不会（不太会）或认为有机会也不会。

结果评定时，先计算出儿童所有通过项的总分（每通过一项算1分），然后转换成相应年龄阶段的标准分，最后根据标准分对儿童的社会生活能力的总体和分项能力情况进行评估分等。

（6）成人适应行为评定量表　成人适应行为评定量表是成人智力残疾评定的两种方法之一，既可以与智力测验的工具同时使用评估一个人的智力残疾程度，也可以在智力评定实施困难时，单独作为智力残疾评定测量工具。量表评定的年龄范围为16岁以上的成人，评定的内容见表1-3。

具体评定时，先根据评定对象的年龄、职业及身体状况等选择检查的内容，每位对象只评定五项内容。检查内容从0~4分为5等，0分表示正常，4分表示完全不正常，分数越高能力越差。评分时先从0分项进行评估，然后依次评估1、2、3、4项的内容，五项内容的评分相加即为最后总分（最高20分）。成人适应行为评定等级划分为：①正常 0～2。②轻度 3～7。③中度 8～13。④重度 14～17。⑤极重 18 以上。

表 1-3　成人适应行为评定量表的内容和方法

序号	测验项目	测验内容	评分方法
1	生活能力	(1)生活：从主管家务到自理和完全不能自理划分五种等级	按手册要求在划分等级时，先从 0 分标准查询起，逐渐下降至 1 分、2 分、3 分、4 分
2	学习或工作能力	(2)学习：从能考上初二，而且学习成绩好，到不能上学来分等	按手册要求在划分等级时，先从 0 分标准查询起，逐渐下降至 1 分、2 分、3 分、4 分。(2)、(3)选其中一项
		(3)工作或劳动：从可以从事技术性工作到完全不能工作来分等	
3	定向（包括记忆）	(4)时间、空间定向：从完全到完全不能来分等	按手册要求在划分等级时，先从 0 分标准查询起，逐渐下降至 1 分、2 分、3 分、4 分。(6)为选项
		(5)人事定向：从对周围人们的关系完全了解到不能分辨熟人与陌生人来分等	
		(6)记忆能力：从远近记忆都正常到都丧失进行分等	
4	社会化	(7)社会交往：从待人接物完全恰当到不能交往进行分等	按手册要求在划分等级时，先从 0 分标准查询起，逐渐下降至 1 分、2 分、3 分、4 分

第二章
康复治疗技术

第一节　康复机器人

一、概述

康复机器人作为医疗机器人的一个重要分支，目前已被广泛应用到康复治疗、护理、辅助器具和家庭康复等方面。这不仅促进了康复医学的发展，也带动了相关领域的新技术和新理论的发展。

二、分类

康复机器人一般可分为治疗型机器人和辅助型机器人。前者主要用于功能障碍患者的康复治疗，改善其缺失的功能；后者主要用于帮助老年人和残疾人更好地适应日常工作和生活，部分补偿其弱化的机体功能。

1. 治疗型机器人

功能障碍的患者接受治疗型机器人治疗时，一般需要治疗师在旁边设定和监测机器人。使用机器人进行康复治疗最有效的是上肢和下肢的运动治疗。机器人可以很好地代替物理治疗师和作业治疗师的双手，主要有以下几个原因。①一旦正确设置，机器人可以长时间持续地提供自动的运动训练，且不会疲劳。②机器人的传感器可以测量患者所做的运动，以及量化患者任何的功能进步，这些微小的进步都可能极大地鼓励患者继续治疗。事实上，常用的临床量表在一定程度上很难发现这些微小的进步。③机器人可以提供治疗师无法提供的治疗训练类型，如放大运动的错误从而促进患者进行改善。

2. 辅助型机器人

辅助型机器人一般根据其侧重于操作、移动或认知来分类。①操作辅助型机器人进一步分为固定平台机器人、便携式平台机器人和移动自动平台机器人。固定平台机器人可以在厨房、桌面或床上执行功能。便携式平台机器人通过将机械臂连接到电动轮椅上，进行抓握和移动物体；或者与其他设备和装置连接，如开门。移动自动平台机器人可以通过语音控制或其他手段在家里或工作场所执行操作任务。②移动辅助型机器人进一步分为具有导航系统的电动轮椅，能够智能步行的移动机器人。③认知辅助型机器人进一步分为交流辅助机器人和看护机器人，其中交流辅助机器人可以帮助有交流障碍的阿尔茨海默病、孤独症或其他疾病患者，如宠物机器人。

三、适用范围

1. 神经损伤

神经康复在整个康复医疗中占有非常重要的地位，目前，治疗型康复机器人主要集中在神经损伤患者运动功能的再训练上，如脑卒中、脊髓损伤、脑外伤、帕金森病、多发性硬化患者。许多研究已经证明大量的重复训练是非常有效的训练方法，然而康复的人力费用加大了治疗成本。使用机器人对这些患者进行康复训练是一种自动训练技术，既不需要高成本的"一对一"康复训练，也能得到很好的训练效果。

2. 儿童发育障碍

治疗型康复机器人还能用于儿童发育障碍患者，包括与孤独症儿童进行沟通、观察和教育脑瘫患儿，评估儿童认知障碍，以及用于其他发育障碍的患者。

3. 残疾人和老年人

很多国家已开始进入老龄化社会，老年人有着较高的残疾风险，以及与残疾有关的慢性健康状况增加；另外，疾病、交通意外、灾难、饮食、药物滥用等也造成了大量残疾。这些残疾人需要通过改善功能或改善环境才能重新获得功能，因此需要大量的康复治疗和看护服务。治疗型康复机器人可以帮助他们运动训练，实现功能重建。辅助型康复机器人不但可以照料他们的日常生活，还能帮他们找回自信、自尊的感觉，重新融入社会。

因而，康复机器人的研究得到越来越多的关注。康复机器人的发展借鉴了工业机器人的技术和经验，又在人机接口、智能化和控制能力等方面开展了深入的研究，使它们更适合各种神经损伤患者、脑瘫、孤独症、残疾人和老年人使用。经过不断的努力，已开发了各种类型的康复机器人，也对相关技术进行了深入的研究，取得了丰硕成果。

第二节　本体感觉神经肌肉促进技术

一、概述

本体感觉神经肌肉促进技术（PNF）是一种治疗理念：所有人，包括残疾人都有尚未被利用的潜能。PNF 主要利用提供躯体运动和体位信息的感觉使相关的神经和肌肉的运动更有力、平稳和协调。治疗原则为：①充分调动潜能，利用强壮部分辅助弱的部分，治疗针对整个人，不是一个特殊问题或身体的一部分。②治疗方法总是正面的，要求患者主动参与，加强并使用那些患者躯体、心理水平上能做到的活动。③通过改变活动、体位和环境以减少疲劳，并帮助患者达到最佳的功能效果。

二、应用范畴

PNF 技术应用范围广泛，只要存在神经肌肉功能障碍的患者均可使用 PNF 技术促进神经肌肉功能重建。在康复医学领域主要应用于以下情况。

1. 神经系统病损

如脑血管意外、脑外伤、运动神经元疾病、脊髓损伤、小儿脑瘫、帕金森病等。在这些疾病中，PNF 技术作用如下。

① 可促进颈部、上肢、肩胛带、躯干、骨盆、下肢的功能及不同部分组合模式的功能重建。

② 垫上活动如翻身、坐起、坐位平衡、四点跪、跪立位、单腿跪位、跪位到站立位转换、桥式训练中的功能促进。

③ 站立和步行训练中的应用，包括平行杠内站立和行走，扶持各种辅助具时站立和行走、驱动轮椅和轮椅应用的活动、坐站训练、步态训练、上下楼梯训练等。

④ 生活技能的训练主要包括面部、舌、呼吸和吞咽的训练。

⑤ 日常生活活动中的训练，如从轮椅转移到床、厕所、淋浴间、轿车等，穿脱衣服、洗漱等。

2. 其他应用

应用于运动医学、骨科康复及竞技体育训练。

三、基本技术

1. 手法接触

正确的手法接触是实施此技术的关键。治疗师使用蚓状肌抓握接触患者体表，通过皮肤感觉和压力感受器引导运动方向，为需强化肌群施加阻力。蚓状肌抓握是为了控制运动和抵抗旋转，掌指关节屈曲的压力使治疗师手紧靠患者，同时不会使压力大而引起疼痛。

2. 牵拉

根据治疗需要，在每一运动模式开始或过程中，采用快速牵拉引起肌肉产生牵张反射，作为肌肉收缩的准备活动，并可刺激拉长肌和同一关节的协同肌，降低肌肉疲劳。

3. 言语和视觉刺激

使用语言指令和音量音质来指导患者，言语告诉患者做什么和怎么做，要做到不同个体能理解和执行，并要认真选择言语提示的时间、语调和指令的顺序。例如，柔和的声音促进稳定，较大声音促进肌力。注意事项：言语提示须清晰、简洁，且与患者的需要和理解相适应。视觉的反馈能促进肌肉收缩、控制运动方向和矫正体位，眼影响头颈部的运动，头颈部能促进躯干和四肢做更大、更强的运动。

4. 最佳阻力

根据患者的状况和活动目标修正阻力的大小，为可在运动方向、质量和数量上引起平滑、协调收缩的阻力，称为最佳阻力，而非最大阻力。此方法可增强患者的肌力和耐力，增强运动控制，帮助患者获得运动知觉和方向觉，改善强、弱肌群间的失衡。阻力应掌握在能使患者自身产生运动并能顺利完成整个运动范围。

5. 体位和身体力学

治疗师身体应与想要做的运动或力在一条直线上，治疗师的肩与骨盆应面对运动方向，如身体做不到或不需要，手和肩也要一致。阻力来自治疗师的身体，手、肩相对放松，治疗师相对放松的手能较好地感受患者的反应。患者的位置要求靠近治疗师和不会疼痛，在正确的水平导向目标，注意地心引力的影响和肌张力的变化。

6. 牵引

通过牵拉关节邻近的肌肉以分离关节面，产生牵张刺激和增强运动，刺激等张收缩募集更好的本体感觉来促进运动功能的恢复。其作用是在使用牵拉反射时可帮助预先拉长肌肉，治疗师的手和患者的接触更充分，更好募集本体感觉来促进运动。

7. 挤压

治疗师通过加压患者的肢体和躯干来促进抗重力肌的收缩、稳定和激发直立反应。主要用于关节伸肌肌肉收缩，肢体和躯干的加压有利于促进稳定。

8. 扩散、强化

通过对四肢和躯干不同部位、不同强度、不同方向的刺激，从而在运动模式中将能量从主动肌向副动肌、拮抗肌扩散，或是进一步加强较弱肌群。可从近端肌群至远端肌群、远端肌群至近端肌群、躯干上部至躯干下部、一侧肢体至另一侧肢体。

9. 模式

整体运动模式发育过程中，四肢和躯干相互影响，还包括肢体的联合运动，上肢和下肢的运动模式分别为双侧对称模式、双侧不对称模式、双侧交叉模式、单侧模式，不同的模式对躯干、四肢运动中促进的部位和效应不一样。

10. 时序（顺序）

运动发生的先后顺序，即为任何运动中肌肉收缩的顺序，正常的运动顺序要求由远端至近端促进正常运动顺序及通过强调顺序来增加肌肉收缩。在生长发育中，控制和协调的发育过程是从头到足，从近端到远端。发育成熟后远端支配近端，手支配肩的运动，成年人保持平衡的微小运动先从远端踝到近端髋和躯干。

第三节　神经肌肉关节促进法治疗技术

一、概述

神经肌肉关节促进法（NJF）治疗技术是以运动学理论知识为基础，将 PNF 的促进要素和关节构成运动相结合，通过被动运动、主动运动和抗阻运动改善关节功能的新型运动疗法。治疗思路是：先用关节松动术、物理疗法等被动手法缓解关节源性疼痛，再进行各种运动疗法治疗。治疗过程中需广泛使用各种手技。其主要技术特点为采用适宜抗阻训练，应用肌牵张、牵拉和对角线螺旋运动模式，并在关节近端实施辅助或抗阻运动以促进关节囊内运动，从而在改善关节活动度的同时强化关节周围深层小肌群运动，具有提高关节稳定性和活动性的双重效果。这种治疗方法是同时对神经、肌肉和关节进行刺激的方法，故命名为神经肌肉关节促进法治疗技术。该技术具有减轻疼痛，促进关节、关节囊内运动的正常化，促进神经肌肉功能和增强肌力等作用。

二、应用范畴

1. 骨关节疾病导致的疼痛和运动障碍

包括肩周炎、肱骨外上髁炎、腱鞘炎、椎动脉型颈椎病产生的眩晕，颈椎间盘突出，脊柱侧弯，腰椎间盘突出，急性腰扭伤，骶髂关节功能异常、椎间关节偏位诱发的腰痛，坐骨神经痛，变形性髋关节病，变形性膝关节病，踝关节扭伤，术后关节挛缩，肩关节、髋关节等的撞击等。

2. 中枢神经系统疾病导致的疼痛和运动障碍

包括偏瘫患者的肩关节半脱位、肩-手综合征，躯干旋转能力差、步行支撑期伸髋能力差、迈步期步幅小，脑瘫导致的脊柱侧弯等。

3. 体育竞技损伤

可减轻投球动作（如棒球投球）时的肩关节撞击，即时提高肌力，缩短肌反应时间，维持良好的竞技状态等。

4. 促进老年人健康等

包括减缓各种退行性病变、提高肌肉力量和耐力、治疗失用综合征等。

三、主要内容

NJF 技术是一种全新的运动疗法。NJF 包括骨运动时关节面运动、相反牵拉关节运动、连锁运动 3 个部分。每种运动又可通过被动运动、主动运动和抗阻运动 3 种方式来实现。

1. 骨运动时关节面运动

根据解剖和运动学特点，关节分为 1 轴、2 轴和多轴关节。在做不同的关节运动时，如骨在做屈曲、伸展、内收、外展、内旋、外旋、旋前、旋后时，运动侧骨的关节面运动遵循凹凸法则。

2. 相反牵拉关节运动

在关节运动时，向一侧骨运动的相反方向牵拉对侧骨。如直立位和坐位肩屈曲时，向下旋转、牵拉肩胛骨，增加关节活动度。被动运动和抗阻运动时都可进行。如肩屈曲-外展-外旋时，肩胛骨会做外展-上方旋转-后倾的组合运动。相反牵拉关节运动可促进肌肉放松，是解决由肌肉和软组织引起的关节活动度受限的手法。

3. 连锁运动

大多数肢体运动不单纯是一个关节的单轴运动，往往会由某一个关节的运动带动相关部位其他关节的运动。在 NJF 中主要着眼于肩胛骨运动时的脊柱运动，骨盆运动时的脊柱运动。

第四节　肌力训练技术

一、概述

肌力训练是康复运动治疗中的一种重要方法，是指在肌肉收缩时给予阻力可以使肌肉随时间产生适应而增加肌力。因此，通过运动治疗渐进给予超载以增加肌肉的新陈代谢能力，可使肌肉产生这种适应性的变化。肌肉的这类收缩性组织将因肌纤维的肥大以及参与收缩的运动单元增加使其肌力增加。在设计训练计划时，治疗师必须考虑患者整体的体能、受伤或疾病的种类、受伤后组织愈合的程度，还有最重要的就是患者预期的功能结果。

二、应用范畴

肌力训练常用于训练肌肉萎缩无力的患者，包括因伤病固定肢体或长期卧床、活动少所致的肌肉失用性萎缩和骨关节及周围神经病损所致的肌肉软弱或轻瘫，训练用以发展肌力和耐力，从而恢复运动功能。

肌力训练的适应证如下。

（1）老年人　20岁后随年龄增加肌力逐渐下降，下肢较上肢下降更快。

（2）失用性肌萎缩　制动及无功能状态所产生的以生理功能衰弱为主要特征的综合征主要表现为失用性肌萎缩。完全卧床时，肌力每周减少10％～15％，每天减少1％～3％。如卧床休息3～5周，肌力即可减少50％。肌肉也出现萎缩，股四头肌和踝背伸肌尤为明显，肌肉体积缩小，肌肉松弛，通过适当运动训练，肌肉体积可复原。

（3）神经系统疾病　中枢神经系统疾病如脑血管病、脑瘫、脊髓损伤等中枢神经障碍导致的偏瘫或四肢瘫。

（4）周围神经系统疾病　周围神经损伤所致肌肉力量下降。

（5）肌源性疾病　肌营养不良、多发性肌炎、肌肉体积丧失、外伤或疾病等导致肌细胞死亡、肌肉体积减小等。

三、基本原则

1. 阻力原则

为使肌力增强，训练必须给予一定的阻力，无阻力状态下的训练不能达到增强肌力的目的。阻力可来自于肢体的重量、肌肉运动时外加的阻碍力量等。阻力通常施加在训练肌肉远端附着部位，方向总是与肌肉收缩使关节发生运动的方向相反。具体方法是在活动范围的起始和终末施加最小的阻力，中间最大；达到足以使患者发挥最佳能力，但又不过大而阻止患者完成活动的阻力水平；施加的阻力应根据患者肌力改善的情况逐渐增大。

2. 超常负荷原则

即过量负荷原则，训练时施加的阻力负荷应适当超过患者现有的活动水平，并保证超过一定的时间，否则就达不到改善肌力的目的。训练者要满足一定的运动强度、训练的持续时间、训练频率；一定周期和根据肌肉收缩的形式选择相对应的训练方法，才能达到肌力增强的目的。

3. 反复训练原则

为了达到增强和巩固肌力水平的目的，必须进行多次的重复收缩训练，而非单次收缩。一般仅在患者合并存在疼痛性关节疾病或肌腱炎等情况时，训练的次数才可有所减量。

4. 适当运动强度原则

肌收缩强度相当于最大收缩强度 40％时，运动单位募集率较低，主要募集 Ⅰ型肌纤维，对增强耐力有效；收缩强度增加时募集率增高，Ⅱa 型、Ⅱb 型肌纤维也依次参与收缩，对增强肌力有效。故应根据需要选用不同的收缩强度进行。

5. 适度疲劳原则

根据超量恢复原理，肌力训练可引起一定的肌肉疲劳，因为无明显的肌肉疲劳也无超量恢复出现，肌力训练也难以取得明显效果。过度疲劳，如由于前次的训练引起无力、疼痛或不愿再进行原有或新的运动训练，则会极大地影响训练效果。对于肌力训练而言，疲劳的标志为肌力不增加反而减退，运动速度减慢，运动幅度下降，运动协调性明显降低，患者主诉疲乏、劳累。一旦出现疲劳现象，原则上应停止训练。

四、肌力训练种类及特点

（一）按肌力选择分类

即在肌肉功能测试的基础上，根据现有肌力水平来选择肌力训练方式。

1. 0 级肌力

只能进行电刺激以延缓肌萎缩，也可进行传递神经冲动的练习，即做主观努力，试图引起瘫痪肌肉的主动收缩，此时大脑皮质运动区发出的神经冲动，通过脊髓前角细胞向周围传递，直至神经轴突再生达到瘫痪肌群。这种主观努力，可以活跃神经轴突流，增强神经营养作用，促进神经本身的再生。传递冲动可与被动运动结合进行。

2. 1~2级肌力

可采用肌肉电刺激法，也可以开始助力运动练习，注意强调主观用力，给予最低限度的助力，避免以被动运动替代助力运动。助力常加于运动的开始和终末，并逐渐减少。

3. 2级肌力

可进行减除重力负荷的主动运动。可用吊带悬挂肢体或将肢体放在敷有滑石粉的光滑平板上，在水平面上运动或在温水浴中运动，利用水的浮力消除部分肢体的自身重量，使运动易于完成。

4. 3级肌力

应由患者主动运动完成，可以根据情况进行单关节或多关节、单方向或多方向不同速度或幅度的运动，根据病情选择肌肉收缩形式与运动强度。

5. 4级肌力

应由主动运动进展到抗阻运动，对抗较大阻力进行肌肉收缩，可增加运动单位募集率，从而提高训练效果。阻力可来源于人力、重物或器械。阻力应从小到大，关节活动范围的起始与终末部分施加小阻力，中间部分施加阻力最大，阻力应加在受累关节的远端，人力施加阻力以便调节阻力的大小，并在运动中做到阻力合理地增大和减少。

6. 4级以上肌力

可用重物或器械提供阻力，使肌肉对抗它所能承受的最大阻力而竭尽全力进行收缩练习称为最大收缩练习。最大收缩练习或接近于最大收缩的练习，重复很少次数或持续很短时间即引起肌肉疲劳，但这能募集白肌纤维，对增强肌力有良效。相反，较低强度的练习可以重复较多次数或持续较长时间亦不易疲劳，但主要募集红肌纤维，对增强肌肉耐力有利。

（二）按肌肉收缩形式选择分型

根据患者自身的特点，利用不同肌肉收缩形式的优点、避免不同肌肉收缩形式的缺点，也是选择适合患者训练方法的原则。

1. 等张运动

是肌肉在可活动范围内，对抗一固定或变化的负荷下，伸长或收缩的一种动态运动。动态的肌力、肌耐力及爆发力可借等张运动训练出来。

（1）固定阻力或可变阻力　①传统上，等张运动都是以一固定重量作为运动的阻力，如用哑铃或沙包。但事实上，当肌肉在对抗一固定阻力收缩时，所产生的张力会随肌纤维的伸长或缩短而变。而且在整个动作范围中的某一点会产生最大张力。因此，所使用的重量不可超过整个动作范围中肌张力最弱点所能控制的重量。②利用可变阻力装置做等张运动，如使用油压系统或液压系统的机械重量，收缩中的肌肉可在动作范围中的每一点有效地产生张力以抵抗阻力。若是徒手给予阻力时，治疗师可视患者的肌力变化给予适当的阻力。

（2）向心收缩运动及离心收缩运动　①大部分等张运动都同时包含向心及离心两种收缩方式。两种方式视患者的肌力及功能所需而定。②在抵抗相等负荷下，向心收缩所征召到的运动单元较离心收缩多。③执行向心收缩运动或离心收缩运动的速度会直接影响神经肌肉单位产生的能力。慢速时，最大离心收缩运动产生的力量比最大向心收缩运动产生的力量大。当速度逐渐增加时，最大向心收缩运动产生的力量快速减少，离心收缩运动产生的力量先增加，再减少或回到原点。

（3）开链运动及闭链运动　①开链运动，是指发生在开放性动作链的动作，即远端肢体（足或手）在空间自由地移动。大部分使用徒手或机械阻力运动都是采用开链运动。开链运动可以动态或静态肌肉收缩的方式来执行。②闭链运动，即发生闭锁动作链的动作，也就是身体在一固定的远端肢体上移动。闭链运动多是在功能性动作模式下执行的，都需要某种程度的载重，比开链运动容易刺激到关节内及其周围的某些机械感受器。闭链运动不仅能改善肌力、耐力，还可改善功能性载重姿势下的稳定度、平衡能力、协调度及灵活度。

2. 等速运动

是一种利用可控制速度的设备来控制身体某一部分动作的速度来控制肌肉伸长或缩短的动态运动方式。

（1）等速运动动作范围内的阻力是依肌肉产生力量的大小来改变的。若患者在全程运动中都使用最大力量，则肌肉也会用最大的收缩力量。

（2）使用等速肌力训练可根据所设定的功能目标选择做向心或离心收缩训练。

（3）在执行等速运动时所要控制的就是肢体动作的速度。速度范围由慢速（每秒15°～30°）至极快速（每秒300°～400°或以上）。执行向心运动时，肌肉张力的产生随速度的增加而减少。有研究结果显示，当肢体动作速度增加时，产生的力量先随之增加，增加到一定程度后，则维持在此高峰或降低。

（4）等速运动与等张运动的训练不同。前者是在适当的时候做快速的动作训练，对肌肉、骨骼不会产生不良影响。而等张运动必须在低速下执行，才能控制动作的动力并避免肌肉、关节受伤。

3. 等长运动

是一种肌肉长度不变且无明显关节活动的静态肌肉收缩运动。虽然这种肌肉收缩并不做功，但肌肉产生的张力及力量相当的大。若要增加肌力，对抗阻力时至少要维持 6 秒的等长收缩。

（1）肌肉定位收缩运动　是肌肉几乎在没有阻力的情况下所做的低强度等长收缩。该运动是在软组织受伤后的急性期放松肌肉、增加血液循环、减缓肌肉疼痛及痉挛的运动方式，可在肌纤维愈合过程中维持肌纤维的活动度。

（2）阻力等长运动　当关节受伤或活动有疼痛感时，等长运动加徒手或机械式阻力可增加肌力。只要用最大肌力的 60%～80% 做阻力即可达到增加肌力的目的。若要整个关节活动肌力都增加，则必须在关节的几个角度做阻力等长运动。

（3）稳定性运动可加强关节或姿势的稳定度，多是在载重的姿势下以闭链运动方式执行。强调控制躯干及肢体近端关节的肌肉做等长收缩。

（4）在执行等长运动的同时配合有节奏的呼吸，可减轻血管加压反应。当执行等长运动，特别是必须抵抗相当程度的阻力时，有心脑血管疾病史的患者是一项禁忌。

（三）按是否使用器械分类

1. 徒手阻力运动
是由治疗师给予动态或静态肌肉收缩时的一种主动阻力运动。

（1）运动开始前，评估患者关节活动度及肌力，并确认其功能受限的程度；向患者解释运动计划及步骤；患者采取舒适姿势，治疗师采取合乎身体力学的姿势；先向患者进行动作示范；鼓励患者尽力执行动作，但不可产生疼痛；确保其在用力时不憋气。

（2）给予阻力的部位是在欲加强肌力的肌肉所附着肢体远端部分；若是中间关节足够稳定且动作不会产生疼痛，并有足够肌力时，可跨越此关节施与阻力。阻力的方向与肢体动作方向相反；为避免训练时出现代偿动作，治疗师必须固定好患者的身体。常固定的部位是在欲加强肌力的肌肉近端附着处。

（3）施加阻力时，患者的动作要流畅，不可有颤抖的现象，阻力大小视肌肉在整个动作范围中每一点所能抵抗的阻力大小而定。

（4）给予适当的口令，须简单易懂，给予口令与徒手阻力的时机要配合好。一个动作重复 8～10 次，就会产生肌肉疲劳，休息一段时间后，才能重复运动。

2. 机械阻力运动
是一种由器械提供阻力（运动负载）的运动形式。当患者可独立做运动或肌力已超过治疗师所控制的大小时，就可以机械取代徒手给予阻力。

（1）运动强度及重复次数　运动强度与肌肉或肌肉群所受负荷的程度直接相

关，治疗师可根据运动计划的目标、受伤组织愈合程度以及患者目前状况来决定；逐渐增加运动的次数，久而久之，肌肉即产生适应性变化。

（2）运动的频率即1天或1周内运动的次数，大部分计划是隔天1次或每周4～5次运动。运动至少要持续6周。

（3）运动形式视患者的功能需求来选择，若其功能活动以静态肌力完成，则以等长运动为主，若必须以动态肌力完成，则将向心或离心收缩以等张运动或等速运动纳入计划中。

（4）若患者的肢体被固定或不能承受有阻力的肌肉关节活动时，可以渐进阻力的等长收缩运动开始。若肌肉产生张力的能力差，又需要练习抵抗阻力做动作，可选择离心运动。若在软组织愈合的早期做肌肉向心收缩会导致疼痛，则选择离心收缩。

（5）若患者在某个关节活动度内产生疼痛现象，则可选择小幅运动为运动方式。治疗师须考虑患者的肌力进步在开链运动还是闭链运动的功能中较重要，依此决定运动方式。

（6）患者允许载重时才可执行闭链运动，先从有限的载重到完全载重。闭链运动由双侧下肢载重逐渐进展到单侧下肢载重；先以自身体重作为运动时的阻力，之后再加上机械阻力；由稳定平面进展到不稳定的平面；先练习远端肢体固定在一处的载重活动，再进展到用滑板做侧移的闭链活动。

第五节　牵引

一、概述

牵引是应用力学中作用力和反作用力的原理，通过外力（手法、器械或电动牵引装置）对身体某一部位或关节施加牵拉力，使其发生一定的分离，周围软组织得到适当的牵伸，从而达到复位、固定、减轻神经根压迫、纠正关节畸形的一种物理治疗方法。

从不同角度，可将牵引作如下分类：①根据牵引作用的部位，分为脊柱牵引和四肢关节牵引等。其中脊柱牵引又分为颈椎牵引和腰椎牵引，四肢关节牵引又分为皮牵引和骨牵引。②根据牵引的动力来源，分为手法牵引、重力牵引、机械牵引和动力牵引等。③根据牵引持续的时间，分为间歇牵引和持续牵引等。④根据牵引时患者的体位，分为坐位牵引、卧位牵引和直立位牵引等。⑤根据牵引时患者的重量，分为轻重量牵引、中重量牵引和大重量牵引等。

二、作用机制

1. 脊柱牵引的作用机制

（1）增大椎间隙和椎间孔　它使椎间隙增大，椎间盘内部产生负压，以缓解椎间盘组织向周缘的外突压力，使后纵韧带紧张并起到向前推压作用；同时，随着脊柱小关节滑动和椎间孔增大，椎间盘突出的髓核部分或骨赘与周围组织（如血管、神经）建立新的、和谐的相互关系，减轻神经、血管等压迫，消除局部无菌性炎症反应，缓解临床症状。

（2）解除肌肉痉挛，缓解疼痛　牵引有助于放松痉挛的肌肉，减少肌纤维粘连，改善局部的血液循环，有利于损伤的软组织修复，促进水肿的吸收和炎症的消退；同时，可刺激关节和肌肉感觉神经，通过闸门学说抑制疼痛的传递。

（3）改善和恢复脊柱的生理弧度　牵引松解软组织的粘连，牵伸挛缩的关节囊和韧带，矫治小关节如脊柱后关节的微细异常改变，使脊柱后关节嵌顿的滑膜复位或有助于关节突关节轻微错位的复位，改善或恢复脊柱的正常弯曲。

2. 四肢关节牵引的作用机制

（1）增大关节间隙，逐步分解粘连和延长挛缩的胶原结缔组织，产生弹性延长和塑性延长。

（2）解除肌肉痉挛　牵张紧张的肌群，降低肌肉的紧张度，松解组织粘连。

（3）复位和矫治关节畸形。

（4）改善关节活动范围。

三、应用范畴

1. 颈椎牵引

（1）适用证　主要用于治疗各型颈椎病、颈椎关节功能紊乱、颈椎骨折脱位的固定、筋膜炎引起的严重颈肩痛和儿童的自发性寰枢关节脱位早期等疾病。

（2）禁忌证　颈椎肿瘤或结核引起颈椎完整性破坏、颈内动脉严重狭窄伴斑块形成、颈脊髓明显受压、颈部肌肉及软组织的急性损伤、严重骨质疏松等。

2. 腰椎牵引

（1）适应证　主要用于治疗无明显脊髓压迫症状的腰椎间盘突出症、腰椎管狭窄、腰椎小关节功能紊乱、腰椎退行性变引起的慢性腰痛、强直性脊柱炎早期以及没有手术指征的特发性脊柱侧弯等。

（2）禁忌证　腰部肌肉及软组织的急性损伤、腰脊髓明显受压、腰椎肿瘤或结核、严重骨质疏松、孕妇、女性月经期、可引起呼吸困难的呼吸系统疾病等。

3. 四肢关节牵引

（1）适应证　主要用于治疗骨折、关节脱位、烧伤后瘢痕粘连等多种原因引起的关节挛缩。

（2）禁忌证　骨性关节强直、骨折未愈合、关节内及其周围组织炎症感染和血肿等。

第六节　强制性运动疗法

一、概述

强制性运动疗法，又称强制性治疗，是一种恢复偏瘫患者上肢运动功能，强调重复任务训练的神经康复疗法。该疗法通过限制健侧上肢活动及"塑形"技术，对患肢进行集中、大量、重复的日常生活活动训练，达到功能改善的目的。

二、应用范畴

强制性运动疗法早期主要应用于偏瘫患者上肢功能的改善，卒中后上肢功能的恢复一般较下肢差。目前，强制性运动治疗的入选标准尚无统一的规定，但是，应用本疗法需要具备一定的基本条件：患侧上肢部分关节有一定的主动运动、无严重的认知障碍、限制健侧上肢活动后有足够的平衡及安全能力，如合并严重的心肺和其他脏器疾病，则需在监护下进行锻炼。文献报道的适合强制性运动治疗的最低标准是腕背伸 $10°$，拇指外展 $10°$，而且至少有其他两指背伸 $10°$。虽然治疗所能达到的目标要低于手功能水平较高的患者，但疗效的提高幅度大于手功能水平较高的患者。

此外，有学者将强制性运动疗法应用于卒中后下肢功能障碍的治疗，约 90% 的慢性卒中患者步态异常，部分原因是损伤后早期到自然功能恢复前形成的异常运动模式持续存在，此种现象可认为是"习得性误用"，而不是习得性失用。克服习得性误用，首先要纠正意向的运动模式，代之以正常的运动协调。

三、主要内容

强制性运动疗法的基本原则是通过强制装置限制健侧上肢的使用，强制患者在日常生活中使用患侧上肢，并短期集中强化、重复训练患肢，同时注意把训练内容转移到日常生活中去。强制性治疗主要改善患者完成任务的能力，强调功能活动的恢复。同时，也应注意患者身体结构方面的训练，训练开始即给予被动关节活动、专门的肌肉牵伸练习和降低肌张力治疗对提高任务练习的质量有所帮助。强制性运动疗法的基本目标是提高瘫痪侧肢体的灵活性，提高患肢在日常生活中的应用。

1. 限制健手的使用

使用休息位手夹板或塞有填充料的手套限制健手的使用，同时使用吊带限制健侧上肢的活动。强制用手夹板或手套应在患者 90％ 的清醒时间使用，仅在洗浴、上厕所、睡觉及可能影响平衡和安全活动时才解除强制。强制用手夹板或手套一般用易开启的尼龙搭扣固定，以便患者在紧急情况下能自行解开。训练之前应了解患者具体的日程安排，明确告知患者何时戴上手套或手夹板，何时仅使用患侧上肢，何时可使用健肢，以及何时拿掉手套或手夹板。此外，应关注患者的安全问题。强化训练中，治疗师应始终陪同训练，日常生活中，要取得家属或陪护的配合，保护患者安全，并记录日常生活中患肢的使用情况和强制装置的使用情况。

2. 强化训练患侧上肢

限制健肢的同时，集中、重复、强化训练患侧上肢，有效克服脑卒中患者在功能恢复时形成的习得性失用。每天强化训练 6 小时，每周 5 天，连续 2 周。有研究者提出强化训练患侧上肢的塑形技术，认为塑形技术是强制性治疗的一种有效形式，特别是与受限制的健侧肢体结合在一起。塑形训练与 PT 和 OT 的某些任务训练很相似，差别是塑形训练注意挖掘患者的潜力，注重反馈，利用明确的反馈在较短时间内逐渐完成所训练动作的开发和成形。反馈内容是单位时间内动作的重复次数或要求做一套动作所需的时间。塑形动作包括翻纸牌、够取衣服夹、推简易沙狐球、螺母螺栓操作、翻多米诺骨牌等。根据每一位患者的功能缺损情况，选择不同的塑形任务，制定个性化的训练方案。

3. 日常生活中的任务训练

鼓励患者在日常生活中进行实际功能任务练习，如使用患手摆放餐具、吃饭、收拾桌子、拨打电话等。在强化治疗的后几天，应该为每一位患者制定一个家庭训练计划。有研究表明，持续的家庭练习对维持或进一步提高临床训练效果很重要。同强化训练一样，家庭训练计划也是以具体任务为方向。训练的器械应该是家庭常用或容易买到的，常用任务如堆塑料杯、玩具套圈等，重点练习受损的运动单元和关节。力量和耐力练习一般不包括在家庭训练计划中。

第七节 语义导航训练法

一、概述

语义导航训练法是以扩散激活模型和语义启动效应为理论基础，通过词汇联想测试手段构建汉语联想词汇库，应用复杂网络分析技术选取有语义关联顺序的训练素材，采用"尝试命名＋复述"的训练方法对临床失语症患者进行言语训练的一种新方法。

语义导航训练法采用计算机取词排序法，对失语症患者的训练采用简单可行的"尝试命名＋复述"方法，通过培训家属并由家属完成整个治疗过程，治疗师只负责监督。因此，语义导航训练法为失语症患者的言语训练提供了一种新的研究方向和实践理论，使失语症患者的社区言语康复训练成为可能。由于失语症患者需要一个长期的治疗过程，语义导航训练法如果可以由家属实施，既可以节省大量的医疗资源，符合目前医疗卫生改革的大方向；又解决了方言在言语训练时交流困难和训练效果不理想的弊端。

二、应用范畴

1. 适用人群

①颅脑 CT 或 MRI 扫描有明确的病灶者。②西方失语症成套测验的失语商＜93.8分，并且至少复述 2 个字者。③母语为汉语者。④可独立坐或靠坐 1 小时以上者。

2. 不适用人群

①构音障碍者。②视觉和视空间障碍者。③听觉障碍者。④精神功能障碍者。

三、主要内容

1. 材料选取

从汉语联想词汇库构建的联想词汇网络中选取单词，并采用网络分析技术对单词进行聚类和排序。位于相同聚类的单词相互靠近，由此确定语义相关词汇的临床训练顺序。选定的词汇配置黑白图片，如果抽象词汇无法匹配相应图片，训练时以文字形式呈现。

2. 实施流程

治疗在安静、亮度适中的房间中进行。患者坐在距离计算机屏幕约 50cm 处。言语训练分为 10 个循环，每天 1 个循环，持续 10 天，每个循环的训练内容均相同，约需要 1 小时。每个循环的训练程序如下：计算机屏幕上呈现一张图片或文字，要求患者命名图片或朗读文字，如果患者在 5 秒内正确命名图片或朗读文字，则呈现下一张图片或文字。如果患者在 5 秒内不能正确命名图片或没有反应，则在该图片下方呈现相应的文字，并由言语治疗师带领患者复述 4 遍；如果患者在 5 秒内对所呈现的文字不能正确朗读或没有反应，同样由言语治疗师带领患者复述 4 遍，然后再呈现下一张图片或文字。

3. 结果记录

对患者的命名反应进行如实的记录，然后根据 Martin 等的词汇反应分类标准将患者的反应分为 9 类。①正确反应：与目标词汇完全相同或可接受的替代词。②无反应：没有尝试进行命名或"我不知道"。③语音错语：真实存在的词汇，与目标词汇共享一个音素，但与目标词汇无语义相关性。④语义替代：真实存在的词汇，与目标词汇有语义相关性，但与目标词汇无共享音素。⑤语义描述：对图片进行语义信息的描述，但没有尝试命名。⑥语音＋语义错语：真实存在的词汇，与目标词汇共享一个音素，同时也有语义相关性。⑦目标相关新词：非真实存在的词汇，但与目标词汇共享一个音素。⑧难懂新词：非真实存在的词汇，与目标词汇既无共享音素，也无语义相关性。⑨不相关词汇：真实存在的词汇，但与目标词汇既无共享音素，也无语义相关性。

第八节　失语症重复经颅磁刺激治疗技术

一、概述

经颅磁刺激是一种通过时变磁场作用于大脑皮质局部区域产生很小的感应电流，直接刺激皮质神经元而改变其功能的非侵入性脑刺激技术。

二、应用范畴

（1）适应证　失语症患者。由于经颅磁刺激技术具有调节皮质兴奋性的作用，因此，它在神经病学方面得到很多应用。例如，1Hz 经颅磁刺激用于调节肌张力障碍患者异常增高的运动皮质兴奋性；改善大脑右侧半球损伤左侧忽略患者的症状。此外，经颅磁刺激还应用于语言定位、语法研究、语言治疗、认知功能障碍、帕金森病、精神和情绪障碍（如严重抑郁症、强迫症）、癫痫等的治疗。

（2）禁忌证　①有严重的冠状动脉粥样硬化性心脏病、心律失常、置有心脏起搏器的患者。②癫痫患者。③有新发梗死、出血病灶者。④孕妇。

三、主要内容

（1）仪器设备　磁刺激器，双线圈。

（2）刺激参数　刺激强度为90%的运动阈值，频率为1Hz，600～1200个脉冲，每天治疗20分钟。

（3）刺激部位　右侧大脑额叶三角部。

（4）定位方法　通过功能性磁共振成像来确定患者的语言功能区，再将图像调取到神经导航定位系统中。将患者与自身影像进行匹配之后，将配有定位跟踪感应器的线圈放置到患者头上，图像中线圈刺激点将随线圈的实际位置移动，操作者根据图像指示定位到语言功能区。

（5）操作步骤　患者取仰卧位，全身放松；线圈与患者的颅骨表面相切，其两圆相交处的中心置于标记处，手柄垂直指向患者枕部。打开经颅磁刺激器，选择患者姓名，核对刺激参数，点击磁刺激按键，开始进行磁刺激。刺激结束时，点击停止磁刺激按键，退出程序，关闭磁刺激器。

第九节　声音辨别训练技术

一、概述

所谓声音辨别，就是能分辨声音的音量、长短、高低以及音质的不同。声音辨别训练技术是聋哑儿童在听力得到补偿或重建之后，为改善语言功能而接受的听觉训练的一个环节。该训练继于感音训练后，训练的目的是进一步加强听觉的深层感知能力，使聋哑儿童能记忆所听到的、选择要听的、反馈所听到的并建立正确的听觉概念。

二、应用范畴

声音辨别训练技术主要应用于听力补偿或重建之后的聋哑儿童，并且已经具备察觉声音及维持听觉注意力的能力，主观上愿意通过听觉训练改善听能，身体及认知状况可以接受听觉训练。

三、主要内容

在训练聋哑儿童时，听觉训练通常分 4 个阶段逐步进行。

① 听觉注意：训练目的为唤醒聋哑儿童"沉睡"的残余听力，建立聆听的意识。训练时先从低频率的声音开始，并且逐步向中、高频发展（从低频率的鼓声，再到木鱼声、锣声、碰铃声）。通过听觉注意的训练，让聋哑儿童能对声音的存在做出正确的反应。

② 听觉辨别：要求聋哑儿童对各种不同的声音加以辨别，要让他们认识到自然界存在的声音是多种多样的。训练可包括分辨自然界中各种声音和言语声，以及每种声音的音量、长短、高低及音质的不同。

③ 听觉记忆：聋哑儿童的听觉特点是记得慢、忘得快。听觉刺激要加深到一定的程度，大脑才有可能形成长期记忆。训练时先训练孩子听懂关键词，随着语言发展的成熟度，对训练时句子的长度和词可以增加复杂性。

④ 听觉理解：即处理并回忆所听到内容的语言能力。只有理解了声音，才会在大脑里呈现声音的表象；只有听懂语言，才会理解语义，准确地进行沟通交流。

其中，声音辨别训练分为整体声音的辨别和语音的辨别两个部分。

1. 整体声音的辨别

分辨自然界的各种声音，如打雷声、鞭炮声、门铃声、动物叫声、水流声、各种交通工具的声音、不同年龄及性别人物的声音、各种乐器的声音等。总而言之，辨别的声音越丰富越好。声音辨别训练的目标就是要让聋哑儿童感受到丰富多彩的声音，通过聆听来认知和学习语言。在训练时所选用的训练内容无论是自然界的声音还是言语声，都要注意可以在声音强度、长度、质地等几个方面有丰富的变化，切忌单调的声音。听觉训练应该与日常生活相结合，多听有意义的声音，对于聋哑儿童才是有实际意义的。

那么，具体要如何进行整体声音的辨音训练呢？

（1）辨别声音的有无　用游戏的方式让聋哑儿童辨别是否有声音存在。比如，可以让他们玩"听到声音向前走，没有声音就停下"的游戏，比一比谁最先走到目的地；也可以让他们听到声音就玩一玩他喜欢的玩具等。

（2）辨别声音的远近　训练者可以从离孩子不同距离的位置发出同样强度的声音，然后让孩子辨别哪个声音离他近，哪个声音离他远。也可以采用生活中的声音，比如分别录制从远处开来的汽车，以及在近处行驶的汽车所发出的不同声音，然后让聋哑儿童分辨。

（3）辨别声源　利用能够发出声音的物体以及通过预先录制的声音进行训练。比如，游戏训练"什么东西在响"。训练开始时，老师可以先出示能够发出声音的物体，在孩子面前敲击，然后问他们是否听见声音，如果听见了就举手。也可以同时教他们说出物体的名称，比如说"鼓"，同时看"鼓"的图片。然后在他们看不见发声物体的情况下说出物体的名称，并让聋哑儿童进行辨别。

（4）辨别声音的高低　有助于学习辨听和模仿声调。可以选用能够发出不同频率声音的器具，让聋哑儿童辨别哪个声音高一点，哪个声音低一点。比如，钢琴上的不同琴键能够发出高低不同的声音，可用来训练聋哑儿童辨别音的高低。先奏响钢琴上中央部位的一个音阶，让聋哑儿童注意听，并尽力记住，然后再奏响其他音阶，由聋哑儿童来辨别其他音阶与第一个音阶的高低不同。待聋哑儿童熟悉后可以选用其他的可发声物反复练习。

（5）辨别声音的次数　这种训练要求聋哑儿童能够辨别所听到的声音有几声。训练中所呈现的声音可以是断断续续的，让孩子记住共发出了多少个声音。这个训练有一定的难度，应遵循从易到难的原则。比如开始阶段，可以用一个玩偶代表一个声音，训练人员在一个声音出现时同时出示一个玩偶，有多少个声音就出示多少个玩偶。然后，让孩子看看到底有多少个玩偶，再让孩子听一遍，从而感受声音的多少。最后，可以分别发出数量不同的声音，让孩子进行辨别。

（6）感受声音的长短　为聋哑儿童感受声音的节奏做好准备。训练时持续发声，可以让孩子听到声音时持续向前走，根据声音的长短，孩子所行进的距离将有所不同。也可以选用其他的游戏方式让孩子辨别声音的长短。

2. 语音的辨别

是声音分辨中最细致的部分，也是最重要的部分。训练的目的是提高聋哑儿童对语音的感知能力，这是聋哑儿童语言发音是否清晰的先决条件之一。语音的分辨可以分为 4 个内容进行训练。

（1）元音辨音练习　训练音包括 a、o、e、i、u。具体的方法如下：准备一套汉语拼音的卡片，与孩子并排坐好，将单元音卡片摆放在孩子面前，由治疗人员掩住口（但并不影响声音传递的方式）发出任何一个音，要求聋哑儿童指一指或拿出相应的卡片。也可以每次发两个相同或不同的元音，由聋哑儿童来辨别所听到的声音是否相同。

（2）辅音辨音练习　训练音包括 b-p、f-h、n-l、z-zh、c-ch、s-sh 等。训练方法与元音辨音练习相似。

（3）复韵母辨音练习　训练音包括 an-ang、in-ing、en-eng、ian-iang 等。训练方法与元音辨音训练相似。

（4）拟声词的练习　例如，敲门的声音咚咚咚；自行车的铃声叮铃铃；小汽车的喇叭声嘀嘀嘀；小狗的叫声汪汪汪；小猫的叫声喵喵喵；小鸭子的叫声嘎嘎嘎。可以由训练人员在训练时发音，或者事先录制好将要训练的声音，将对应的卡片或玩偶排放在聋哑儿童面前，听到声音后，聋哑儿童可以指出或拿出相应的卡片或玩偶。

通过语音的辨别练习，聋哑儿童的听力辨别变得敏锐，才能模仿正确的言语。声音辨别训练是非常重要而又很困难的阶段，需要训练人员有耐心、有爱心，训练内容需要循序渐进，并按照孩子的听能水平高低而变化训练内容与方法，需要调动孩子的自主性，让孩子主动、积极地参与。尽量多利用日常生活中各种不同生活情景，与孩子自然地互动。因为生活情景中的声音对孩子才有意义，也最能引发孩子对聆听的兴趣。

第十节　听理解治疗技术

一、概述

听理解是指大脑对听觉语言输入信息进行整合并做出正确反馈的过程。根据听素材的不同，将听理解障碍分为字词、语句及篇章等不同等级。听理解治疗技术就是采用词汇、短语、语句、语段等语言材料给予听觉输入，提高语言障碍患者听理解能力的治疗方法。

二、应用范畴

1. 适应证
有听理解障碍的语言障碍患者。
2. 禁忌证
①病情不稳定者。②全身状态不佳、病情处于进展期者。③明显情感、行为和精神异常者。

三、主要内容

1. 设备及用具
纸质图片、词卡、实物、录音机、听理解训练计算机辅助系统。

2. 操作方法和步骤

（1）声音辨别：①声音刺激，如听音乐、听广播、读书读报，使患者注意力集中，刺激思维，增强语言的理解力。②听辨声音，治疗师模仿一种声音，也可用录音机或听理解训练计算机辅助系统播放一种声音（如汽车喇叭声），然后向患者出示4张图片，火车、汽车、飞机、轮船，让患者指出目标图（汽车）。

（2）名词听理解

① 名词相同图形匹配，治疗师先给患者看一张物品图片（钥匙），然后在桌面上摆出两张图片（钥匙和杯子），其中一张和事先看过的一样，为目标图（钥匙），另一张为其他物品的图片，称干扰图（杯子），请患者指出哪一张和事先看过的一样，即指出目标图。当患者能正确完成后，逐渐增加干扰图片的数量至6选1。

② 名词同类图匹配，治疗师先给患者看一张图片（三角形），然后在桌面上摆出两张图片，其中一张为目标图（三角形），另一张为干扰图（圆形），请患者指出目标图。当患者能正确完成后，逐渐增加干扰图片的数量至6选1。

③ 缺损图形匹配，治疗师先给患者看一张人脸的图片，这张人脸的五官中缺少一个鼻子，然后在桌面上摆出两张图片，一张为目标图（鼻子），一张为干扰图（嘴巴），让患者选出目标图（鼻子）。当患者能正确完成后，逐渐增加干扰图片的数量至6选1。

④ 名词听辨认，治疗师摆出两个物品的图片或实物（如钥匙和杯子），治疗师说出其中一个名称，患者指出相应的图片或物体。当患者能正确完成后，逐渐增加口头指令的难度，即从物品的名称（请指出杯子）→物品功能（你用什么喝水?）→物品的属性特征（什么是玻璃的，可以摔碎吗?）→当患者达到80%~90%正确时，将干扰图或实物逐渐增加到3~6个，干扰图或实物可由不同类物品逐渐增加到同类物品。

（3）动词听理解

① 相同动作图形匹配，治疗师先给患者看一张动作图片（一个人在淋浴），然后在桌面上摆出两张动作图片，其中一张和事先看过的一样（一个人在淋浴），另一张为干扰图（一个人在扫地），请患者指出目标图。当患者能正确完成后，逐渐增加干扰图片的数量至6选1。

② 同类动作图形匹配，治疗师先给患者看一张动作图片（一个人在淋浴），然后在桌面上摆出两张动作图片，其中一张为目标图（一个人在澡盆里洗澡），另一张为干扰图（一个人在扫地），请患者指出目标图。当患者能正确完成后，逐渐增加干扰图片的数量至6选1。

③ 听动词学习，治疗师指着一张一个人在写字的图片说"写字"，或者拿支笔一边做写字的动作，一边说"写字"，并示意患者指出图片或做出相应的动作。

④ 动词听辨认，治疗师摆出两张图片或做出两个动作（如吃饭和跑步），治疗师说出其中一个动作，患者指出相应的图片或做出相应的动作。当患者能正确完成后，逐渐增加干扰图片的数量至 6 选 1。

⑤ 执行动作指令，治疗师向患者发出一个动作指令，让患者做出相应的动作。如向上看、向下看、站起来、坐下、闭上眼睛、睁开眼睛、转身、伸出舌、笑一笑、摘下眼镜、戴上眼镜等。然后逐渐增加信息量，使指令复杂，如将一步指令增加到两步指令（指一下门，然后再指窗户），或将动作指令与方位词结合（治疗师在桌子上摆放 3～4 个物品，交代患者"按我说的做"，然后对患者说"把钥匙放在盒子里面"，患者则按治疗师的指令做出相关动作）。

（4）听语记忆广度扩展

① 多项听选择，即治疗师向患者出示 5～6 张不同的图片，然后连续说出其中 2～3 张图片的内容，请患者一次性一一指出。如治疗师向患者出示 5～6 张不同的物体图片，治疗师说出其中 2～3 个物体的名称，请患者指出，如尺子、椅子、窗户；或向患者出示 5～6 张不同的动作图片，治疗师说出其中 2～3 个动作，请患者指出，如走、读、睡觉；也可向患者出示 5～6 张情景图片，治疗师说出描述其中 2～3 张图片内容的句子，请患者指出相对应的图片，如"指出人们在海边散步以及孩子们在大树下玩游戏"。然后逐渐增加图片数量至 12 选 6。

② 复杂指令听执行，治疗师在桌子上摆放 3～5 个实物，然后发出两步以上指令，患者执行。如"指一下书，拿起铅笔"。然后逐渐增加指令难度。

③ 回答涉及听广度的问题，治疗师说出含有 2～6 个记忆组块的问题，患者回答，如"梨、桃、鸡全是水果吗？"

（5）短文听理解 治疗师朗读一篇短文或故事，然后提出相关问题，让患者对相关问题一一作答。

四、注意事项

（1）由于患者存在听理解障碍，可能无法理解训练内容，应尽量向患者解释，必要时反复示范，直至患者能够正确理解训练内容并能很好地配合训练。

（2）选择恰当的训练内容及难度 一般来说，上述训练内容按序号排列由易到难，但如果患者简单听理解相对较好，复杂听理解较差，可以选择句子听理解训练、听语记忆广度扩展训练及短文听理解训练。如患者的听理解很差，则可从名词、动词听理解训练中的相同图形匹配开始训练。即听理解训练可以从任何训练内容的任何阶段开始，主要根据患者的语言评估结果。通常情况下，训练难度以患者能正确完成训练任务的 70%～80% 为佳。当患者完成的准确率比较低时，应减少干扰图或退回较易难度的训练。当患者能正确完成 80%～90% 的训练任务时，可增加干扰图或进行更高难度的训练。

（3）恰当地选择和运用训练材料和手段　听指图片的训练中，图片可为线条画、色彩画、照片，也可为词卡或实物。患者听理解较差时尽量采用多种刺激手段，可配合看口型、视动作、看文字、摸实物、闻气味、尝味道、跟读等帮助听理解。反复训练时，目标图的位置要经常变换，避免患者记忆图片的空间位置，而不是事物的特征。

（4）使患者家属充分了解其障碍情况和训练内容，取得家属的配合，使得训练内容可在日常生活中得到练习。

第三章
周围神经疾病的康复

第一节　概述

一、周围神经损伤的严重程度分级

根据周围神经损伤的严重程度分为 5 级。

Ⅰ级：受损局部出现暂时性传导阻滞，纤维完整性无损，无变性，常于 3～4 周内完全恢复。

Ⅱ级：轴突中断，但轴突周围结构完好，故轴突可以 1～2mm/d 的速度再生。

Ⅲ级：轴突中断，神经内膜管损伤，但神经束膜改变极少，故神经束的连续性尚完整。伴有一些轴突缺失。由于神经内膜有不同程度的纤维化，影响再生和恢复，故虽可自行恢复，但恢复不完全。

Ⅳ级：比Ⅲ级更严重，轴突数量明显减少，所有神经束膜广泛受累，瘢痕化严重，不能自行恢复，需手术切除瘢痕后重新缝接吻合。

Ⅴ级：神经干完全断裂，两端完全分离，需手术才能恢复。

二、康复评定

由于周围神经是由运动、感觉和自主性神经纤维组成的，因此周围神经损伤后将引起该支配区的运动、感觉和自主性神经功能障碍。周围神经损伤的康复首先是对于损伤状况的评定，正确了解周围神经损伤部位、程度以及一些自然状况。

1. 特殊畸形观察

当周围神经完全损伤时，所支配的肌肉主动功能消失，肌张力缺失并呈松弛状态，肌肉逐渐发生萎缩。由于与麻痹肌肉相对的正常肌肉的牵拉作用，使肢体呈现特有畸形。如上臂部桡神经损伤后，因伸腕肌、伸指肌和伸拇肌发生麻痹，而手部受正常的屈腕肌、屈指肌和屈拇肌的牵拉，使手呈现典型的垂腕和垂指畸形。腕部尺神经损伤后，它所支配的小鱼际肌、第三与第四蚓状肌和所有骨间肌发生麻痹，由于手部正常的屈、伸指肌的牵拉，使环指和小指的掌指关节过伸、指间关节屈曲，呈现典型的爪形指畸形。尺神经损伤发生于肘部，因环指和小指的指深屈肌也发生麻痹，手部爪形改变较尺神经在腕部损伤者为轻。

2. 运动评定

神经完全损伤后，肌肉的肌力完全消失，但在运动神经不完全损伤的情况下，多表现为肌力减退。伤病后的神经恢复或手术修复后，肌力可能将逐渐恢复。首先应进行 MMT 检查，正确地评定肌力。

0 级：肌肉无任何收缩。

Ⅰ级：有肌纤维收缩，但不能产生关节运动。

Ⅱ级：肌肉收缩可产生关节运动，但不能抵抗重力。

Ⅲ级：肌肉收缩可抵抗重力，但不能抵抗阻力。

Ⅳ级：肌肉能对抗部分阻力并带动关节运动，但肌力较正常差。

Ⅴ级：正常肌力。

有些病例可用关节活动度检查（ROM-T）评定关节、肌肉、软组织挛缩程度。肢体麻痹范围广的病例也可行日常生活动作（ADL）测试，确定肢体运动能力。

3. 感觉评定

周围神经损伤后，其分布区的触觉、痛觉、温度觉、振动觉和两点辨别觉可完全丧失或减退。由于各皮肤感觉神经有重叠分布，所以其分布区的皮肤感觉并不是完全丧失，而是局限于某一特定部位，称为单一神经分布区（或称绝对区）。正中神经损伤，开始时为桡侧 3 个半手指，即拇指、示指、中指和环指桡侧有明显感觉障碍，后来仅有示指和中指末节的感觉完全丧失，即为正中神经单一神经分布区。尺神经损伤后，开始是小指和环指尺侧感觉发生障碍，后来只有小指远端两节感觉完全丧失的尺神经单一神经分布区感觉丧失。桡神经单一神经分布区是在第 1、2 掌骨间背侧的皮肤。

在神经不全损伤的情况下，神经支配区的感觉（触觉、痛觉、温度觉、振动觉和两点辨别觉）丧失的程度不同。在神经恢复过程中，上述感觉恢复的程度也有所不同。

S0：神经支配区感觉完全丧失。

S1：有深部痛觉存在。

S2：有一定的表浅痛觉和触觉。

S3：浅痛触觉存在，但有感觉过敏。

S4：浅痛触觉存在。

S5：除 S3 外，有两点辨别觉（7～11mm）。

S6：感觉正常，两点辨别觉≤6mm，实体觉存在。

感觉检查包括浅感觉（痛、温、触）、深感觉（关节位置、振动、压痛）和复合觉（数字识别、两点辨别、实体辨别），还要根据病例特点询问有无主观感觉异常（异常感觉、感觉错觉等）。

4. 自主神经功能评定

神经损伤后，由交感神经纤维支配的血管舒缩功能、出汗功能和营养性功能发生障碍。开始时出现血管扩张，汗腺停止分泌，因而皮肤温度升高、潮红和干燥。2 周后，血管发生收缩，皮温降低，皮肤变得苍白。其他的营养性变化有皮肤变薄、皮纹变浅、光滑发亮，指甲增厚并出现纵形的嵴、弯曲和变脆，指（趾）腹变扁，由于皮脂分泌减少，皮肤干燥、粗糙，有时皮肤可出现水疱或溃疡。骨骼可发生骨质疏松，幼年患者神经损伤侧肢体可出现生长迟缓。

5. 神经干叩击试验（Tinel 征）

在神经损伤和神经再生的判断方面有一定的临床价值，此方法简单易行。在神经断裂后，其近侧断端出现再生的神经纤维，开始时无髓鞘，如神经未经修复，即使近端已形成假性神经瘤，叩击神经近侧断端，也可出现其分布区放射性疼痛，称为 Tinel 征阳性。通过这一试验可以判定断裂神经近端所处的位置。断裂的神经在经过手术修复以后，神经的纤维生长会沿着神经内膜管向远端延伸，此时沿着神经干缝合处向远端叩击，到达神经轴突再生的前沿时，即出现放射性疼痛，通过这一试验，可以测定神经再生的进度。

对于有些闭合性伤病，特别是不伴有骨折的单纯性神经损伤，如牵拉伤、医源性注射损伤、神经摩擦损伤等，在神经损伤的部位、程度和损伤神经修复后其恢复情况的准确判断上，神经电生理学如肌电图、神经传导速度检查等辅助检查手段，可以获得准确的客观依据。

6. 周围神经电生理学评定

对于周围神经损伤的诊断，通过详细的询问病史，准确的临床检查，作出正确的诊断并不困难。但对于神经损伤部位、程度和损伤神经修复后其恢复情况的准确判断，则需要周围神经电生理学检查作为辅助的检查手段，为评定提供更加准确的客观依据。低频电刺激使用电变性检查（RD）很方便。不过为了准确判定操作程度，最好使用 i/t 曲线、时值、肌电和神经传导速度测定等。

（1）古典电诊断　主要根据神经肌肉对直流电、感应电的反应来评定神经肌肉变性反应的程度。

1）部分失神经损害：①松弛时有纤颤电位等失神经电位，或出现束颤电位，插入电极可诱发失神经电位，插入电位延长，病变后期插入电位可减弱；②轻收缩时多相电位增加，超过总动作电位的 10%；③动作电位平均时限延长，>15ms；④最大收缩时，不出现干扰型而仅出现混合型或单纯型。①～④4 项中必须有①、②2 项方可明确诊断。

2）完全失神经损害：①松弛时有纤颤电位等失神经电位，插入电极时可诱发上述电位，病变后期插入电位可减弱或消失；②不能完成最大收缩，即使作意志收缩时也无任何动作电位。

（2）神经传导速度检查　神经传导速度是神经系统周围部分病变的敏感指标，使用十分广泛。而且它不以受试者的意志为转移，因而较为客观、可靠。运动神经传导速度的检查，多采用两点刺激法，这样可以减少共同误差，提高准确性。

运动神经传导速度（m/s）＝两刺激点间的距离（mm）/两刺激点潜伏时之差（ms）

（3）诱发电位检查　周围神经病的常规电生理学检查法是感觉与运动传导速度测定和肌电图。在某些情况下躯体感觉诱发电位（SEP）有所帮助。

① 周围神经：与感觉神经传导速度测定比较起来，SEP 的优点是能查出严重伤病后残存的感觉神经兴奋与传导功能。

② 神经丛：SEP 对神经丛损伤的诊断价值主要在于确定是否有神经撕脱，若有 SEP 则表示并无撕脱，不需手术缝合，但不排除神经松解的必要。至于损害的定位诊断，可根据神经根、神经干、神经束的支配范围，选择适当的刺激点以鉴别。有 P13 而无 P13～N20 者为神经根损害而非神经丛损害。

③ 神经根：常规 SEP 对诊断椎间盘的神经根挤压征无益，因为传导径太长而病变仅数毫米。改进的办法是皮神经刺激、节段刺激和运动点刺激。皮神经刺激的距离太远、节段片区皮肤刺激的 SEP 太小，运动点刺激比较理想。SEP 检查不能代替常规的 EMG，只在感觉症状重而肌电图正常时，异常 SEP 有助于诊断，但正常 SEP 也不能完全排除神经根受压。

④ 神经节病：其特点是 SEP 和 SCV 均不能测出。

（4）完全离断时神经吻合术后对神经再生的估计　一般于吻合后 4 周出现神经干动作电位，后者出现数周后才可查出诱发电位，诱发电位的出现又早于临床上的功能恢复。

神经吻合后 3 个月，如能测出躯体感觉诱发电位（somatosensory evoked potentials，SEP) 多表示预后良好。如能测出感觉神经动作电位 (sensory nerve active potentials，SNAP) 则痛觉、触觉可以完全恢复。恢复效果良好者 SEP 波幅可恢复到健侧的 65% 左右；MCV 可恢复到健侧的 80% 左右，但术后十几年仍恢复不到 100%。

三、康复治疗

有可能自然恢复的周围神经损伤 (Sundeland Ⅰ～Ⅲ度) 的治疗。

(1) 药物　除可肌内注射或静脉滴注神经生长因子 (NGF) 制剂再生外，尚可应用维生素 B_1、维生素 B_{12}、烟酸、ATP、辅酶 A 等神经营养药物以促进再生。

(2) 神经肌肉电刺激疗法　神经肌肉电刺激疗法 (neuro-muscular electrical stimulation，NES) 是周围神经损伤后的主要康复治疗。

① NES 的作用和优点：延迟病变肌肉的萎缩，在人和动物身上均证明，电刺激虽不能防止肌萎缩，但确可延迟肌萎缩的发展。其原理尚未彻底阐明，但可能与下列因素有关，即被动的节律性收缩，与正常体育锻炼相仿，可以改善肌肉的血液循环和营养，保留肌肉的正常代谢。有实验证明：电刺激能使正常肌动脉血流增加 86%。保留肌肉中糖原含量，借此节省肌肉中蛋白质的消耗。蛋白质消耗少，肌肉消瘦即可减轻。规律性的收缩和舒张所产生的"唧筒效应"(收缩时挤压其中的血管和淋巴管，促使其排空，舒张时又使其扩张，促进血和淋巴的流入，有如抽水唧筒一样)，可促进静脉和淋巴回流，改善代谢和营养，延缓萎缩。

防止肌肉大量失水和发生电解质、酶系统和收缩物质的破坏。保留肌中结缔组织的正常功能，防止其挛缩和束间凝集。

抑制肌肉的纤维化：失神经支配后，肌肉有纤维化及硬化的倾向，电刺激可以防止肌肉结缔组织的变厚、变短和硬化。

电刺激延迟肌萎缩的作用是肯定的，而且比按摩有一定的优点，如电刺激能改善动、静脉和淋巴循环，而按摩主要改善静脉和淋巴回流，且电刺激改善淋巴回流的作用也比按摩强；按摩可防止挛缩，但对延迟肌萎缩多无效。

由于电刺激有上述优点，而且应用上比按摩节省人力，故在失神经肌肉的治疗上，很有价值。

② NES 的时机：失神经后 1 个月，肌萎缩最快，因此宜及早进行电刺激。当不能肯定但疑及肌肉有失神经支配的情况时，也应尽早进行这种治疗。

失神经后数月，仍有必要施用电刺激治疗，但效果已不肯定。此时虽不一定能延迟萎缩的进程，但对防止纤维化仍有效。

在进行电刺激之前，均应判明肌肉是否有恢复神经支配的可能。如根本不能恢复神经支配，则电刺激的作用就不明显，因一旦电刺激停止，肌肉将仍然萎缩。因此，电刺激只是在肌肉仍有恢复神经支配的可能时才真正有用。

③ NES 中所用的电流波形：由于在活体上，任一肌肉的周围都可能有其他肌肉和感觉神经，因此电刺激不仅可以刺激病肌而且还可能刺激邻近的感觉神经和正常肌，刺激前者可以引起疼痛，刺激后者可使反应灵活的正常肌发生收缩，这就达不到单独刺激病肌的目的。为此人们力图寻找一种能够专门刺激病肌而不致刺激其周围正常肌和感觉神经的具有选择性刺激作用的电流。

理想的电流应具备的条件为能选择性地只刺激病肌而不波及其邻近的正常肌；能只刺激病肌而不引起或少引起感觉性反应。

④ 电极技术：一般主张用双极法，因双极法能使电流集中于病肌，不致因邻近肌受刺激而影响电流。但当肌肉过小或需刺激整个肌群时，双极法就不够适宜，这时应采用单极法：用一小的主电极放于小肌运动点上，用另一较大的电极放在腰骶部或肩胛骨处。治疗时电极面积可大些，以免引起疼痛。双极法时可用 2 个 5cm×6cm 的电极，视肌肉大小而定。

⑤ 电流极性的选择：单极法时一般选用阴极，如阳极通电收缩大于阴极通电收缩时，可改用阳极作为刺激电极。如用双极法，阴极多放于远处。

⑥ 每次治疗时肌肉收缩的次数：起初进行治疗时，每次应使每条病肌收缩 10～15 次，休息 10min，如无条件可休息 3～5min 后再使之收缩相同的次数，如此反复 4 次。在整个治疗时间内每条病肌收缩 40～60 次是至少应有的数值。

随着病情的好转，以后每次每条病肌收缩 20～30 次，整个治疗时间总收缩 80～120 次。

⑦ 每日治疗的次数：有实验证明，每日治疗 4～6 次比 1～3 次好。但在门诊条件下，很难达到多次的治疗。因此，如无条件，应每日至少治疗 1 次，病情好转，也应每周治疗 3 次。

⑧ 一些加强电刺激效果的方法：使肌肉抗阻力收缩。当肌肉对刺激反应良好时，可逐步给肌肉增加负荷，使它抗阻力收缩，以加强效果。抗阻力不外乎是对抗肢体本身重量、加负载或使肌肉等长收缩等数种。

对抗肢体本身重量：如刺激股四头肌时，让患者坐在床边或椅子上，足部离地，四头肌受刺激时，发生伸膝动作，肌肉需向前上方伸张下垂的小腿，此时小腿的重量就是股四头肌要对抗的阻力。

加负载：在足背加上沙袋，则股四头肌对抗的阻力除小腿重量外还有沙袋，故负荷较大。不加沙袋时，小腿本身的重量是股四头肌要对抗的阻力；加沙袋时，小腿本身的重量及沙袋重量，同为股四头肌要对抗的阻力。

使肌肉等长收缩：等长收缩法是使肌肉收缩时，长度不缩短的方法。此法能增加肌肉的张力。

值得注意的是，不论何种方法，电流引起收缩时，患者应同时尽力试图主动收缩该肌，这样电刺激引起的收缩加上患者主观意向的配合，功能的恢复将更好。

（3）短波或分米波透热　实验证明，分米波的凹槽型辐射器和短波的电缆电极对肌肉的加热最佳，因此可对患肢进行上述的透热，如在 NES 前进行，效果更好。治疗时以患者感到局部有微温的剂量即可。因患者经常伴有感觉迟钝或消失，因此应慎重地控制剂量，治疗每次 10～15min，每天 1～2 次。

（4）肢体涡流浴　肢体涡流浴是将肢体放入特制的浴槽中，槽内有喷嘴或螺旋桨将水激起旋涡。由于此法综合了温度和机械刺激，对改善病肢血液循环有良好效果，每次治疗 5～20min，水温调节在 38℃左右。

（5）水中运动疗法　是让患者在水中行 PT，由于水有浮力，可以使患者利用浮力的作用，进行平时难以进行的活动训练；如肢体功能有所恢复，需肢体作抗阻力训练时，又可让肢体作与浮力方向相反的运动。治疗时温度 37.5～38.5℃，每次 10～20min 不等。

（6）肌电生物反馈治疗　此法是应用特制的肌电图生物反馈仪，通过皮肤电极从肌肉中引出肌电图，再将肌电图的变化变为声音、光亮度和仪表上刻度的变化。这样，在正常情况下患者意识不到的肌电活动就变为看得见和听得到的讯号，患者再设法通过主观意志加强这种讯号（即加强肌电活动），使之向理想方向发展。这种方法在肉眼难以看出，肌肉收缩时最有用，因在这种情况下，患者以为自己无法引起随意收缩而常失去信心，其实不是不能引起肌肉收缩，只不过是收缩太弱，此时虽肉眼看不到肌肉收缩但肌电仍然存在。因此，通过表面电极检出后，通过光、声或仪表指示告知患者，患者可明显地增加信心，而且可依据反馈讯号进行治疗。

（7）关节活动度训练、按摩　由于电刺激的时间不会持续很长，为避免因肌肉失去收缩而致关节僵直，需经常活动瘫痪肢体的关节。在电刺激时间以外，加上按摩可增强疗效。

（8）增强肌力和耐力的训练　增强肌力有两个目的，一是增强最大肌力的瞬间爆发力；二是增强肌力的耐久力。一般认为，训练增强最大肌力时用静态肌肉收缩的等长运动法较好，而增强肌肉的持久力用动态肌肉收缩的等张运动为佳。

① 等长运动：全力或接近全力使肌肉收缩，持续 3～10s，一般持续 6s。一次收缩时间并非越长越好，用比最大肌力稍弱的力量收缩肌肉时，可使时间稍长或增加收缩次数，每次中间可休息 2～3min，做 3 次，每日一遍即可。这是一种最简单而又有效的肌力增强法，特别适用于骨折、关节炎、疼痛等关节不能活动的情况下做肌力增强训练。

② 等张运动：可分为向心性等张运动和远心性等张运动。a. 向心性等张运动

用最大肌力的 1/2 以上的阻力训练时即起增强肌力作用，2/3 以上的阻力效果最好。1/2 以下的阻力如增加运动次数，可培养肌肉的持久力。b. 远心性等张运动用比最大肌力稍重的重量使收缩中的肌肉一点一点伸展开。在肌力减弱期间徒手锻炼最适宜。远心性等张运动能增强预备肌力或持久力。c. 肌肉功能的再训练。在麻痹的急性期肌力在 0～2 级时进行肌肉功能再训练，与被动运动方法相似，但强调了下意识地传到中枢中的肌肉运动的感觉。d. 辅助的主动运动。当肌力恢复到除去肢体自身重量而关节能够活动时，即应开始在协助下行主动活动，要随着肌力恢复的程度不断改变协助锻炼的方法。

徒手辅助主动运动时，应随着肌力的细小变化而变化，所给予的协助力要降到最低限度，主动运动稍有恢复就应减去辅助力量；悬吊协助的主动运动用悬吊装置、悬空架、顶棚上的绳索、悬吊绳等，将运动部位吊起，以减轻自身重力，然后在水平面上运动；滑面上辅助主动运动应在光滑的板面上撒上滑石粉减少摩擦阻力，在上面滑动运动；用滑车、重锤协助的主动运动是在垂直面上的运动，是利用滑车和重锤减轻运动肢体自身重量。这种方法只适用于肩、膝关节等，不能用于指、手、肘、距小腿关节，如拮抗肌没有恢复到可以拉起重锤的肌力时则不能使用这种方法；利用浮力辅助的主动运动（水中运动疗法），指利用水对肢体的浮力或加上漂浮物来减轻重力的影响进行辅助的自主运动，通常是在温水槽或水池内实施。

（9）主动运动　肌力恢复到 3 级时即应开始做抗自身重力的主动运动。肌力达到 4 级或 5 级能克服外加阻力的患者，与辅助主动运动相同，可利用徒手、滑车和重锤、弹簧、重物、摩擦力、浮力及流体阻力等进行锻炼。一旦肌肉已恢复到能随意收缩即应尽量多作主动收缩，一旦能抗阻力收缩即应进行增强肌力和耐力的训练。

（10）日常生活活动训练　比复合性基本动作稍晚些或同时开始。下肢用支具、手杖、拐杖、轮椅，上肢用夹板、自助具等防止畸形，充分补偿其失去的功能。上肢锻炼更应及早开始。在肌力增强训练期间禁止使用的代偿运动，此时应积极予以鼓励。

（11）作业治疗　无论选用哪种作业方法都会有某些抗阻力的作用，因此尽量应用健康情况下需两侧肢体参加的作业内容为好。随着肌力的恢复，根据恢复程度逐渐增加患侧肢体的操作。

运动疗法的原则是，先做被动运动，然后由自己活动患侧肢体，待肌力多少有些恢复后再一边做被动运动一边在别人的帮助下做自主运动，以后再进入完全的自主运动，最后做抗阻力运动。

在运动神经细胞修复的过程中，适当的治疗性作业不仅能维持和改善肌肉的功能，而且还能改善患肢的血供和增加关节的活动范围。

总的来说，在促进瘫痪恢复的治疗过程中应注意以下几点：①在等待肌肉功能恢复期间不要使用代偿性运动训练；②恢复肌肉功能无望时再发展代偿功能，不过一定要注意不能促成肢体畸形；③伴有感觉障碍时要努力防止皮肤损害；④任何情况下都禁忌做过伸展性动作；⑤如果挛缩的肌肉和短缩的韧带有固定关节作用时，以保持原状为好；⑥作业训练应适度，不可过分疲劳。

第二节　急性炎性脱髓鞘性多发性神经根炎

急性炎性脱髓鞘性多发性神经根炎（acute infamatory demyelinating polyradic-uloneuropathies，AIDP）又称急性感染性脱髓鞘性多神经根神经病。本病为病因不明的神经系统免疫介导性疾病，急性或亚急性发生的两侧对称性肢体的周围性瘫痪，广泛侵犯脊神经根、脊神经、脑神经，甚或累及脊髓和脑部，脑脊液蛋白细胞分离，病理表现为周围神经的血管周围淋巴细胞浸润以及炎性脱髓鞘。

一、临床表现

半数以上患者发病前 2～4 周有轻度发热、咽痛、鼻塞或腹泻等呼吸道及消化道症状。继之呈急性或亚急性起病，出现手指、足趾麻木、无力，1d 内迅速出现双下肢无力，为双侧对称性，3～4d 进展为站立及步行困难。不同程度的双上肢、颜面、咽部肌肉均可受累，肢体麻痹以肩带肌，骨盆带肌为重，10%～30%患者出现呼吸肌麻痹。疼痛常见，多累及双下肢近端姿势肌或背肌。

自主神经功能障碍常见，如心动过速、直立性低血压、高血压或低血压、括约肌功能障碍等。自主神经功能障碍多为非持久性，一般持续 1～2 周可缓解。

二、诊断标准

1. 肯定诊断

（1）双侧上肢和下肢进行性无力。

（2）腱反射消失。

2. 强力支持诊断

（1）数日至 4 周进行性的病程。

（2）力弱的相对对称性。

（3）轻度的感觉症状和体征。

（4）脑神经特别是双侧面神经的损害。

（5）病程停止进展后 2～4 周开始恢复。

（6）自主神经功能障碍。

（7）发病时不伴发热。

（8）脑脊液蛋白增高而细胞数<10×10^6/L。

（9）典型的电生理改变。

3. 可疑诊断

（1）有可疑肉毒中毒、肌无力、脊髓灰质炎或其他中毒性神经病。

（2）卟啉代谢异常者。

（3）白喉近期感染者。

（4）不伴力弱的纯感觉综合征。

三、康复治疗

据估计，AIDP 住院治疗患者中，40％需住院康复，其中需要呼吸机辅助呼吸者，住院康复时间会更长，如果伴发自主神经功能障碍，脑神经损害以及其他临床并发症均会影响康复进程和预后。因此 AIDP 的康复过程是长期而艰巨的，其复杂和艰巨性相似于脊髓损伤和脊髓灰质炎。

一项研究指出，住院康复患者中有 54％为持续性的一个肢体至四肢麻痹，但关于这些患者的康复预后尚缺乏系统的资料。

AIDP 的复发推迟康复进程，深感觉尤其关节位置觉的障碍延长患者康复及住院时间。

评估内容包括：全身功能状态，即心肺功能状况，是否使用呼吸机，有无各种并发症，有无复发等。

日常生活活动能力（ADL）用功能自立度（functional independence measure，FIM）方法评估。

残疾评定用 6 分功能量表（6-point functional scale）。

0：健康。

1：有轻微症状和体征。

2：不需辅助可步行 5m。

3：需辅助步行 5m。

4：轮椅或卧床生活，需灵缚保护。

5：白天或夜间部分时间需呼吸机辅助呼吸。

6：死亡。

此量表评估 AIDP 6～12 个月病程的患者，但 AIDP 的恢复至少可为 18 个月，故此量表有一定局限性。

AIDP 的肌肉麻痹为一组肌群，很少为单个肌肉，故康复结局评定多用 ADL 及残疾评估的方法而不用 MMT 方法来评估某一块肌肉的力量恢复的程度。

康复程序如下。

（1）维持和扩大关节活动范围　AIDP 患者可能出现一侧上肢、下肢或四肢的力弱或完全麻痹，自急性期开始，由于关节的制动，使其周围皮肤、皮下组织、肌肉等的粘连极易导致关节的疼痛、肌肉短缩、关节挛缩，为了预防以上并发症的出现，被动运动具有重要作用，视患者肢体麻痹程度而决定做被动运动、辅助下的主动运动或主动运动。

（2）增强肌力的训练　根据瘫痪肌肉的肌力情况决定增强肌力训练的模式，如为了训练最大肌力需做等张收缩训练，而等长收缩可训练肌肉的耐久力。

（3）综合基本动作及 ADL 训练　在以上训练基础上，训练患者翻身、起坐、坐位平衡、爬行位保持平衡、扶棒站立、平行棒内步行、扶杖步行等。ADL 的训练应始于疾病之初，可以使用自助具或支具来补偿上下肢丧失的功能，除极重症 AIDP 外，一般均可达到 ADL 自立。

（4）支具及夹板的应用　由于肢体长期的弛缓性瘫痪，早期若不置诸关节于功能位，极易发生关节挛缩变形，若将关节置于中间位，肌萎缩及关节囊的挛缩、粘连可降低至最小限度。应将关节取最利于日常生活的角度以夹板固定，以髋关节为例，应取屈曲 20°、外展 10°、外旋 10° 的功能位，即使发生关节僵直，也能步行或取坐位。若挛缩变形发生在比较重的外展或内收位，无论步行或坐位均有困难，夹板的应用，除在功能训练时脱下，原则上卧床或休息时均应使用。

（5）温热疗法及其他物理治疗　对于促进随意运动的恢复，缓解疼痛，防治关节挛缩等均有补益，适当时机择用生物反馈或肌电生物反馈亦为行之有效的方法。由于多数患者存在感觉障碍，治疗时应避免烫伤。

（6）AIDP 并发症及有关问题处理

① 疼痛和感觉障碍：对 AIDP 疼痛的处理近年来为大家重视，疼痛多为肢体或轴位（如脊柱、腰背等），已有学者报道因疼痛而致关节活动障碍，且认为此组患者可能为对于疼痛的耐受性低下。应用三环类抗抑郁药和辣椒碱可收到较好效果，某些抗抽搐药如卡马西平、加巴喷丁对神经源性疼痛也有效。对于严重持续性疼痛可应用曲马多以及某些麻醉药可收到有益效果。经皮电刺激和脱敏治疗均有一定效果。

一些患者深感觉受累，表现音叉振动觉与关节位置觉减退或消失，临床表现为协调障碍和感觉性共济失调，对其治疗重点为反复的协调功能训练和感觉再整合功能训练，负重训练和传统的 Frenkel 训练法为行之有效的方法，通过这些康复治疗技术的实施，可以发展运动印迹，从而改善感知觉。

② 自主神经功能障碍：认为自主神经功能障碍不常见，因而在临床上无足轻重，这种看法是不全面的，尽管一些住院康复患者未曾出现心律失常，但可能有直立性低血压、高血压、交感神经功能亢进或膀胱、直肠功能障碍，重症 AIDP 患者 19%～50% 并发直立性低血压和交感神经功能障碍者，对血管活性药物非常敏感，容易在吸气时出现低血压或高血压的发作，仰卧位时易发生心律失常，适当饮水，穿弹力袜，腹部绷带可预防发作。

膀胱与直肠功能障碍多在 AIDP 的早期出现，膀胱障碍时其管理的主要原则为避免膀胱过度膨胀，必要时间歇导尿，给膀胱以充盈、排空机会可防止感染发生，大约 30% 的患者出现泌尿系感染。一般多数患者膀胱功能障碍可完全恢复。

③ 呼吸系统并发症：AIDP 病程的前 12 周约 30% 患者可出现呼吸衰竭和肺部感染。由于呼吸肌受累或延髓麻痹而致吸入性感染。呼吸机停止使用后，限制性肺部功能障碍可能持续相当长的时间，限制性肺在正常人睡眠时快动眼（REM）相也可出现，此时中枢神经系统对于高碳酸血症及低氧血症的反应降至最低点，氨茶碱用于限制性肺的治疗，可减轻夜间患者低碳酸血症及低氧血症，从而改善呼吸中枢的控制且可调节血气的变化。减少分泌物及使呼吸道引流通畅对改善呼吸功能非常重要，应告知患者做阻抗吸气训练，对于已做气管切开的气管套管应视时机做定期定时的关闭，以训练其呼吸肌，但应注意勿引起呼吸肌过度疲劳，否则易诱发呼吸衰竭。

④ 失用综合征：已如前述，由于长期制动引起的深静脉血栓，高钙血症，贫血，血细胞比容降低以及体重减轻均可发生，应早期开始被动运动，早期下地负重，条件允许时及早做抗阻力运动。

⑤ 心理障碍：心理状态影响康复预后，AIDP 可引起长时间中等程度的抑郁症或精神衰竭，尤其常见于呼吸机辅助呼吸者，有学者报道长期使用呼吸机影响认知功能。AIDP 的心理和社会问题相似于脊髓损伤，有条件的医疗机构、心理和社会工作者应尽早介入。

第三节　慢性炎性脱髓鞘性周围神经病

一、临床表现

慢性炎性脱髓鞘性周围神经病（chronic inflammatory demyelinating polyneuropathy，CIDP）是以进行性加重，远端和近端肌肉均受累，对称性肌无力，病程超过 2 个月为特征，年轻人更常见。有感觉减退、腱反射减弱或消失、脑脊液蛋白增高、神经传导和神经活检有脱髓鞘表现。病程可能是复发或慢性进行性，使用皮质类固醇治疗效果较好。

二、诊断标准

1. 电生理

CIDP 患者神经传导研究显示具有脱髓鞘的主要特征。以下脱髓鞘的 4 项标准中，要存在 3 项必须的神经电生理特征：部分性运动-神经传导阻滞；运动神经传导速度减慢；周围运动潜伏期延长；F-波潜伏期延长。对于临床研究确诊包括的脱髓鞘标准已经修订，Thaiset-thawatkul 等强调把周围复合肌肉动作电位的弥散作为 CIDP 一项很敏感诊断标准，神经电生理是确定疾病部位、范围、严重程度的客观指标，为评价疾病预后提供参考价值。

2. 实验室检查

大多数学者认为脑脊液检查是为了证明 CIDP 的典型表现，蛋白增加和细胞数正常或仅轻度升高，故不是必需的，较多的实验室检查对寻找脱髓鞘周围神经病的其他原因，以及共存疾病是必要的。

3. 神经活检

对于临床可疑的 CIDP 患者，缺乏脱髓鞘的电生理改变或有可疑的血管炎，推荐神经活检。

三、康复治疗

康复治疗应在疾病早期进行，由于 CIDP 是一种慢性进行性疾病，更多的患者因为遗留有神经系统功能障碍，而使患者角色形象改变，社会联系减少，对个人生活担忧，经济差的患者常常为生活费用、住院费用等而忧愁焦虑，从而加重了疾病的严重程度。因此对此类患者应进行心理评估并给予相应的心理干预措施，采取认知疗法，纠正错误的认知，解除患者的心理障碍，促进康复。另外，积极配合肢体康复训练，如针灸、推拿和各种理疗等。临床经常看到一部分患者，因早期康复治疗不及时或不当，遗留下本可避免的残疾或并发症。如足下垂、肌萎缩、皮肤营养障碍等，严重影响生活质量，因此康复治疗在 CIDP 早期就应引起重视，如对肌张力低下、肌萎缩患者，除加强推拿外，还可以进行肌肉生物反馈电刺激或低中频电刺激等理疗。

综上所述 CIDP 是一种非自限性疾病，不经治疗症状常进行性加重，即使进行了治疗而没有注意到长期维持，复发率也是相当高的。因此早期诊断、合理治疗，对 CIDP 的预后具有重要意义。

第四章
脑中枢神经系统疾病的康复

第一节 脑血管病的康复

一、中枢性瘫痪恢复的过程和机制

1. 恢复的过程

卒中后的运动恢复，分为 6 个过程。

第 I 期：急性期（弛缓性），松弛性瘫痪，无活动。

第 II 期：联合反应，在共同形式下的活动，出现痉挛。

第 III 期：共同运动，主动运动出现仅见于肢体共同运动形式时，痉挛增强。

第 IV 期：部分分离运动，在共同形式活动外，出现随意运动，痉挛减轻。

第 V 期：分离运动为主，不能出现对个别或单独活动的控制。

第 VI 期：接近正常，恢复至接近正常活动控制。

大多数患者可以按以上形式恢复，但亦可因种种原因而停留在某一时期不再进展。一般说，第 I 期持续时间 7~10 天，不超过 2 周；第 II、III 期时间由 2 周末到第 1 个月末；第 IV、V 期则在 3 个月内。

严格说来，任何中枢性瘫痪都不能恢复到发病前的功能状态与程度，只是低级脊髓水平的共同运动逐渐减少，高级的脑皮质水平的分离运动逐渐增多。康复训练中如果没能抓住良好的时机或训练方法不当，都有可能强化共同运动模式，加重痉挛，难以纠正。

二、脑血管病的急性期康复

1. 急性期康复的意义和必要性

（1）急性期或早期康复可以增加感觉信息的输入，促进潜伏通路及休眠突触的活化，由于缺血半暗带的再灌注及脑血流的改善，可降低神经功能的残疾程度。

（2）早期康复可杜绝或减轻废用综合征的发生，如褥疮、肌肉萎缩、关节疼痛、关节挛缩等，并可缩短康复疗程，减少经济上的开支。

（3）急性期康复为恢复期及后期康复做好心理及生理上的准备，是使患者残存功能最大限度地恢复，减轻功能障碍，以最佳状态重返家庭与社会的基础。

2. 康复的适应证与禁忌证

见表 4-1。

表 4-1　康复的适应证与禁忌证

适应证	禁忌证
神志清楚,没有严重精神、行为异常	深昏迷、颅内压过高、严重精神障碍、血压过高等
生命体征(血压、脉搏、呼吸、体温)平稳,没有严重的并发症	伴有严重感染、糖尿病酮症酸中毒、急性心肌梗死等
缺血性卒中在发病 48h 后、出血性卒中在发病 10～14 天内病情不再发展	有心绞痛、房颤、急性肾衰竭、严重精神病和风湿病等

3. 脑血管病的早期康复原则

（1）康复应尽早进行，循序渐进，要个体化。

（2）康复的实质是带着任务锻炼，要集中、反复地学习和锻炼，调动剩余脑组织功能重组以代替失去的功能，要求患者理解并主动、积极投入。

（3）在急性期，抑制异常的原始反射活动，重建正常运动模式，加强肌肉力量的训练。

（4）脑卒中的特点是"障碍与疾病共存"，故康复与治疗应并进。

（5）已证明有些药物，如苯丙胺、溴隐亭分别对肢体运动功能和言语恢复有效；巴氯芬对抑制痉挛状态有效。苯妥英钠、安定、苯巴比妥、氟哌啶醇对急性期运动恢复不利，应少用或不用。

4. 急性期康复的方法

（1）体位变换　脑卒中患者体位变换十分重要，不仅对保持关节活动度、保持良好肢位、防止关节挛缩有利，而且对防止褥疮、改善循环、预防呼吸道及泌尿道感染等也很重要。

首先应选用合适的床垫。床太硬易发生褥疮；太软，身体下陷，不易变换体位，臀部下陷易发生骨关节屈曲和痉挛。

急性期只要生命体征稳定，在确保呼吸道通畅的前提下，应每2～3h变换体位一次。重症患者以侧卧位为佳，可避免仰卧位时的伸肌紧张，又有益于呼吸道分泌物的引流。可侧卧或半侧卧，健侧与患侧交替。患侧卧位可刺激肢体本体觉，有利于功能恢复。

下列情况为体位变换的禁忌：①头部轻屈即出现瞳孔散大。②玩偶眼睑征消失。③病灶侧瞳孔散大，对光反射消失。④呼吸不规则，频发呕吐，频发全身痉挛。⑤低血压，收缩压在90mmHg以下。⑥双侧弛缓性瘫痪。⑦去皮质强直发作。⑧发病后1h内深昏迷。

（2）良肢位的摆放可预防关节挛缩，防止和减少痉挛发生。要针对痉挛模式的发生常采取相反的摆放（抗痉挛模式）。

① 仰卧位（图4-1）：头部有枕头良好的支持，患侧的肩关节抬高向前，肩胛下放一软枕，高度适宜。患侧上肢呈外展外旋位。肘伸直，前臂旋后，手心向上，手背伸，伸指。患侧臀部下面放一软枕，膝关节略屈，下面放一圆柱状软枕，足背屈，呈中立位。健侧自由放置，舒适为度。

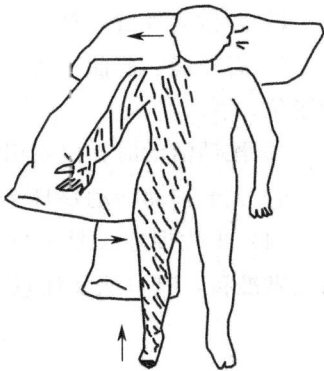

图 4-1　良肢位的摆放：仰卧位

② 患侧卧位（图4-2）：头部要有良好的支持，舒适为宜。头在上颈部屈曲，避免后伸，躯干向后旋转，与床呈70°～80°，后背垫一个较硬的枕头。患侧上肢要前伸，肘伸直，前臂旋后，手心向上。健侧上肢可放在身体的上部，下肢呈迈步状。患侧下肢膝关节屈曲15°～20°，健侧的髋关节和膝关节屈曲放在枕头上。

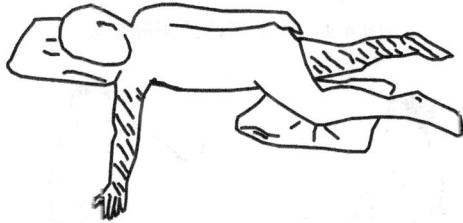

图 4-2　良肢位的摆放：患侧卧位

③ 健侧卧位（图4-3）：患肢在上，肩关节前伸，肘、腕、指关节伸展，前臂旋前。为防止肩内收，可于上肢与胸壁间垫软枕。下肢屈髋、屈膝、踝背屈。

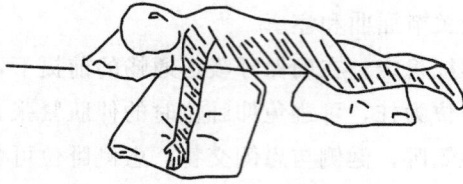

图 4-3　良肢位的摆放：健侧卧位

（3）关节被动活动　为防止失用性关节疼痛与挛缩，不能在床上主动活动的患者应尽早开始关节的被动活动。如无禁忌，发病 2～3 天内即可开始，其原则如下。

① 活动的肢体应放松，使关节活动充分。

② 应先由大关节开始，后顺序到小关节。

③ 多做肩外展、外旋，前臂旋后，踝关节、指关节的伸展运动。

④ 肩外展、屈曲不得超过 90°，以免肩关节因活动过度而受损，或因过度牵拉而脱位。

⑤ 被动活动时，以不引起各关节的疼痛为原则，应避免暴力活动。

⑥ 关节被动活动每日 2～3 次，每次每个关节至少重复活动 5～10 次。

（4）坐位训练（图 4-4～图 4-6）　坐位训练可使患者缩短卧床期，并为将来的站立做准备，其方法及注意事项如下。

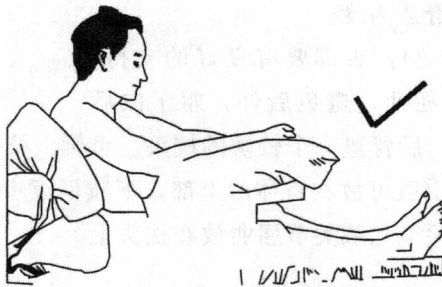

图 4-4　床上坐位的正确坐姿

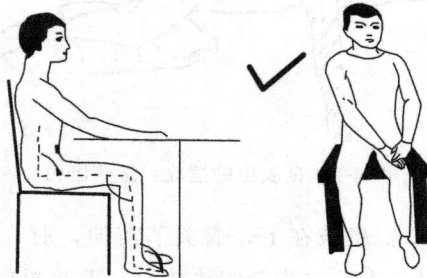

图 4-5　椅子上的正确坐姿

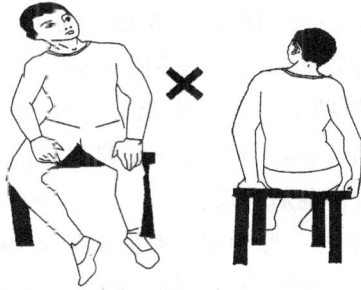

图 4-6　不正确的坐姿

① 坐位训练在脑血管病后 5 天即可进行。先取 30°~40°位，每 2~3 天增加 10°，每天持续 5~10min，达到能维持 90°，持续 30min 后就可训练坐位耐力。

② 应尽量使患者坐直，背后放置枕头，注意不使产生痉挛体位。

③ 开始训练时注意观察患者的反应，测脉搏和血压，防止发生直立性低血压。

④ 在坐位时应保护肩关节以免发生半脱位。可将上肢置于平台或床前移动到餐桌上，或将上肢前臂以三角带吊起。

⑤ 在坐位保持能力较好时可进行坐位平衡训练，即在坐稳后由两侧或前后交替推动患者，以训练调整平衡的能力。

（5）床上训练　在进行坐位训练的同时应作床上活动训练。

① 翻身

a. 向健侧翻身（图 4-7）：患者平卧屈肘，用健手托握住患肘，将健腿插入患腿下方，在躯干旋转的同时，用健腿抬动患腿即可转向健侧。

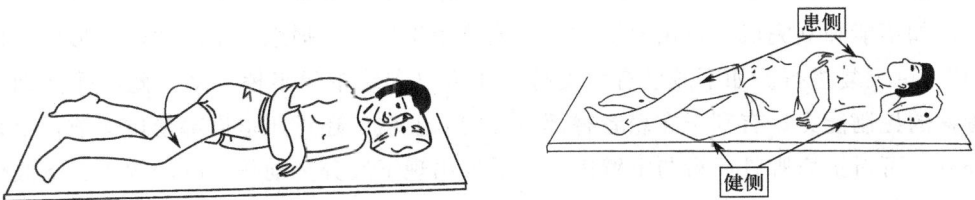

图 4-7　向健侧翻身的方法

b. 向患侧翻身：在翻身的过程中，患者抬起健腿，向患侧摆动，健侧上肢已向患侧摆动，由他人帮助在患肩及患侧膝部给予支持，协助患者向患侧翻身。如具患侧上肢尚能伸肘，则由健侧手与患侧手掌相握，健侧拇指应在患侧拇指之下（Bobath 握拳，图 4-8），以便能托举起两上臂，屈膝（可由他人帮助），先将上举的双手摆向健侧，再反摆向患侧，借助摆动惯性就可翻向患侧。

② 移动

a. 向侧方移动：平卧，双腿屈曲，脚放在床面上，尽量抬起臀部（可由他人帮助）向侧方移动，然后将肩部、头部侧移使身体呈一直线。

b. 前后移动：患者在帮助下，首先把重心转移到一侧臀部，对侧向前/后移动，然后把重心转移至对侧臀部，再将另一侧臀部向前/后移动，交替进行，犹如患者用臀部行走，即可将身体前后移动。

③ 上肢康复训练（图4-9）：患者双手对握交叉呈Bobath握拳，由胸前用健侧上肢带动患侧上肢上举过头，然后屈肘返回至胸前，反复进行。也可做上肢控制能力训练。采取仰卧位，支持患肢使前屈90°，抬肩部使患手伸向屋顶方向，或使患手随工作人员手在一定范围内活动，用手摸鼻、摸前额部。也可使患肩外展呈90°，在帮助下完成屈肘动作，触嘴后缓慢返回。这些动作有利于促使上肢出现分离运动。

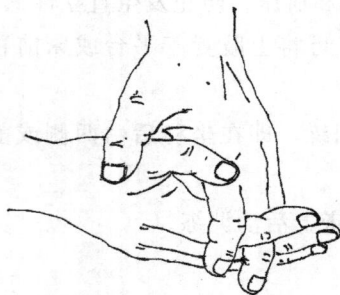

图4-8　Bobath握拳　　　　　　　　图4-9　上肢康复训练

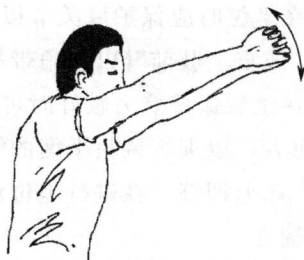

④ 半桥运动（图4-10）：两下肢屈髋屈膝使足跟尽量接近臀部，并保持于此体位。如不能独立完成，可由家属或工作人员用手扶持，嘱患者抬起臀部，形成"桥形"。可反复进行。如下肢已有力支持，还可以训练单腿半桥运动，此动作能训练骨盆的控制能力，有利于在患者臀部下方置入便盆。还可压迫肩部使肩向前，上臂外旋，可对抗肩胛骨后撤与上臂内旋；诱发出现下肢分离动作，减轻躯干、下肢伸肌紧张与痉挛，提高床上生活自理能力。

⑤ 躯干活动训练（图4-11）：仰卧位，两下肢屈曲成90°，膝部并拢，做轻柔有节律的摆动。当向左摆时，患者头、肩向右；向右摆时，头、肩向左。

侧卧位，患侧在上，工作人员一手扶持患肩，另一手扶持患侧髋部向相反方向轻柔、有节律地推动，使患者肩部与骨盆向相反方向运动。

此种肩、髋反向运动有利于减轻躯干肌肉的痉挛。

⑥ 下肢屈曲动作训练：患者仰卧，双手以Bobath握拳将上肢举至头部上方，要求患者轻度屈髋屈膝，工作人员一手将患者患足掌面接触床面，另一手扶持患侧

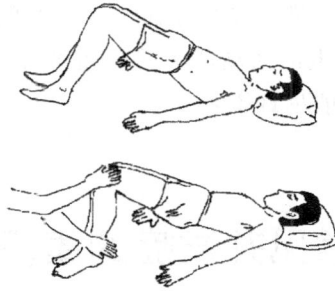

图 4-10　半桥运动

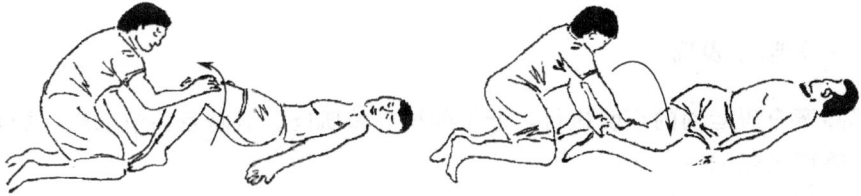

图 4-11　躯干活动训练

膝关节，使髋关节呈内收位。要求足部不离床面向后滑动，完成髋、膝关节屈曲活动，然后缓慢将下肢伸直，如此反复练习。此动作可抑制下肢伸肌异常运动模式，减缓下肢伸肌张力，促使下肢分离运动的出现，增进下肢控制能力。

⑦ 起坐训练：由仰卧位起坐可分四步。a. 将健侧腿置于患腿下方，将患腿带至床侧（图 4-12A）。b. 患者转至侧卧位并以健侧前臂支撑躯干（图 4-12B）。c. 将头抬起至直立位（图 4-12C）。d. 用健侧上肢推动支撑躯干直立，坐于床边（图 4-12D）。

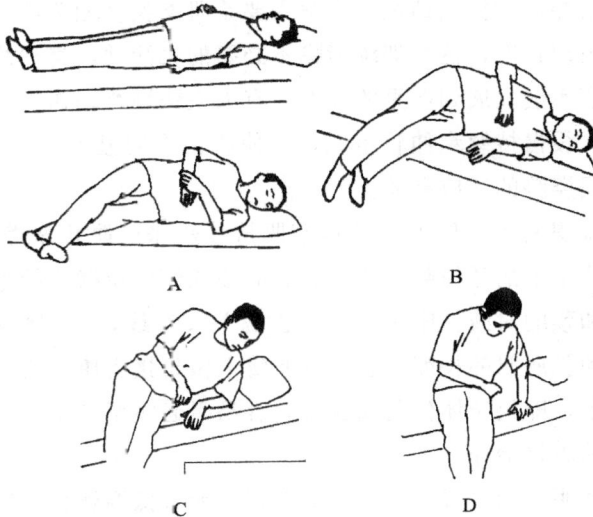

图 4-12　由仰卧位起坐的方法

在患者顺利完成上述康复进程并取得成效后，就可进入恢复期的功能训练，如言语功能、认知功能、日常生活活动能力等。还可进行站立、转移、行走等的训练。训练不可间断，使患者能早日康复。

第二节　脑卒中常见并发症的康复处置

一、肌痉挛

（一）临床表现

肌痉挛有碍运动的正确执行，严重的可导致肌肉、肌腱及关节挛缩，影响生活质量。临床表现如下：

（1）患者在启动快速转换运动方面存在困难。

（2）姿势变化会引发痉挛增强或减弱：常见上肢屈肌和下肢伸肌痉挛模式。

（3）原动肌和拮抗肌的肌电图检查有异常兴奋波形。

（二）综合处置

（1）预防各种影响痉挛的因素　如各种疼痛、感染、用力、压疮、排尿困难、结石、便秘、温度、衣服和鞋子不合适、骨质疏松、失眠、精神紧张、情绪激动不安等因素都可导致痉挛加重。

（2）正确地指导运动控制训练　痉挛主要是肌肉长度相关性变化和运动控制障碍。如能维持软组织长度，运动训练消除不必要的肌活动，将训练协同收缩作为特定的目标，则痉挛不会发展到严重的程度。有人主张训练动作不应过度用力，即采用中度以下强度，缓慢持续牵伸软组织，会使肌张力明显下降，推测与牵张受体、疲劳或对新的伸屈姿势的适应有关。

（3）通过体位摆放或矫形器保持痉挛肌持续牵张、防止挛缩　体位包括在床上、轮椅或扶手椅子上的任何静态姿势，都应该强调体位摆放的重要性。合理的摆放主要是注意头和颈的对线，躯干对线，盂肱关节对线，肩胛骨对线，维持外展、外旋、肘伸展位和长屈肌的长度。患者并非每天整日接受康复治疗，多数时间处于坐位和卧床休息中，即处于体位制动状态，容易引起痉挛和挛缩，因此也应该把体位摆放视为积极的康复治疗。

对于痉挛波动明显的患者，可采用矫形器，或者低温塑板、树脂板制作的肢体矫形器，均可抑制痉挛或防止挛缩。

（4）物理因子治疗

① 冷疗：冰袋冷敷痉挛肢体，或把肢体浸入冷水中 20min 可缓解痉挛；也可用冰块按摩需治疗的部位。

② 热疗：红外线照射、湿热敷疗法、温水浴均有缓解痉挛、止痛作用。

③ 经皮电刺激疗法：据报道其可降低肌痉挛，每次治疗效果维持数 10min 到 24h。反复应用，可获得持续性效果。

（5）肌电生物反馈训练　研究表明可减少休息时的痉挛肌活动，可以用于控制拮抗肌活动训练。

（6）经颅电刺激疗法　此技术对抑制肢体痉挛，提高随意运动能力具有疗效。此技术也可用于认知障碍、失语症及脑卒中后抑郁症、焦虑症等的康复治疗。

（7）脊髓电极刺激疗法　将特制电极埋藏在体内，通过电刺激脊髓相应节段，改变突触前抑制、牵张反射，抑制痉挛状态。

二、失用综合征

脑卒中患者因长期卧床制动、运动不足，均可引起以生理功能衰退为主的失用综合征。在日常临床医护工作中，应避免长期卧床，尽量让患者早期离床活动，为回归日常生活而努力。那种不必要的安静卧床，使全身出现退行性变化，也可能导致原有疾病的恶化。当然，病变局限在身体某个部位时，为治愈局部病灶，不排除该部位的安静休息。如急性关节炎、骨折时，其患肢通常连进行生理活动的力量都没有，肌肉的过度收缩必然有碍于原疾病的治愈，安静作为治愈疾病的体内环境稳定因素是不可缺少的。所谓安静一方面作为治疗手段利用，另一方面由于安静容易继发退行性病变，如何处理这种不良反应，成为康复医学的重大课题。因长期卧床或安静引起的继发性障碍中，骨骼肌萎缩和肌力低下最明显，其次骨、关节系统，呼吸系统，循环系统，自主神经系统，皮肤组织，甚至中枢神经系统等均有不同的功能退化，这种变化包括组织学、生化学、生理学等方面变化。

（一）肌萎缩

长期卧床制动、运动不足时，一般组织学可见肌纤维直径缩小，横纹减少等退变，肌纤维绝对量比健侧减少 30％～40％，神经肌结合部和肌梭形态几乎无变化，肌肉内神经纤维多正常，肌肉内的结缔组织比肌纤维增加。

对于失用性肌萎缩的康复防治上，首先是预防运动器官障碍。已经发生肌萎缩时，应强化随意性收缩活动，去除产生失用性肌萎缩的原因。了解失用性肌萎缩和失神经性萎缩的区别，可试用电刺激方法促进萎缩恢复及防止萎缩的恶化。

（二）关节挛缩

在关节的活动度限制上，一般被分为挛缩和强直。由于皮肤、肌肉、神经等构成关节体外部的软组织的变化，而引起的运动障碍，叫作挛缩。由于关节端、关节软骨、关节囊、韧带等构成关节体本身变化，而引起的运动障碍，叫作强直。痉挛性偏瘫中，一个极重要的且频发的并发症即肩关节挛缩。有人将其分类为肩胛上臂关节囊炎、肩胛关节周围炎、肩半脱位（亚脱臼）、肩-手综合征。肩胛上臂关节囊炎发生时，根据穿刺出来的渗出液便可证明，且疼痛明显，炎症消退后，多数有关节囊的粘连，广泛地出现肩关节的挛缩。肩胛关节周围炎发生时，关节的活动度受限。多数人同时发生从肩到上肢的肩-手综合征。

组织学方面的研究较多，就其共性而言，首先对关节固定后，局部的循环障碍导致软组织的细胞浸润，纤维析出，结缔组织增殖，引起关节腔的狭小，关节软骨的变性坏死。关节腔内的纤维愈合，向骨性强直发展起来。

治疗方法主要是关节活动度的维持及增大的训练，为了预防康复治疗中意外事故的发生，应遵照以下原则或方法。

（1）关节活动度维持性训练　每日 3 次，每次要进行全方位的活动度训练。因肌力低下或疼痛自身无法训练时，可施助力运动。关节有炎症者在训练时，要防止疼痛产生，不适当地或过度的运动都是有害的。

（2）关节活动度增大性训练　对挛缩肌肉牵拉时，要稍稍超越疼痛的范围，并短时间维持该肢位。在骨萎缩、麻痹的某些情况，特别要注意避免因训练造成的组织损伤。关节运动时，要注意上下固定好，按正确的方法进行，切勿急剧粗暴用力，进行活动度增大训练。如以关节活动度增大、减轻疼痛为目的的松动疗法也可以采用。

（三）骨质疏松症

实践证明机械性刺激可引起骨量的变化，而长期卧床、关节固定，弛缓性麻痹等都可因减少对骨的机械性刺激，导致失用性骨萎缩，又称为骨质疏松症。

失用性骨萎缩的康复方法如下。

（1）适当的运动　制定科学的运动处方。由于压电效应电流的变化可影响成骨细胞及破骨细胞的功能，在康复措施中，把能够产生出这种电刺激效果的机械因素作为重点来掌握。如为了产生出强度较大的电流量，应给予快速负重，急速的负重方法比缓慢地负重更有利于骨的形成。沿着骨轴的方向给予周期性压力，对治疗和预防骨质疏松很重要。骨承受肌肉和重力负荷，其负重能力与骨的横截面积承受的力有关。如果已出现骨萎缩，负荷过大就会引起骨折，产生疼痛，即使轻微的骨折也会出现疼痛，造成功能障碍。所以在康复训练中，主动运动、抗阻运动等负荷增大时，必须注意受力情况，防止发生骨折。

（2）脉冲电刺激　脉冲电磁场可能通过作用于破骨细胞、成骨细胞、软骨内成骨、骨局部调节因子、基因表达及骨代谢，实现防治失用性骨质疏松的目的。

（3）药物　适当补充含有维生素 D 的钙制剂，口服中药仙灵骨葆胶囊加钙剂治疗等。

（四）体位性低血压

长期卧床的重度脑卒中患者常常并发体位性低血压症，只要坐起或站立，则出现头晕、血压下降等循环器官症状，甚至引起意识障碍，无法实施康复训练。

在康复治疗中，尤其在起立训练场合，经常发生体位性低血压。特别是瘫痪和循环系统存在障碍，长期被迫卧床者和偏瘫、截瘫者多半并发有体位性低血压症。如果最初注意到该症状的康复措施，那么，出现的问题可能会少些。另外，如发作时，迅速将头部放低，一旦卧位就可迅速恢复原状，这种教育也是必要的。

（1）运动疗法　必须从急性期就进行有计划的治疗。尽可能早期开始体位变换，用半卧位床和靠背椅等进行坐位训练，用电动起立床逐渐增加体位角度，来获得适应性训练，最终实现由卧位到站立的目的。

结合上述渐进性起立训练，以残存功能的强化，全身调整训练等为目标的运动疗法，对血液循环的改善，静脉的恢复有重要的作用，在这点上，不仅主动运动，即便是偏瘫的被动运动也是颇有效果的。

（2）物理机械方法　根据实际需要，为防止腹部、下肢血液淤积，可在身体外部使用辅助用具，一般常用腹带和有弹性的长筒袜等。

（3）药物疗法　主要使用升压药、激素、自主神经调节剂、β 受体阻滞剂等药物。除了颈髓损伤，上述药物一般都有效果。

三、肩-手综合征

肩-手综合征在偏瘫并发症中，常表现疼痛和挛缩变形，其成为妨碍康复实施的重要因素。该症可与许多疾病伴发，而且都表现着一定的临床症状和经过。从发生机制看，一般认为其属于反射性营养障碍的综合征，它同自主神经功能状态有关。约 50%～70% 的患肢经常出现水肿，水肿的原因有肌运动减少造成淋巴循环障碍、大脑对末梢循环反射性控制障碍、毛细血管通透性变化、血管壁弹力低下等。另外，一时性水肿，几乎出现在大多数病例中。

（一）临床表现

脑卒中的肩-手综合征不同于一般性的肩痛性运动障碍，主要考虑为异常血管神经反射引起，临床上易误诊为肩周炎、颈椎病、风湿性关节炎等。由于发病机制不同，治疗和预后都不同，必须首先明确诊断。依据 Brunnstrom 运动功能检查法，上下肢在Ⅲ级以下的重症脑卒中瘫痪患者多并发肩-手综合征；与下肢相比，上肢恢复不良者易并发本症。

肩-手综合征诊断标准按 3 期进行。

第一期：肩痛限制运动及特发性手肿胀。皮肤温度略高，有末梢循环障碍，有时显苍白色。

第二期：肩和手的自发痛及手的肿胀消失，出现皮肤萎缩，小指肌萎缩，有时手掌肌膜肥厚，指关节活动受限。缺少恰当的治疗可进入第 3 期。

第三期：手的皮肤和肌肉明显萎缩，手指完全挛缩。X 线上可见广泛的骨质疏松表现。

脑卒中患者伴发本症约有 5％～27％，性别上差异不大。一般在 40～50 岁以上有增高趋势。偏瘫患者主要在患侧上肢出现。

（二）康复治疗

主要是控制疼痛和预防继发性的关节挛缩和肌挛缩。由于疼痛，有的患者拒绝康复训练。虽然有些轻症病例可以自然治愈，但早期开始康复治疗，多可获得较好的临床效果。

（1）物理疗法　为了改善早期患肢循环，对肩和手并施温热疗法有一定效果，为了预防制动和关节僵直，可做轻柔的关节活动度训练和按摩，有利于肩关节活动度的作业课题也可选用。

（2）肢位处理　注意平时的良性肢位的保持。护理中对患肢尽量给予保护性处置，如应尽量减少在患肢注射，搬动患者时不要用力拉动患肢，另外还要给予必要的心理支持。为减轻症状，可使用吊带或在轮椅上安放小桌托着上肢，还可用低温热塑板支具来维持手的良性肢位。

（3）压力消肿　手有肿胀时，术者可用自己的双手，从患侧远端交替挤压皮肤，并向心性地往肩部移动。也可用气压泵式支具来减轻水肿。

（4）药物　肿胀疼痛和局部炎症表现相似，投用非甾体类药物和地塞米松均有一定效果。对于并发糖尿病或潜在性末梢神经障碍的患者应使用维生素 B_1 和维生素 B_{12} 等药物。

（5）交感神经阻滞方法　其机制主要是对交感神经反复阻滞，阻断了恶性循环通路，也有人认为是使交感神经过剩的冲动输出造成的血管挛缩出现缓解或消失，血流量增大，末梢部位淤积的疼痛物质被清除。

（6）手术　切除感觉神经或其神经根、交感神经节以及神经干，可改善末梢血流的异常现象，使血管扩张和血流量增加。除此之外亦可使用血管扩张剂，但效果有时不理想。

四、下肢深静脉血栓

下肢深静脉血栓又称为血栓性静脉炎，临床表现为患肢肿胀，疼痛，局部体温升高，肢体皮肤红晕、发绀或苍白。超声检查可发现下肢深部静脉血栓形成，血流速度改变，核素扫描、静脉造影可提示血管内腔狭窄改变。

其机制可能是血管内皮损伤，血流速度减慢或血液存在高凝倾向而引起。脑卒中患者长期卧床制动是导致上述机制恶化的最高危险因素。其他如高龄、高脂血症、心力衰竭、肥胖等也是不可忽视的危险因素。

由于下肢深静脉血栓容易出现栓子脱落。导致肺栓塞，甚至心搏骤停。因此脑卒中后静脉血栓成为康复治疗中应密切关注的并发症。重点是做好康复预防，降低血栓发生概率。

（1）尽早实施肢体主动活动。

（2）功能性电刺激疗法：能引起中度血流速度增快，并且能提高纤维的溶酶的活性。

（3）卧床期利用气压循环加压装置，增加下肢血流速度和血流量，以减少血栓发生。

（4）卧床休息时，下肢抬高，平日可穿长筒袜。

五、肩关节半脱位

肩下垂明显者如不处置，易导致肩关节炎疼痛等。在弛缓性瘫痪时，可用三角巾或吊带包扎固定，每日用手掌轻叩三角肌、冈上肌处，提高其张力。还可令患者用健侧手协助上举患侧上肢。另外，如果长时间固定于内收内旋位置，容易引起肩关节强直，所以要定时松解固定，进行肩关节周围肌的促通练习。

六、吞咽障碍

吞咽困难是一种临床症状，表现为食物从口腔输送到胃的过程发生障碍。脑卒中的急性期，吞咽困难发生率很高，约占 $40\% \sim 50\%$，随着疾病的自然恢复，多数患者的吞咽功能可逐渐恢复，但约有 10% 的患者，吞咽困难不能自行缓解，需要进行专门的康复治疗。

神经性吞咽困难就餐时，入食呛、咳嗽、咳吐（在吞咽之前、中、后，残留食物被吸入气管）；咽食后声音改变、有呼噜声音；咽食困难、口中有食物残渣；淌唾液；胃灼热、反酸；吃饭费时间；食欲差、疲倦、体重减轻、消瘦。

（一）吞咽功能评价

1. 反复唾液吞咽测试

决定吞咽功能的要素是吞咽反射的引发和吞咽运动的协调性，其中吞咽反射的引发，可凭借喉部的运动进行判断。反复唾液吞咽测试是一种观察引发随意性吞咽反射功能的简易评价方法。具体操作步骤如下：

（1）被检查者取坐位，卧床患者，宜取放松体位。

（2）检查者将示指横置于被检查者甲状软骨与舌骨间，嘱其做吞咽动作。当确认喉头随吞咽动作上举、越过示指后复位，即判定完成一次吞咽反射。当被检查者因口干难以吞咽时，可在其舌面上注入约 1ml 水，再行吞咽。

（3）嘱被检查者尽力反复吞咽，并记录完成吞咽次数。高龄者在 30 秒内能完成 3 次吞咽即可。对于有吞咽困难的患者，即使第 1 次吞咽动作能够顺利完成，但接下来的吞咽动作会变得困难，或者舌骨、喉头尚未充分向前上方移动就已下降。

2. 饮水试验

是灵敏度较高的吞咽功能检查方法，具体操作如下。

（1）测试过程　患者取坐位、颈部放松。用水杯盛温水 30ml，让患者如平常一样喝下，注意观察患者饮水经过，并记录时间。饮水经过可分为以下五种情况。

① 一次喝完，无呛咳（根据计时又分为：a.5 秒钟之内喝完。b.5 秒钟以上喝完）。

② 两次以上喝完，无呛咳。

③ 一次喝完，有呛咳。

④ 两次以上喝完，有呛咳。

⑤ 呛咳多次发生，不能将水喝完。

（2）吞咽功能判断　正常：①a.；可疑：①b.、②；异常：③、④、⑤。

3. 其他评定方法

吞咽造影录像检查、吞咽视频内镜检查、超声检查、表面肌电图检查均可以直观反映咽部肌运动状况。

（二）康复治疗

1. 间接训练

训练目的：从预防失用性功能低下、改善吞咽相关器官的运动及协调动作入手，为经口腔摄取营养做必要的功能性准备。

由于间接训练不使用食物，安全性好，因此适用于从轻度到重度的各类吞咽困难患者。间接训练一般先于直接训练进行，直接训练开始后仍可并用间接训练。常用的间接训练方法如下。

（1）口唇闭锁练习　口唇运动训练可以改善食物或水从口中漏出。让患者面对镜子独立进行紧闭口唇的练习。对无法主动闭锁口唇的患者，可予以辅助。当患者可以主动闭拢口唇后，可让患者口内衔以系线的大纽扣，治疗师牵拉系线，患者紧闭口唇进行对抗，尽量不使纽扣脱出。其他练习包括口唇突出与旁拉、嘴角上翘（做微笑状）、抗阻鼓腮等。

（2）下颌运动训练　可促进咀嚼功能，做尽量张口，然后松弛及下颌向两侧运动练习。对张口困难患者，可对痉挛肌肉进行冷刺激或轻柔按摩，使咬肌放松；通过主动、被动运动让患者体会开合下颌的感觉。为强化咬肌肌力，可让患者做以白齿咬紧压舌板的练习。

（3）舌的运动训练　可以促进对食丸的控制及向咽部输送的能力。可让患者向前及两侧尽力伸舌，伸舌不充分时，可用纱布裹住舌尖轻轻牵拉，然后让患者用力缩舌，促进舌的前后运动；通过以舌尖舔吮口唇周围，练习舌的灵活性；用压舌板抵抗舌根部，练习舌根抬高等。

（4）冷刺激　冷刺激能有效地强化吞咽反射，反复训练并可易于诱发吞咽反射且吞咽有力。将冰冻棉棒蘸少许水，轻轻刺激软腭、腭弓、舌根及咽后壁，然后嘱患者做吞咽动作。如出现呕吐反射即应中止刺激；如患者流涎过多，可对患侧颈部唾液腺行冷刺激，3次/日，10分钟/次，至皮肤稍发红。

（5）构音训练　吞咽困难患者常伴有构音障碍，通过构音训练可以改善吞咽有关器官的功能。

（6）声带内收训练　通过声带内收训练，改善声带闭锁功能，有助于预防食物进入气管。

（7）咳嗽训练　吞咽困难患者由于肌力和体力下降、声带麻痹，咳嗽会变得无力。强化咳嗽有利于排出吸入或误咽的食物，促进喉部闭锁。

（8）促进吞咽反射训练　用手指上下摩擦甲状软骨至下颌下方的皮肤，可引起下颌的上下运动和舌部的前后运动，继而引发吞咽反射。此方法可用于口中含有食物却不能产生吞咽运动的患者。

2. 直接训练

直接训练的适应证是：患者意识状态清醒、全身状态稳定、能产生吞咽反射、少量吸入或误咽能通过随意咳嗽咳出。

（1）体位　由于口腔期及咽期同时存在功能障碍的患者较多，因此开始训练时，应选择既有代偿作用且又安全的体位。开始可先尝试 30°仰卧、颈部前倾的体位。该体位可利用重力使食物易于摄入和吞咽；颈部前倾可使颈前肌群放松，有利于吞咽。偏瘫患者应将患侧肩背部垫高，护理者于健侧喂食。

（2）食物的选择　一般容易吞咽的食物具有下述特征：①柔软、密度及性状均一。②有适当的黏性、不易松散。③易于咀嚼，通过咽及食管时容易变形。④不易在黏膜上滞留等。应根据患者的具体情况及饮食习惯进行选择，兼顾食物的色、香、味等。

（3）一口量　即最适于患者吞咽的每次喂食量。一口量过多，食物易从口中漏出或引起咽部滞留，增加误咽的危险；一口量过少，则难以触发吞咽反射。应从小量（1～4mL）开始，逐步增加，掌握合适的一口量。

（4）调整进食速度　指导患者以较常人缓慢的速度进行摄食、咀嚼和吞咽。一般每餐进食的时间控制在 45 分钟左右为宜。

（5）咽部滞留食物的去除法　可训练患者通过以下方法去除滞留在咽部的食物残渣。①空吞咽：每次吞咽食物后，再反复做几次空吞咽，使食物全部咽下，然后再进食。②交互吞咽：让患者交替吞咽固体食物和流食，或每次吞咽后饮少许水（1～2ml），这样既有利于激发吞咽反射，又能达到去除咽部滞留食物的目的。③点头样吞咽：颈部后仰时会厌谷变窄，可挤出滞留食物，随后低头并做吞咽动作，反复数次，可清除并咽下滞留的食物。④侧方吞咽：梨状隐窝是另一处吞咽后容易滞留食物的部位，通过颏部指向左、右侧的点头样吞咽动作，可去除并咽下滞留于两侧梨状隐窝的食物。

3. 物理因子治疗

（1）电刺激治疗　如低频电吞咽治疗仪，通过颈部电极，输出电流，对喉返神经、舌下神经、舌咽神经等与吞咽、言语功能相关的神经进行刺激，强化吞咽肌群和构音肌群的运动功能。当患者主动吞咽时，还可接受同步电刺激，帮助完成吞咽活动。

（2）肌电生物反馈治疗　可增强与吞咽相关肌肉的肌力，促进吞咽动作的协调性，达到改善吞咽功能的目的。

4. 针灸治疗

常用穴位有风池、翳风、廉泉、人迎、合谷、内关、金津、玉液等。

七、 Pusher 综合征

Pusher 综合征是一种脑卒中后较为严重的体位控制障碍，又称"倾斜综合征""中线偏移征"或者"身体不呈直线"等，也有人将其归为"躯体平衡障碍"。

Pusher综合征患者在任何体位都强烈地由非瘫痪侧向瘫痪侧推离，并抵抗使体重向身体中线或过中线向非瘫痪侧移的被动校正。Pusher综合征是康复训练中的重症，其病变机制较为复杂，如用常规的康复训练方法往往难以奏效，康复治疗难度较大。研究显示，在脑卒中所有可能的运动感觉后遗症中，对脑卒中后患者日常生活独立和步行影响最大的就是体位控制的障碍，因此可以认为体位的控制也是实现生活自理的最佳"预报器"。

（一）临床表现

左侧偏瘫患者的Pusher综合征的发生率比右侧偏瘫者略高。以左侧偏瘫患者为例，其临床表现形式如下。

（1）头转向右侧，同时向右侧移，即从右肩到颈的距离明显缩短。偏瘫数月后，颈部可能僵硬到几乎不能活动。

（2）患者从其左侧接受刺激的能力降低，如视觉、触觉、运动觉及听觉刺激的接受能力均明显降低，多伴有单侧空间忽略。

（3）躺在床上，患者用健手把住床边，担心掉下来。

（4）坐位时，左臀部负重，左侧躯干明显缩短。坐在轮椅上，身体靠向轮椅左侧坐。试图把重心向右转移会遇到阻力。床椅转移困难，把患者转移到放在其健侧的椅子上尤其困难，其右手和右腿有力地向运动的反方向（左侧）推。

（5）站立时，身体重心偏向左侧，姿势歪斜，甚至治疗师都难以保持患者直立。

（6）行走时，重心不易向右侧转移，左腿屈肌占优势，伸肌支持不充分，健腿迈步困难，一般日常生活活动都相当困难。

Pusher综合征多在早期出现，在6周内缓解，也有少数的Pusher综合征患者症状可持续3～10个月。Pusher患者和非Pusher患者两者的运动功能恢复，在超过3个月周期的研究报告都提示有显著改善。

多数Pusher综合征都伴有单侧空间忽略（约88.2%）、失认、失用（约41.2%）等高级神经认知功能障碍的问题。经严格实验提示Pusher综合征与单侧忽略症可能为两种独立存在的现象，只不过是有时交叉出现。

（二）康复治疗

由于Pusher综合征在一部分偏瘫患者中存在，其表现为姿势不平衡、向瘫痪侧倾倒、站位时瘫痪侧下肢的屈曲模式等特殊的征象以及伴发的单侧空间忽略、疾病失认等神经心理学症状，在治疗中需结合其特殊性，进行针对性的治疗，其最后各种能力的恢复与无Pusher综合征的偏瘫患者基本相同。但是由于存在有特殊征象与症状需要纠正，所以其康复治疗需要较长的时间，应早期进行。

（1）重心转移训练 由于重心偏向瘫痪侧，早期要训练重心移到非瘫痪侧，后期再训练其将重心向瘫痪侧移，纠正重心的不正常偏移。这里，对于躯干肌的协调性训练十分重要。

（2）伸肌张力强化 在训练站位中，一般瘫痪侧下肢屈肌占优势，患者难以维持站立，要强化训练其伸肌张力，必要时使用站立床、膝夹板、石膏或弹力绷带支持。

（3）平衡训练 双重作业任务的平衡训练和设计复杂的感知情况，以促进恢复日常生活中需要的多样的充分自动性和适应性的平衡技能的训练。当平衡恢复减慢时，如使用扶杖，在无干扰站立的时候可能改善双下肢负重和体位的稳定性。在临床中，仰卧位的倾斜姿势先消失，然后是坐位，最后是站位。尤其是站位平衡的训练需要较长的时间。

（4）神经心理学症状的治疗 对于伴有神经心理学症状的，应用半侧空间遮盖眼镜纠正单侧空间忽略，不断地让患者集中注意其忽略的瘫痪侧肢体及应用口令、暗示及提醒的方法纠正其疾病失认。运用口头回忆法进行 ADL 能力的训练。随着神经心理学症状的改善，患者的倾斜症状也能够得到基本纠正。

八、脑卒中后焦虑和抑郁

脑卒中发生后心理反应历经的阶段大体有震惊期、否认期、抑郁或焦虑期、对抗或依赖期、承受（适应）期。故认为焦虑和抑郁是脑卒中后的一种正常心理反应过程。各阶段可持续几天、数周，甚至几个月；各阶段可全部表现，也有的仅出现几个阶段或交叉出现，表现也程度不一。因此康复治疗时，要根据患者心理变化规律特点，有针对性进行心理治疗，促使患者接受残存的功能障碍和重新获得满意的生活质量。

（一）脑卒中焦虑状态

1. 诊断

发作时，患者多自觉恐惧、紧张、忧虑、心悸、出冷汗、震颤及睡眠障碍等。无论是焦虑症或焦虑状态，临床多用抗焦虑药治疗。

（1）可疑诊断 焦虑自评量表（SAS）大于 41 分，提示可能存在焦虑。

（2）严重程度 按照汉密尔顿焦虑量表（HAMD）评定。总分＜7 分为无焦虑、＞7 分可能有焦虑、＞14 分为中度焦虑、＞24 分为重度焦虑的标准，评定焦虑症状的严重程度。

2. 心理治疗

家庭成员、心理医师、临床医师、责任护士都应分别对患者进行心理暗示，正面激励患者。针对患者不同情况，尽量消除存在的顾虑，增强其战胜疾病的信心。

3. 药物治疗

抗焦虑药其安定作用较弱，对精神患者无效，但可稳定情绪减轻焦虑及紧张状态，并能改善睡眠；尚有肌肉松弛作用。本类药不引起锥体外系症状。但长期应用可产生习惯性，亦可成瘾，突然停药可产生戒断症状。

目前常用的安全有效的抗焦虑药有氟西汀（百忧解）、氯氮平、地西泮（安定）、艾司唑仑（舒乐安定）、硝西泮及甲丙氨酯（眠尔通、安宁）等。

（二）脑卒中后抑郁状态

脑卒中后抑郁状态（post-stroke depression，PSD）是脑卒中常见的并发症之一，为感觉"情绪低落"的忧伤或郁闷，是对丧失、失望或者失败所产生的一种正常或异常的负性情绪反应。其发生率占脑卒中患者的 30%～60%。它不仅可以使神经功能缺损恢复时间延长、生活质量下降，甚至可以使死亡率增加。由于临床医师重视不足，其漏诊率高达 75%。早期诊断并给予 PSD 患者适当的抗抑郁治疗，是提高生存质量和医疗质量的有效途径。抑郁在最初 3 个月发病率为 25%，对康复可能有明显的负面影响。

主半球前部包括额叶的外侧主要部分或左侧基底节病损可发生抑郁，认为与脑干蓝斑等处向左额叶和左丘脑投射 NE 和 5-HT 纤维受到损伤有关。

1. 诊断

（1）可疑诊断　抑郁自评量表（SDS）大于 41 分，提示可能存在抑郁。

（2）严重程度　汉密尔顿抑郁量表（HAMD）：总分＜8 分为无抑郁、≥8 分为轻度抑郁、≥17 分为中度抑郁、≥24 分为重度抑郁的标准，评定 PSD 抑郁症状的严重程度。

2. 心理治疗

在积极治疗原发病、康复和处理危险因素外，家庭成员、心理医师、临床医师、责任护士分别对患者进行心理治疗（解释、安慰、鼓励、保证），针对患者不同情况，尽量消除存在的顾虑，增强其战胜疾病的信心。继发性者除去原发致病因素外，对脑卒中抑郁症状群的处理原则上与原发性抑郁症相同。

3. 药物治疗

抗抑郁药的作用是从不同角度（酶或受体或摄取泵）提高 NE（去甲肾上腺素）或 5-HT（5-羟色胺）。

（1）三环类抗抑郁药（TCA） 常用阿米替林、多塞平，还有丙米嗪、氯米帕明等。三环类抗抑郁药的适应证为各种类型抑郁症，有效率约70%～80%，起效时间1～2周，剂量范围12.5～25mg/d，缓慢加量，分次服。因镇静作用较强，晚间剂量宜大。马普替林虽为四环结构，但药理作用与三环类抗抑郁药一致。

（2）5-羟色胺再摄取抑制剂（SSRI） 目前抗抑郁药以5-羟色胺再摄取抑制剂为首选。如氟西汀（百忧解）适应证除抑郁障碍外，也能治疗强迫症、神经性贪食症。尽管SSRI比TCA的不良反应明显少而轻，且有每日1次服药的简便优点，但本身也有兴奋、激动、失眠、恶心、腹泻、性功能障碍的不良反应。氟西汀因其镇静作用小，可白天服用。为减轻胃肠道刺激作用，宜餐后服用。一般2～4周出现疗效。老年体弱者宜从半量开始。喜普妙（西酞普兰）是选择性最强的，安全性高，药物相互作用少，较适合老年和躯体障碍伴发抑郁者。西酞普兰每片20mg，成人常用剂量20～40mg/d。帕罗西汀（盐酸帕罗西汀片），一般剂量为每日20mg。早餐时顿服。与所有的抗抑郁药物的治疗应维持数月以巩固疗效。停药方法与其他精神药物相似，需逐渐减量。不宜骤停。

对抗抑郁药物不良反应较重者，宜减量、停药或换用其他药。一般不主张两种以上抗抑郁药联用。

第三节　颅脑外伤后的康复治疗

一、急性期的康复治疗原则

颅脑损伤患者的生命体征稳定，特别是颅内压持续24h稳定2.7kPa以内即可进行康复治疗，主要包括以下内容。

（1）定时变换体位。

（2）保持良好肢位。

（3）关节被动活动。

（4）呼吸道的管理。

（5）并发症的治疗。

对于中、重度患者即使意识状态不清也要进行一定的床旁康复治疗，以预防压疮形成、防止关节挛缩、防止失用综合征。重症监护室的护士应了解一定的康复知识，如翻身时应注意防止牵拉瘫痪的上肢，以防止肩关节半脱位的形成，应了解对于偏瘫患者如何进行良好肢位摆放才能防止关节畸形的发生等。

要保持每天进行 1～2 次全身肢体每个关节 3～5 次的被动活动，活动时要注意手法轻柔、缓慢，避免疼痛以及骨化的产生。

呼吸管理是脑外伤性损伤全身管理中重要的一环。除脑外伤的脑干损伤累及呼吸中枢产生呼吸障碍外，亦可因并发胸部损伤、腹腔出血、呼吸道阻塞产生呼吸障碍。呼吸障碍使呼吸道内的分泌物无法排出，易并发肺炎，肺不张又进一步加重呼吸障碍。因而这类患者常做气管插管及气管切开，施行人工呼吸或呼吸机呼吸。这要求对呼吸障碍进行严密管理，防止呼吸道阻塞及肺部感染。这些并发症使肺气体变换功能降低。肺部炎症引起的高热使脑细胞耗氧增加，二者均加重脑细胞缺氧使脑细胞进一步损伤，神经功能障碍更加严重，而且又是脑外伤患者死亡的重要原因之一。

保持呼吸道通畅，防止肺部感染。定时变换体位、体位引流、震动排痰、叩击背部等均是有效的保持呼吸道通畅、防止肺部感染的有效措施。

早期坐位训练是一个有争论的问题。持反对者认为在脑外伤时常伴有高颅内压存在，应保持绝对安静，过早坐起易增加发生脑疝的危险性。持赞同者认为脑外伤伴昏迷患者卧床时间长，易发生位置性低血压。有学者认为是否早期坐位训练因患者病情而异，就是从患者的康复为出发点，根据患者病情障碍程度进行层次化康复。病情重、昏迷重、并发症多、持续颅内压高于 3.3kPa 具有发生脑疝的危险，严禁坐位。病情轻、昏迷浅、并发症少，颅内压稳定在 2.7kPa 以内，在严密监视下逐步坐起。在进行中，一旦意识障碍加重、颅内压升高就应立即停止。

二、恢复期的康复治疗原则

1. 颅脑损伤患者障碍的特点

关于颅脑损伤患者的认知、语言、吞咽、运动感觉障碍、平衡障碍等的康复训练与脑卒中有很多相似之处，但颅脑损伤患者障碍的特点如下。

（1）患者多较年轻、既往体健。

（2）认知和行为障碍突出。

（3）多个系统损伤并存。

（4）多有失用综合征。

（5）常并发骨折、其他脏器损伤等。

（6）有时影像学变化与临床体征不符。

（7）恢复期相对更长。

2. 恢复期的康复治疗强调综合、全面

（1）多有认知和行为障碍　对康复训练造成一定的困难。

（2）病情常较复杂　常为多系统病变同时存在，如既有锥体束损害又有锥体外系损害，还可同时并发共济失调，在训练中应准确找出问题点。

（3）患者常常因未进行早期康复而出现失用综合征　如关节挛缩畸形，异常姿势、异常步态等，须及时纠正，必要时需手术治疗，以利于康复的进行。异位骨化的发生率也较脑血管病患者常见，应积极防治。

（4）气管套管的拔除　逐渐堵管，检测血氧含量，直至连续堵管48h而血氧含量仍在正常范围内时则可考虑拔除套管。

（5）胃管的问题　在吞咽功能有改善的情况下，应积极进行吞咽功能训练，及早拔除胃管；在短时间内无法拔除胃管的情况下，应尽早做胃造瘘。

（6）尿管的问题　应做好膀胱的管理，一定要定时定量进水，夹闭尿管定时开放，保持膀胱功能。

（7）外伤后癫痫的处理　不主张预防性应用抗癫痫药物，对于确诊的外伤后癫痫患者，可根据发作类型合理使用抗癫痫药物。

（8）脑积水的处理　对于脑积水的高危患者，应定期监测 CT 或 MRI 以及临床症状变化，适时进行脑室-腹腔分流手术。

（9）颅骨修补问题　对于外伤或手术造成的颅骨缺损，应视患者一般情况以及缺损部位、大小、颅内压、感染等情况，并结合病程时间，考虑是否行修补手术。

三、颅脑外伤后功能障碍的评定与康复治疗

（一）意识障碍

脑外伤后意识障碍的患者经急性期治疗后，部分患者可完全恢复意识，但重度损伤者可持续昏迷或成为植物状态，或恢复部分意识转为最小意识状态。处于持续性植物状态（persistent vegetable state，PVS）的患者，其脑病变已处于亚急性期或慢性期，此时神经元胞体和突触变性已不可逆。因此，到目前为止，对于 PVS 患者尚无任何有效的治疗方法。某些神经营养药物虽然在动物实验中对于神经再生有促进作用，但在临床应用中对于 PVS 患者无效。对脑组织进行电刺激虽然对某些患者有效，但目前仍有争议。对患者进行积极的营养支持和妥善的护理是非常重要的。

脑外伤急性期常用格拉斯哥昏迷量表评分来判定患者的意识状况，操作简单，临床应用较广。但研究发现格拉斯哥昏迷量表并不适用于恢复期患者，而常选用扩展的格拉斯哥昏迷量表或者残疾等级量表。多种神经电生理检查和神经影像学检查也用于意识障碍严重程度的判定和预后的预测，如脑电图、诱发电位、功能磁共振、单光子发射型计算机断层仪等。

恢复期的康复治疗措施主要有以下几方面。

1. 常规基本治疗

（1）继续针对病因及并发症的治疗　对于外伤性损伤患者应及时实施止血、脱水、抗感染等治疗，必要时行手术清除血肿、去骨瓣减压等处理，脑积水患者应及时行脑脊液分流术，预防和治疗呼吸道感染、尿路感染、压疮，防止关节挛缩、肌肉痉挛、肢体静脉血栓形成等。保证营养摄入，维持水电解质平衡。对并发有其他器官外伤或原发性高血压、糖尿病、冠心病者，需积极采取措施予以控制。

（2）药物治疗　伤后可予以增加脑血流量药物、促进中枢神经细胞代谢药物及神经功能恢复药物等。同时要慎用有碍于进行中的神经恢复的药物，如苯妥英钠。

（3）传统的康复治疗　包括运动治疗、职业治疗、日常生活活动等训练，可有效预防并发症，增加与环境的接触，促进意识的恢复。

（4）中医治疗　包括中药、针灸、按摩等治疗，可协助促醒、改善肢体运动、抑制痉挛等。

（5）康复护理　包括对患者皮肤、呼吸道、营养、大小便等全面管理，并提供感觉刺激，达到促进恢复的目的。康复护理是维持患者生存的关键。

2. 特殊的辅助治疗

刺激性治疗包括环境刺激法、操作刺激法、感觉刺激法、药物刺激法及神经电刺激法。

（1）环境刺激法　尽管缺乏有效的报道，但仍然广泛应用于临床中。具体方法是让患者有计划地接受自然发生的环境刺激，如阳光、空气、湿度等，有助于促进皮质与皮质下的联系。

（2）操作刺激法　是一种条件反射法，也是行为治疗的一种方法，即对患者的某一行为做出反应，使患者从中吸取教训，调节其行为。也就是说根据条件操作的原理对自发的或诱发出的反应给予系统性增强。

（3）感觉刺激法　可让患者接受声、光、言语、面孔等刺激，改变大脑皮质的抑制状态，达到自身调节而加快意识恢复的目的。

（4）药物刺激法　一些特殊的药物对脑损伤可起到促进恢复的作用，如 TRH、苯丙胺等，但目前仍在广泛研究中。

（5）神经电刺激法　包括背侧丘脑电刺激、脑干中脑电刺激、小脑电刺激、高颈髓后索电刺激及周围神经刺激等，但确切的疗效证据尚在研究中。

3. 高压氧治疗

高压氧使大脑内毛细血管血氧增加，改善缺血半暗区的缺氧状态，促进侧支循环的生成，使神经细胞功能得以恢复。高压氧治疗开始要早，疗程也可能需要较长时间，同时要注意高压氧的禁忌证和不良反应。

（二）精神心理障碍

1. 脑外伤后的抑郁

脑外伤后的抑郁障碍的发生率早期研究报道从 6％到 77％不等，差异如此之大可能与选择的病例、随诊时间、精神疾病的诊断标准缺少统一性有关。急性期发生的严重抑郁的平均持续时间为 4.7 个月（1.5～12 个月），少数病例在好转后又复发。而焦虑性抑郁的持续时间要明显长于非焦虑性抑郁（7.5 个月：1.5 个月）。1 个月后迟发的严重抑郁的平均持续时间为 4.0 个月。脑外伤后 1 年内的严重抑郁障碍发生率基本稳定在 25％左右，其中有些患者好转而另一些患者又出现，轻度抑郁的发生率则上升至 12％。

脑外伤后严重抑郁患者较早期的症状表现为抑郁情绪、体重下降/食欲减退、精神运动性兴奋、无力、内疚感，而迟发（6 个月或 1 年后）出现的症状常为兴趣减退或快感缺乏、失眠、失去自我价值感、思考或集中能力下降、自杀倾向，而其他一些症状如体重增加和食欲增强、睡眠过度、精神运动性迟滞等，与非抑郁组无显著性差异。

一般认为，严重抑郁障碍持续时间较长（6 个月或以上）者才可能影响到脑外伤的长期预后，持续 3 个月以内对预后的影响很小。存在严重的抑郁与社会心理预后较差有明显的相关性。严重抑郁对日常生活能力的预后也有不利的影响，对患者的参与康复训练的主动性和早期的社会交往都有负面的影响。

2. 脑外伤后的焦虑

根据 DSM-Ⅳ标准，脑损伤后的焦虑应诊断为脑外伤继发的焦虑障碍，并作出合适的分类，包括普通型焦虑障碍、惊恐发作、强制性强迫症和创伤后应激障碍。文献报道脑外伤后焦虑障碍的发生率为 11％～70％。

3. 脑外伤后的躁狂

躁狂与创伤后癫痫尤其是复杂部分性（颞叶癫痫）有显著的相关性，但是与双相型障碍的家族史无相关性，与脑损伤的类型或严重程度、肢体或智力缺损、社会功能水平、精神心理障碍的个人史或家族史都没有明显的相关性。继发性躁狂一般在脑损伤后 3 个月左右发作，持续约 2 个月，而兴奋或开放的情绪平均持续 5～7 个月。

4. 脑外伤后精神障碍

精神障碍多见于重度颅脑损伤患者。急性期在意识恢复过程中，可出现谵妄、幻觉、兴奋、躁狂、易激惹、攻击行为等症状，但经过治疗后，随着病情好转可在短期内恢复。而恢复期的精神障碍则多为脑部有器质性损害所致，如瘢痕、囊肿、脑膜粘连、神经元退变、脑萎缩和脑室扩大，尤其是额叶、边缘系统损伤，表现为妄想、幻觉、癫症样发作、人格改变、行为异常等，常并发有认知功能和情绪心理障碍。器质性精神障碍恢复较为困难，并影响患者的预后，药物和心理治疗的效果相对较差。

5. 治疗

（1）药物治疗　在抗抑郁药物的选择上通常考虑到它们的不良反应，轻度的抗胆碱能活性、降低癫痫发作的阈值和轻度的镇静作用是 3 个最主要的考虑因素。研究发现舍曲林对于轻度脑外伤患者的心里烦闷、发怒、攻击性症状都有显著的改善作用，对于认知功能也有一定的改善作用。选择性 5-羟色胺再摄取抑制药（SSRIs）作为抗抑郁药的不良反应相对更小。较常用的如西酞普兰、舍曲林、帕罗西汀。曲唑酮是一种选择性的抗抑郁药，也能抑制 5-羟色胺的再摄取。也有报道关于脑外伤后抑郁的兴奋性药物治疗，包括苯丙胺和哌甲酯。

丁螺环酮对 5-羟色胺 1A 受体有激动作用，而对多巴胺能 D2 受体有拮抗作用，已证明是一种安全有效的抗焦虑药，对认知功能的影响比地西泮或其他抗焦虑药要小，而且没有成瘾性。地西泮对于脑外伤后焦虑障碍也可能是有效的，但是其不利的作用如镇静、行为失去控制、记忆受损等都限制了它在这些人群中的使用，而且禁忌长时间使用。一般更推荐使用短效药物，如劳拉西泮或奥沙西泮，临床发现它们出现的认知和镇静的问题要少些。近几年，抗抑郁药也越来越多地被用于治疗焦虑障碍，FDA 也已经批准它们用于治疗普通型焦虑障碍、惊恐发作、社交恐惧症、创伤后应激障碍和强制性强迫症。SSRIs 可考虑作为治疗脑外伤相关的焦虑障碍的一线用药，不良反应小，耐受性更好。对于继发性躁狂的治疗尚无系统性的研究，可乐定（600μg/d）对于逆转躁狂症状是有效的。锂剂、卡马西平和丙戊酸的疗效也有一些个例报道。

（2）其他治疗　电休克治疗在脑外伤患者并非禁忌，在其他治疗方法无效时可考虑使用。社会干预和合适的心理治疗对于脑外伤后抑郁也能发挥重要的作用。脑外伤后焦虑障碍的治疗还包括个体的心理治疗、行为疗法、社会心理治疗，当焦虑症状非常严重而且导致明显的损害时，应考虑使用抗精神病药物。

（三）认知障碍

脑外伤后常见认知障碍表现为信息处理的速度和效率降低，注意力和专注力容易分散，学习和记忆障碍，知觉混乱和自我意识丧失，交流障碍，执行功能障碍等。

1. 注意力障碍

大脑额叶在有目的的主动注意和集中注意中起着重要作用，海马及与之联系的尾状核是实现选择注意的重要器官，中脑和上脑桥平面以上网状结构的上行激活系统被认为是保证觉醒和注意力的最泛化状态的脑机构。这些部位的任一部位损伤，都将导致注意力的下降，或者影响注意系统的某一特定方面。不同程度、不同年龄和性别的脑外伤患者均可出现注意力损害，儿童脑外伤患者的注意力更易受损，因为儿童的注意力正处在不断地发育过程中。临床上表现为患者注意力不集中，不能完成复杂的工作，难以同时执行 2 种以上的任务。

评价方法包括符号划消测验、同步听觉系列加法测验、Stroop 测验和儿童每天注意力测验法。

注意障碍的康复包括唤起注意力训练，自我管理策略和环境改进，外部辅助获取及组织信息，心理支持等。康复方法如使用电脑游戏，通过画面、声音、特制的键盘与鼠标等，吸引患者的注意；专门编制的软件，让患者操作完成，训练注意、警觉性、视觉等；虚拟的应用：借助于计算机技术及硬件设备，实现一种人们可以通过视、听、触、嗅等手段所感受到的虚拟环境，进行注意力、信息处理能力、学习及记忆能力的训练。

2. 记忆力障碍

记忆力是不同脑部位都参与的复杂联合活动（信息多数存储在大脑皮质，也有信息存储在边缘系统、丘脑、脑干网状结构等部位），不同脑部位存储信息的功能是不同的。脑外伤后会一段时间失去意识，同时伴有失定向、意识混乱，以及情节记忆受损等症状，称为创伤后遗忘（PTA），其特点为顺行性遗忘。PTA 可以持续几分钟或几个月不等，它对于判断脑外伤的轻重程度和预后有重要的参考价值。对PTA 最简单的评价是询问患者在外伤后能够记起的第一件事以及患者能够记起的外伤前的最后一件事，以此判断 PTA 的持续时间。

记忆障碍是脑外伤患者最常见、最持久的认知缺陷，不同程度的脑外伤均可导致记忆力的损害。脑外伤记忆障碍的特征：遗忘速度加快，语义主动组织缺陷，信息主动提取困难。从内容上看，各种材料的记忆能力普遍下降；从性质上看，长时记忆、短时记忆及瞬时记忆均明显受损。

外显记忆是指需要被试者有意识回忆信息的一种记忆形式，它包括情节记忆和语义记忆等。内隐记忆指未意识其存在能无意识提取的过程，即个体没意识到提取信息这个环节以及所提取的信息内容，只是通过完成某项任务才能证实其保持有某种信息，包括程序性记忆、知觉表征系统所中介的知觉启动效应、语义启动和联想启动等。脑外伤患者的外显记忆与内隐记忆呈分离现象，外显记忆受损而内隐记忆正常。

记忆障碍的评价方法包括韦氏记忆量表、日常记忆问卷、Rivermead 行为记忆测试（RBMT）、剑桥前瞻性记忆测试、Galveston 定向力及遗忘症测定（GOAT）等。

记忆障碍的常用康复方法如下。

（1）外部刺激法　临床上最常用的是补偿性策略，如写记事本、日记、策划等；对传统的外部辅助记忆工具的改进，如日记本结合自我指导训练；新的电子辅助记忆设备的应用，如电子辅助记忆器和声音组织器及虚拟现实技术对记忆的训练等。

（2）内部刺激法　口语记忆法适用于右半脑损伤或形象记忆差者，如首词记忆法、组块、联想、时空顺序、因果关系、自身对照、编故事法等；视形象技术。

无错性学习是关注度较高的一种训练记忆障碍的技术，即在学习中消除错误，从易到难，不让其经历失败。Tailby 等研究认为无错性学习是内隐记忆和外显记忆联合作用的结果。

3. 知觉障碍

半侧空间忽略（unilateral spatial neglect，USN）是颅脑损伤后出现的较常见的障碍之一，这一现象主要是由于半球的病变导致空间感知能力的下降，是患者对来自大脑损伤半球对侧的刺激无反应。可表现为视觉、听觉、运动、躯体等方面的忽略。它不是单一的障碍，而是一组综合征的复合体。

视觉空间功能主要依赖右侧半球，右半球在注意、警觉、情感活动方面占优势。有研究表明，大脑左半球仅注意来自对侧的刺激，而右半球同时注意来自双侧的刺激，是注意控制的优势半球。因此左侧半球损伤时，右侧仍然能够通过继续注意来自同侧的刺激，来代偿左半球损伤。但右半球损伤时，对来自左侧的刺激表现出明显的忽略或不注意，故临床以右半球病变引起的左侧忽略最为常见。

在很长一段时间，对 USN 的康复治疗，没有引起治疗者足够重视，认为有大量颅脑损伤导致偏侧忽略的患者能自然恢复。但这个观点在近 10 年中发生了改变，通过大量的临床病例观察，在部分患者中忽略可以长期存在。如不及早发现及干预，会直接影响患者的康复疗效及预后，也可能导致跌倒、摔伤等意外发生。

评价方法包括桌上试验，如直线平分试验、线段删除试验、字母消去试验、图形删除试验、画钟试验、图形临摹、画图试验等，凯瑟林-波哥量表，轮椅碰撞试验等。知觉障碍的康复方法包括视觉扫描训练，忽略侧肢体的感觉输入训练，代偿及环境适应，其他方法如强制性运动疗法、心理想象训练、棱镜治疗、眼罩和半侧空间遮盖眼镜疗法、热刺激疗法、颈部振动治疗、躯干转动治疗、重复经颅磁刺激技术等。

4. 执行功能障碍

执行功能包括对注意力的控制，特别是指导行动的传出和输入平衡。另一表现是控制人对人和事的反应，从而约束某些行为。执行障碍的患者可能表现为言语和行为紊乱、无目的的行为、异常的或不适当的人与人之间的关系或性行为，以及冲动和（或）持续性固执的想法和行动。

许多重型前额叶损伤患者有广泛的无组织行为，表现出不同的行为偏差。这些症状包括无抑制、冲动、精神错乱、呆板、固执、淡漠、缺少反应等。这些缺陷可在知觉分析、归类、记忆、简单的反应选择、空间或言语问题解决等许多方面表现出来，患者日常生活中的计划、自我控制和社会习俗的注意等方面存在着许多问题。

执行功能可通过综合评价量表进行全面评定，如简易智能状态量表（MMSE）、Loewenstein认知评定量表（LOTCA）和日常生活活动能力（ADL）等。

执行功能障碍的康复常用目标管理训练（goal management training，GMT），包括定向、对任务终止的留意状态、目标的制定及详细说明、步骤学习、按步骤检查是否按计划完成任务。GMT对任务的计划、问题的解决、目标的制定及自我控制能力均有提高作用。

药物治疗对脑外伤后认知障碍的康复也具有重要意义。哌甲酯（利他林）曾作为注意精神兴奋药来提高注意力，Kaelin总结了10项临床试验，对哌甲酯在儿童及成人脑外伤患者治疗的有效性和安全性做了评估，结果提示哌甲酯可提高记忆力、注意力、思维处理能力，但还需大量的双盲、安慰剂试验来决定口服剂量。Zhang等研究了盐酸多奈哌齐（安理申）对脑外伤患者急性期后的短期记忆及持续注意力的疗效，发现多奈哌齐可以提高脑外伤患者急性期后短期记忆力及持续注意力的神经心理学评分。Khateb对10例患者的研究发现，多奈哌齐可以提高患者普遍的认知功能，尤其是恢复期脑外伤患者的注意力情况。多巴胺药物如金刚烷胺和溴隐亭，可以改善注意力及减少躁动或减少半侧空间忽略。激素类如垂体后叶加压素、ACTH，神经递质类如胆碱能药物（中、小剂量）、GABA，营养神经类如神经生长因子，用于改善记忆功能，但需与康复训练联合使用才能收效。认知障碍的其他治疗包括高压氧治疗，重复经颅磁刺激，综合康复治疗（如PT、OT、ST、ADL训练），中药针灸治疗等。

脑外伤性认知和行为障碍的恢复次序大概如RLA认知功能水平（rancho los amigos，RLA）等级（表4-2）所示。这等级不能表明特定的认知障碍，但常作为交流一般的认知及行为状态及制定治疗计划的信息。虽然这等级常用，但至今未公布数据表明其可信度的价值。

表4-2 RLA认知功能水平

1. 无反应

  患者处于深睡状态，对任何刺激均完全无反应

2. 泛化的反应

  患者对刺激有非特异性的、不连续的、无目的的反应。反应方式局限，并对各种刺激做出相同的反应。多为机械的、粗大的动作和（或）发音

3. 对刺激作出定位反应

  患者对刺激作出特异的，但不连续的反应。反应与刺激类型直接相关。可按简单指令动作，如闭眼、握手等，但动作不连续，迟缓

4. 混乱-躁动

  患者处于高度活跃状态。行为无目的性，与环境不协调。对人和物无辨别能力。对治疗不配合。语言常不连贯和（或）与环境不协调，可做简短交谈。对周围环境的注意力非常短暂，选择性注意不存在。长期记忆和短期记忆缺失

5. 混乱-不恰当

  患者可对简单指令作出正确反应，但随着指令复杂程度的增加或外界提示，动作变得无目的，混乱，不连贯。对周围环境的注意力有很大提高，但仍不能把注意力集中到其件事物上。在提示下，可做短时间的交谈。常有用词不当。记忆力严重缺失，经常会表现出不正确的使用物品。可在提示下做以前会做的动作，但不能学习新的动作

6. 混乱-恰当

  患者表现出有目的的行为，但仍需外界指导和提示。可遵从外界提示做连续动作，对以前学过的动作有印象，如生活自理。由于记忆力缺失反应可能不正确，但与环境相符合。远期记忆比近期记忆好

7. 自主-恰当

  患者在医院和家中表现出恰当和定向的反应。患者表现出很少或几乎没有混乱，并且可回忆起某些活动。对新学的事物有印象，但学习速度较慢。在借助下可参加社会活动和再创作活动。判断力仍缺失

8. 有目的-恰当

  患者能回忆及综合过去和最近的事，对周围环境有正确认识并能作出正确反应。对新学的事物有印象，活动时不再需要监护。可能仍持续存在功能不全，这与得病前的状态，抽象推理能力，承受压力能力和紧急或特殊情况下的判断力等有关

（四）言语及吞咽功能障碍

吞咽障碍多见于脑损伤患者，临床表现为液体或固体食物进入口腔，吞下过程发生障碍或吞下时发生呛咳、哽噎，可引起营养不良、脱水、心理障碍、吸入性肺炎、窒息等并发症，是导致脑损伤患者生存质量下降、病死率升高的重要因素。

吞咽功能是多个层次和水平相互调节的一种复杂的生理活动，任何一个层次或者水平的损伤都可能造成整个调节网络的破坏，从而造成吞咽困难。

临床常用的评价方法包括床旁评估（洼田饮水试验、修订饮水试验、反复唾液吞咽试验等）和功能检查（VF 检查、吞咽纤维内镜检查、脉冲血氧定量法等），研究表明单纯应用床旁评估法检测患者有无吞咽障碍漏诊率极高，临床工作中要根据患者的具体情况选择相应的评价和检查方法，已有研究显示几种临床评价与功能检查结合运用，能更好地反映吞咽时的病理生理学和机械学变化，指导临床康复和治疗。

吞咽障碍治疗时首先要明确患者自身的意识状态，有无口腔、面部的感觉障碍，腭部的控制情况，舌的运动以及有无反射等一般情况，从这些结果综合考虑决定必要的训练和食块的形态。

1. 基础训练

包括舌肌、唇肌等吞咽肌的功能训练。如吹气、鼓腮、缩唇、微笑、吸吮等动作。

2. 摄食训练

躯干上抬30°仰卧位，头部前屈，给予患者易于吞咽的食物，如菜泥、果冻和蛋羹等，每次摄入量以 1/2 汤匙（1～4mL）开始，然后酌情增加到 1 汤匙，进食速度以 30min 内摄入 70% 的食物量（首次食物量为 50～100mL，随着吞咽功能的改善可逐渐增加）。

3. 理疗刺激

包括咽部冷刺激法、针刺疗法，低频脉冲电治疗等，这些刺激疗法能重新建立吞咽反射的皮质控制功能；可促进组织血液循环，改善咽部肌肉的灵活性和协调性，防止咽部肌萎缩，改善吞咽功能，另外心理支持、营养支持也很重要。

脑外伤后吞咽障碍的预后和损伤部位、昏迷时间、气管插管史、精神状态、鼻饲管留置时间等因素有关，据长期临床观察结果报道，大部分脑外伤患者的吞咽障碍 1 年后可基本恢复正常。

（五）运动功能障碍

脑外伤患者由于受伤原因、部位、病情严重程度等不同，遗留的运动功能障碍也复杂多样，可因锥体束损害表现为偏瘫、单肢瘫、双侧瘫，也可出现帕金森综合征、共济失调、舞蹈样动作等锥体外系表现。不仅如此，这些患者还常并发复合损伤，如周围神经损伤、脊髓损伤、骨折、关节损伤等，对患者的运动功能也常常造成影响。部分脑外伤患者可同时存在以上多种运动功能障碍。

1. 偏瘫

这是脑外伤直接累及单侧皮质的结果，但也可因出血、缺氧或其他继发损伤产生。这种运动障碍类似脑血管偏瘫，常常更为复杂，多并发其他严重的障碍。特别是与学习能力有关。

2. 双侧偏瘫

累及躯干及所有四肢、双侧脑外伤的结果。其程度可从轻度到重度，且常不对称，随意运动可以全部消失，且可表现反射活动占优势。

3. 平衡障碍

几乎所有中度到重度脑外伤均存在平衡障碍，有些患者似乎没发觉感觉运动障碍。平衡障碍只有在做体育、娱乐等运动中，需要高水平平衡运动时表现出来。

4. 共济失调及不协调

这是由于小脑及基底核受损，部分是由于深感觉系统受损，患者可表现单侧或双侧共济失调，影响运动流畅。有的也可出现意向性震颤，亦可不出现。

针对脑外伤患者运动功能障碍的特点，康复评定和治疗常需要个体化。

（六）颅脑损伤结局

采用格拉斯哥预后评分（表 4-3）预测颅脑损伤的结局。

表 4-3　格拉斯哥预后评分

分级	简写	特征
Ⅰ死亡 （dead）	D	死亡
Ⅱ持续性植物状态 （persistent vegetable state ）	PVS	无意识、无言语、无反应，有心跳呼吸，在睡眠觉醒阶段偶有睁眼，偶有呵欠、吸吮等，无意识动作，从行为判断大脑皮质无功能 特点：无意识但仍存活
Ⅲ严重残疾 （severe disability）	SD	有意识，但由于精神、躯体残疾或由于精神残疾而躯体尚好而不能自理生活。记忆、注意、思维、言语均有严重残疾，24 小时均需他人照顾 特点：有意识但不能独立

分级	简写	特征
Ⅳ中度残疾 （moderate disability）	MD	有记忆、思维、言语障碍、极轻偏瘫、共济失调等，可勉强利用交通工具，在日常生活、家庭中尚能独立，可在庇护性工厂中参加一些工作 特点：残疾，但能独立
Ⅴ恢复良好 （good recover）	GR	能重新进入正常社交生活，并能恢复工作，但可遗留各种轻的神经学和病理学缺陷 特点：恢复良好，但仍有缺陷

第五章
呼吸系统疾病的康复

呼吸系统疾病是临床最常见的疾病之一，尤其是其中的慢性阻塞性肺疾病、肺心病、支气管哮喘及肺纤维化等疾病，由于长期患病、反复发作和进行性加重，不仅给患者的呼吸功能、心理功能、日常生活活动、学习和工作带来严重影响，而且给家庭、单位和社会带来沉重的负担。所以，本章主要介绍上述疾病及呼吸衰竭等严重影响患者功能的疾病的康复。

第一节　慢性阻塞性肺疾病

慢性阻塞性肺疾病（COPD）是指一组呼吸道病症，包括具有气流阻塞特征的慢性支气管炎及合并的肺气肿。气流受限不完全可逆，呈进行性发展。传统的COPD包括了慢性支气管炎、阻塞性肺气肿和部分气道阻塞不可逆的支气管哮喘患者，是三种慢性呼吸系统疾病的综合与重叠。

一、临床表现

（1）慢性咳嗽　通常为首发症状。初起咳嗽呈间歇性，早晨较重，以后早晚或整日均有咳嗽，但夜间咳嗽并不显著。少数病例咳嗽不伴咳痰，也有少数病例虽有明显气流受限但无咳嗽症状。

（2）咳痰　咳嗽后通常咳少量黏液性痰，部分患者在清晨较多；合并感染时痰量增多，常有脓性痰。

（3）呼吸困难　这是 COPD 的标志性症状。主要表现为气短或气促，是使患者焦虑不安的主要原因，早期仅于劳力时出现，后逐渐加重，以致日常活动甚至休息时也感气短。

（4）喘息和胸闷　不是 COPD 的特异性症状。部分患者特别是重度患者有喘息；胸部紧闷感通常于劳力后发生与呼吸费力、肋间肌等容性收缩有关。

（5）其他症状　晚期患者常有体重下降、食欲减退、精神抑郁和（或）焦虑等，合并感染时可咳血痰或咯血。

二、功能障碍

患者主观上希望通过限制活动来减轻症状，造成患者体力和适应能力的进一步下降，日常生活不能自理。活动减少使疾病加重，疾病加重又使活动进一步受限，导致恶性循环。使低氧血症、红细胞增多症、肺心病和充血性心力衰竭等并发症相继发生。因此，认识 COPD 对功能的影响十分重要。

（一）生理功能障碍

1. 呼吸功能障碍

主要表现为呼吸困难（气短、气促，或以呼气困难为特征的异常呼吸模式），和（或）病理性呼吸模式形成，和（或）呼吸肌无力，和（或）能耗增加。最严重的呼吸功能障碍是呼吸衰竭。

呼吸困难主要是由于肺通气量与换气量下降、有效呼吸减少所致。COPD 患者气道狭窄、肺泡弹性及肺循环障碍使患者在呼吸过程中的有效通气量与换气量降低；长期慢性炎症，呼吸道分泌物的引流不畅，呼气末残留在肺部的气体增加，影响了气体的吸入和肺部充分的气体交换；不少慢性支气管炎患者年龄偏大，有不同程度的驼背，支撑胸廓的肌肉、韧带松弛导致胸廓塌陷，加之肋软骨有不同程度的钙化，都会限制胸廓的活动，影响肺通气和有效呼吸；临床上患者表现为劳力性气短、气促、呼吸困难或出现缺氧症状等，典型者表现为以呼气困难为特征的异常呼吸模式，给患者带来极大的痛苦。

病理性呼吸模式：由于肺气肿的病理变化，限制了膈肌的活动范围，影响了患者平静呼吸过程中膈肌的上下移动，减少了肺通气量。患者为了弥补呼吸量的不足，往往在安静状态以胸式呼吸为主，甚至动用辅助呼吸肌，即形成了病理性呼吸模式，这种病理性呼吸模式不仅造成正常的腹式呼吸模式无法建立，而且使气道更加狭窄，肺泡通气量进一步下降、解剖无效腔和呼吸耗能增加、肺通气与换气功能障碍加重和患者的有效呼吸的降低，进而加重缺氧和二氧化碳潴留，最终导致呼吸衰竭。

呼吸肌无力：肺通气量下降、有效呼吸减少、呼吸困难及病理性呼吸模式的产生导致活动量减少、运动能力降低，进而影响膈肌、肋间肌、腹肌等呼吸肌的运动功能，使呼吸肌的运动功能减退，产生呼吸肌无力。

能耗增加：由于患者病理性呼吸模式和呼吸肌无力，使许多不该参与呼吸的肌群参与活动，气喘、气短、气促、咳嗽常使患者精神和颈背部乃至全身肌群紧张，增加体能消耗，呼吸本身所需耗氧量占机体总耗氧量从正常的 20％增加到近 50％，有效通气量减少的同时伴随体内耗氧量增加，进一步造成患者的缺氧状态。

2. 循环功能障碍

主要表现在肺循环障碍和全身循环障碍。肺循环障碍以肺泡换气功能障碍或换气功能障碍加右心衰为特征性表现；全身循环障碍表现为末梢循环差、肢冷、发绀和杵状指等。

3. 运动功能障碍

主要表现为肌力、肌耐力减退，肢体运动功能下降、运动减少，而运动减少又使心肺功能适应性下降，进一步加重运动障碍，形成恶性循环。同时，COPD 患者常常继发骨质疏松和骨关节退行性改变，也是引起运动障碍的原因之一。

（二）心理功能障碍

沮丧和焦虑是 COPD 患者最常见的心理障碍，沮丧常出现在中度到重度的 COPD 患者中。挫败感在健康不良和无能去参加活动的患者中表现为异常的激惹性，使患者变得更悲观并且改变对他人的态度。绝望和自卑常出现在 COPD 的后期，并且呈进行性增加。但最棘手的 COPD 患者是成年人，多伴随个性障碍，或有酒精或药物滥用史，使其心理问题更加复杂和顽固。

不少 COPD 患者因呼吸困难等症状的困扰，对疾病产生恐惧、焦虑、抑郁，精神负担加重。患者因心理因素惧怕出现劳力性气短，不愿意参与体能活动。由于长期处于供氧不足状态，精神紧张、烦躁不安，咯血、胸闷、气短、气促等症状，严重干扰患者的休息、睡眠，反过来又增加了患者体能消耗，造成一种恶性循环，给患者带来极大的心理压力和精神负担。甚至由于长期患病，反复入院，导致扣郁、绝望等不良心理。

（三）日常生活活动能力受限

由于呼吸困难和体能下降，多数患者日常生活活动受到程度不同的限制。表现为 ADL 活动能力减退。同时，患者因心理因素惧怕出现劳力性气短，限制了患者的活动能力，迫使一些患者长期卧床，丧失了日常生活能力。此外，患者在呼吸急促、气短时，会动用辅助呼吸肌参与呼吸，而一些辅助呼吸肌是上肢肩带肌的一部分，参与上肢的功能活动，患者活动上肢时就影响了辅助呼吸肌协助呼吸运动，易引起患者气短、气急，造成患者害怕进行上肢活动，使日常活动受到明显限制。

（四）社会参与能力受限

COPD 患者的社会参与能力常常表现为不同程度的受限。如社会交往、社区活动及休闲活动的参与常常受到部分或全部限制，大多数 COPD 患者职业能力受到不同程度限制，许多患者甚至完全不能参加工作。

三、康复评定

（一）生理功能评定

一般评定包括职业史、个人生活史、吸烟史、营养状况、生活习惯、活动及工作能力、家族史、既往的用药治疗情况、现病史、症状、体征、实验室检查，如血常规、生化检查、动脉血气分析、痰培养、药物敏感试验、胸部 X 线检查及CT 等。

1. 呼吸功能评定

（1）肺功能检查　肺功能检查是判断气流受限增高且重复性好的客观指标，对COPD 的诊断、严重度评价、疾病进展、预后及治疗反应等均有重要意义。通常采用动态肺容量进行评定。动态肺容量是以用力呼出肺活量为基础，来测定单位时间的呼气流速，能较好地反映气道阻力。

气流受限是用时间肺活量 1 秒率降低进行判定的。即以第 1 秒用力呼气量（FEV1）与用力肺活量（FVC）之比（FEV1/FVC）降低来确定的 FEV/FVC 是COPD 的一项敏感指标，可检出轻度气流受限。FEV1 占预计值的百分比是中、重度气流受限的良好指标，它变异性小，易于操作，应作为 COPD 肺功能检查的基本项目。吸入支气管舒张剂后 FEV1＜80％预计值且 FEV1/FVC＜7％者，可确定为不完全可逆的气流受限。呼气峰流速（PEF）及最大呼气流量/容积曲线（MEFV）也可作为气流受限的参考指标，但 COPD 时 PEF 与 FEV1 的相关性不够强，PEF 有可能低估气流阻塞的程度。气流受限可导致肺过度充气，使肺总量

（TLC）、功能残气量（FRC）和残气容积（RV）增高，肺活量（Vc）减低。TLC增加不及 RV 增加的程度大，故 RV/TLC 增高。肺泡隔破坏及肺毛细血管床丧失可使弥散功能受损，一氧化碳弥散量（DLCO）降低，DLCO 与肺泡通气量（VA）之比（DLCO/VA）比单纯 DLCO 更敏感。

支气管扩张试验作为辅助检查有一定价值。该检查有利于鉴别 COPD 与支气管哮喘，可预测患者对支气管舒张剂和吸入皮质激素的治疗反应，获知患者能达到的最佳肺功能状态，与预后有更好的相关性。肺功能检查的特征性表现为进行性的用力呼气量的减少，另外还有残气量的增加。

做肺功能检查均应在患者处于坐位或站立位时进行，为了使结果重复性好，要求患者应最大限度地给予配合。

（2）呼吸困难评定　呼吸困难是 COPD 患者呼吸功能障碍最主要的表现，也是影响患者工作、生活质量的最重要因素。因此，对呼吸困难程度进行评定是评价患者呼吸功能的基本方法。康复医学中的呼吸功能测定方法包括主观呼吸功能障碍感受分级和客观检查，从简单的呼吸量测定至比较高级的呼吸生理试验均有。以下量表为呼吸困难评分法，该方法根据患者完成一般性活动后，主观劳累程度，即呼吸时气短、气急症状的程度进行评定，共分 5 级。

Ⅰ级：无气短、气急。

Ⅱ级：稍感气短、气急。

Ⅲ级：轻度气短、气急。

Ⅳ级：明显气短、气急。

Ⅴ级：气短、气急严重，不能耐受。

（3）呼吸功能恶化程度评定　0，不变；1，加重；3，中等加重；5，明显加重。

（4）夜间呼吸评定　COPD 患者常引起低通气，睡眠时呼吸更困难。可采用睡眠研究的方法对其睡眠深度、气流、胸壁运动频率和深度等进行评定。睡眠研究方法可判断病变性质及严重程度，还可鉴别阻塞性或中枢性抑制性病变。

（5）支气管分泌物清除能力的评定　坐位或卧位，要求患者咳嗽或辅助（腹部加压等）咳嗽，测定其最大呼气压，如 $\geq 0.88kPa$（90mmH_2O）表示具有咳嗽排痰能力。

2. 运动功能评定

通过运动试验，可评估 COPD 患者的心肺功能和运动能力，掌握患者运动能力的大小，了解其在运动时是否需要氧疗，为 COPD 患者制定安全、适量、个体化的运动治疗方案。试验中逐渐增加运动强度，直至患者的耐受极限，为确保安全，试验过程中应严密监测患者的生命体征。

（1）活动平板或功率自行车运动试验　通过活动平板或功率自行车运动试验，进行运动试验获得最大吸氧量、最大心率、最大 METs 值、运动时间等相关量化指标评定患者运动能力。也通过活动平板或功率自行车运动试验、患者主观劳累程度分级等半定量指标来评定患者运动能力。

（2）6分钟行走距离测定　对不能进行活动平板运动试验的患者，可以进行6分钟行走距离（中途可休息）测定，即让患者以尽可能快的速度步行6分钟，然后记录其在规定时间内所能行走的最长距离。同时可监测心电图、血氧饱和度，以判断患者的运动能力及运动中发生低氧血症的可能性。

评定方法：在平坦的地面划出一段长达 30.5 米的直线距离，两端各置一椅作为标志。患者在其间往返走动，步速缓急由患者根据自己的体能决定。在旁监测的人员每2分钟报时一次，并记录患者可能发生的气促、胸痛等不适。如患者体力难支可暂时休息或中止试验。6分钟后试验结束，监护人员统计患者步行距离进行结果评估。

分级方法：将患者步行的距离划为4个等级，级别越低心肺功能越差，达到3级与4级者，心肺功能接近或已达到正常。

1级：患者步行的距离少于 300m。

2级：患者步行的距离为 300～374.9m。

3级：患者步行的距离为 375～449.5m。

4级：患者步行的距离超过 450m。

心血管健康研究显示，68 岁以上的老年人 6min 步行距离为 344m±88m。

（3）呼吸肌力测定　呼吸肌是肺通气功能的动力泵，主要由膈肌、肋间肌和腹肌组成。呼吸肌力测定是呼吸肌功能评定3项指标中最重要的一项，包括最大吸气压（MIP 或 PIMAX），最大呼气压（MEP 或 PEMAX）以及跨膈压的测量。它反映吸气和呼气期间可产生的最大能力，代表全部吸气肌和呼气肌的最大功能，也可作为咳嗽和排痰能力的一个指标。

（二）日常生活活动能力评定

根据自我照顾、日常活动、家庭劳动及购物等活动，将呼吸功能障碍患者的日常生活活动能力分为六级。

0级：虽存在不同程度的肺气肿，但是活动如常人，对日常生活无影响、无气短。

1级：一般劳动时出现气短。

2级：平地步行无气短，速度较快或上楼、上坡时，同行的同龄健康人不觉气短而自己感觉气短。

3 级：慢走不到百步即有气短。

4 级：讲话或穿衣等轻微活动时亦有气短。

5 级：安静时出现气短，无法平卧。

四、康复治疗

COPD 的整体治疗不能仅限于急性发作期的成功抢救和对症治疗，而应通过循序渐进的康复治疗来减轻病痛和改善功能。康复治疗原则包括个体化原则（以COPD 的不同阶段、不同并发症和全身情况为依据）、整体化原则（不仅针对呼吸功能，而且要结合心脏功能、全身体能、心理功能和环境因素）、严密观察原则（注意运动强度、运动时及运动后反应，严防呼吸性酸中毒和呼吸衰竭）和循序渐进、持之以恒的原则，方可有效而安全。制定康复方案最重要的原则是必须根据患者的具体情况和个体化原则，应充分考虑患者肺疾病类型、严重程度、其他伴随疾病、社会背景、家庭情况、职业情况和教育水平等因素，同时还要注意患者是否有参加康复的积极要求、必要的经济条件以及家庭其他成员的支持。因为患者是康复治疗的中心和关键，决定康复方案成败的是患者对疾病的了解、态度和个人需要达到的目标，康复过程自始至终都需要患者积极参与。COPD 患者康复治疗最重要的目标是改善患者的呼吸功能，尽可能建立生理性呼吸模式，恢复有效的呼吸；清除气道内分泌物，减少引起支气管炎症或刺激的因素，保持呼吸道通畅、卫生；进行积极的呼吸训练和运动训练，充分发掘呼吸功能的潜力，提高 COPD 患者运动和活动耐力。其次是消除呼吸困难对心理功能的影响；通过各种措施，预防和治疗并发症；提高免疫力、预防感冒、减少复发。同时尽可能恢复 COPD 患者的日常生活活动及自理能力；改善其社会交往和社会活动的参与能力；促进回归社会，提高生活质量。康复治疗方法主要包括物理治疗、作业治疗、心理治疗、营养支持及健康教育等。适应证是病情稳定的 COPD 患者。禁忌证：合并严重肺动脉高压；不稳定型心绞痛及近期心肌梗死；充血性心力衰竭；明显肝功能异常；癌症转移；脊柱及胸背部创伤等。

（一）物理治疗

物理治疗具有减轻患者临床症状、提高呼吸功能、改善机体运动能力及减轻心肺负担的作用。主要技术包括物理因子治疗、气道廓清技术、排痰技术、呼吸训练及运动训练技术。

1. 物理因子治疗

具有改善循环、消除炎症和化痰的作用。一般在 COPD 发作期合并感染时使用。

(1) 超短波疗法　超短波治疗仪输出功率一般在 200～300W，两个中号电极，并置于两侧肺部，无热量，12～15min，每日 1 次，15 次为一疗程。痰液黏稠不易咯出时，不宜使用此疗法。

(2) 短波疗法　两个电容电极，胸背部对置，脉冲 2：2，无热量～微热量，10～15min，每日 1 次，5～10 次为一疗程。

(3) 分米波疗法　患者坐位或仰卧位，凹槽形辐射器，横置于前胸，上界齐喉结，离体表 5～10cm，80～120W，10～15min，每日 1 次，5～10 次为一疗程。

(4) 紫外线疗法　右前胸（前正中线右侧），自颈下界至右侧肋缘之间。左前胸，方法同右侧。右背，后正中线右侧，自颈下界至右侧第十二胸椎水平线。左背，同右背。胸 3～4MED，背 4～5MED，10～15min，每日 1 次，5～10 次为一疗程。

(5) 直流电离子导入疗法　电极面积按感染面积决定，一般用 200～300cm^2，患处对置，局部加抗菌药物（青霉素由阴极导入，链霉素、庆大霉素、红霉素由阳极导入。抗菌药物在导入之前一定要做皮试，阴性才能做药物导入）。

(6) 超声雾化吸入　超声雾化吸入器，1MHz 左右的高频超声振荡，超声雾化药物可以使用抗菌药物和化痰剂。抗菌药物如青霉素、链霉素、庆大霉素、红霉素等，每次剂量按肌内注射量的 1/4～1/8（抗菌药物在雾化之前一定要做皮试，阴性才能做药物雾化吸入）。化痰剂可用 3％盐水或 4％碳酸氢钠溶液加溴己新每次 4～8mg，每次吸入 10～15min，每日 1～2 次，7～10 次为一疗程。

2. 气道廓清技术

具有训练有效咳嗽反射、促进分泌物排出、减少反复感染、缓解呼吸困难和支气管痉挛及维持呼吸道通畅的作用。咳嗽是一种防御性反射，当呼吸道黏膜上的感受器受到微生物性、物理性、化学性刺激时，可引起咳嗽反射。COPD 患者咳嗽机制受到损害，最大呼气流速下降，纤毛活动受损，痰液本身比较黏稠。因此更应该教会患者正确的咳嗽方法。但无效的咳嗽只会增加患者痛苦和消耗体力，加重呼吸困难和支气管痉挛。并不能真正地维持呼吸道通畅。方法如下。

(1) 标准程序　评估患者自主和反射性咳嗽的能力；将患者安置于舒适和放松的位置，然后深吸气和咳嗽。坐位身体向前倾是最佳的咳嗽身位。患者轻微的弯曲颈部更容易咳嗽；教会患者控制性的膈式呼吸，建立深吸气；示范急剧的、深的、连续两声咳嗽；示范运用适当的肌肉产生咳嗽（腹肌收缩）。使患者将手放在腹部然后连续呵气 3 次，感觉腹肌收缩。使患者连续发"K"的音，绷紧声带，关闭声门，并且收紧腹肌；当患者联合做这些动作的时候，指导患者深吸气，但是放松，然后发出急剧的两声咳嗽；假如吸气和腹部肌肉很弱的话，如果有需要可以使用腹带或者舌咽反射训练。据研究，此时排出的气流速度可达 112km/h，如此高速的气流，有利于将气管内的分泌物带出体外。在直立坐位时，咳嗽产生的气流速度最高，因而最有效。

（2）辅助咳嗽技术　主要适用于腹部肌肉无力，不能引起有效咳嗽的患者。操作程序：让患者仰卧于硬板床上或仰靠于有靠背的轮椅上，面对治疗师，治疗师的手置于患者的肋骨下角处，嘱患者深吸气，并尽量屏住呼吸，当其准备咳嗽时，治疗师的手向上向里用力推，帮助患者快速吸气，引起咳嗽。如痰液过多可配合吸痰器吸引。

（3）哈咳技术　深吸气，快速度强力收缩腹肌并使劲将气呼出，呼气时配合发出"哈""哈"的声音。此技术可以减轻疲劳，减少诱发支气管痉挛，提高咳嗽、咳痰的有效性。

3. 排痰技术

排痰技术亦称气道分泌物云除技术，具有促进呼吸道分泌物排出、维持呼吸道通畅、减少反复感染的作用。方法如下所示。

（1）体位引流　所谓体位引流，是指通过适当的体位摆放，使患者受累肺段内的支气管尽可能地垂直于地面。利用重力的作用使支气管内的分泌物流向气管，然后通过咳嗽等技术排出体外的方法。合理的体位引流可以控制感染，减轻呼吸道阻塞，保持呼吸道通畅。其原则是病变的部位放在高处，引流支气管开口于低处。体位引流的适应证：痰量每天大于 30mL，或痰量中等但其他方法不能排出痰液者。禁忌证：心肌梗死、心功能不全、肺水肿、肺栓塞、胸膜渗出、急性胸部外伤、出血性疾病。体位引流不适用于所有的患者，在决定采用体位引流治疗之前一定要注意相关的禁忌证。尤其是病情不稳定的患者，一定要慎重。我们可以适当地调节体位，避免头部过多地朝下而引起危险。

① 体位引流的时间选择：不允许饭后立即进行体位引流；大量治疗师的体会是，雾化吸入之后进行体位引流是非常合适的，并且能够带来最大的治疗效果；选择在患者休息之前进行体位引流是合适的，因为他可以帮助患者休息和带来良好的睡眠。

② 治疗的频率：治疗的频率完全根据患者的病理情况和临床症状。如果患者有大量的稠痰，1 天 2～4 次都是可以的，直到肺部保持清洁。如果患者的情况得到改善，那么相应地就应该减少次数。

③ 不需要继续做体位引流的标准：胸部 X 线显示相对的清晰；患者 24～48h 内不再发热；听诊时呼吸音正常或者接近正常。

（2）敲打　敲打通常使用杯状手，将其放在被引流肺叶的上面。治疗师的杯状手交替地有节律地叩击患者的胸壁。治疗师应该保持肩、肘和腕部松弛和灵活的操作。敲打应该持续一段时间或者直到患者需要改变位置想要咳嗽。这种操作不应该引起疼痛或者不舒适。应该防止刺激敏感的皮肤，可以让患者穿着一件薄的柔软舒适的衣服，或者在裸露的身体上放一条舒适轻薄的毛巾。应该避免在女士的乳房或者是骨凸部位做敲打。

（3）振动　振动是将两只手直接放在患者胸壁的皮肤上，当患者在呼气的时候给予轻微的压力快速振动。良好的振动操作的获得来自治疗师从肩到手等长收缩上肢的肌肉。

（4）震颤　震颤是在患者呼气时比振动更有力的断断续续的跳动的操作，治疗师的手成对地大幅度地活动。治疗师拇指扣在一起，将其余手指打开直接放在患者的皮肤上面，手指缠住胸壁。治疗师同时给压力和震颤。

4. 呼吸训练

具有促进膈肌呼吸、减少呼吸频率、提高呼吸效率、协调呼吸肌运动、减少呼吸肌及辅助呼吸肌耗氧量、改善气促症状的作用。进行呼吸训练的目的是使患者建立生理性呼吸模式，恢复有效的腹式呼吸。全身性的有氧训练无疑可改善呼吸肌的力量和耐力，但针对性的专项训练更为有效。呼吸肌的训练原理与其他骨骼肌相似，主要通过施加一定的负荷来使其收缩力增强。方法：

（1）体位的摆放　很多 COPD 的患者都曾经或者正在遭遇呼吸困难（气短或气促）的困扰，尤其是患者在运动之后或者精神紧张的情况下尤其明显。当患者正常的呼吸模式受到干扰，那么气短也就随之发生。教会患者自我进行呼吸控制和体位的摆放将有利于改善患者这一症状。可以在患者坐、走、上下楼梯或者完成工作的时候进行。大部分患者能够清楚地意识到在活动中发生呼吸困难的前期症状。在轻微的出现呼吸困难的时候就要告诉患者立即停止目前正在执行的动作，并且使用呼吸控制和缩唇呼吸来防止呼吸困难的进一步加重。使患者处于轻松的位置，通常是将身体前倾。如果有必要，应该使用支气管扩张剂。使患者使用呼吸控制技术来降低呼吸频率，并使用缩唇呼吸来避免呼气时候的过度用力。在使用缩唇呼吸之后，应该建立有效的腹式呼吸模式，避免使用辅助呼吸肌。然后使患者继续保持这个姿势继续放松和控制呼吸，恢复良好的呼吸模式。

（2）膈肌呼吸训练　又称为腹式呼吸训练或呼吸控制训练，是正常的也是最有效的呼吸方式。腹式呼吸训练，就是通过增加膈肌活动范围以提高肺的伸缩性来增加通气量，膈肌每增加 1cm，可增加肺通气量 250～300mL，同时使浅快呼吸逐渐变为深慢呼吸。膈肌较薄，活动时耗氧不多，又减少了辅助呼吸肌不必要的使用，因而呼吸效率提高，呼吸困难缓解。COPD 患者由于其病理变化，横膈被明显压低，活动受到严重限制。此时患者代偿性地使用胸式呼吸来代替，甚至动用辅助呼吸肌进行呼吸，形成浅而快的异常的呼吸模式。因此应教会患者自觉地使用膈肌呼吸这种更为有效的呼吸方式。提高其呼吸效率，降低耗氧量。

标准化操作程序：①将患者安置于舒适和放松的位置，使患者可利用重力帮助膈肌的运动。②如果在治疗之初，发现患者最初的呼吸模式在吸气的时候运用了辅助吸气肌，要教会患者如何放松这些肌肉（比如可以采用肩部的环转运动和耸肩动作来放松）。③治疗师将手放在患者的前肋角下缘的腹直肌上，要求患者用鼻缓慢地深吸气，保持肩部的放松和上胸的平静，允许腹抬高，然后告诉患者通过控制性的缓慢呼气排尽气体。④要求患者练习3~4次上述动作，然后休息。不允许患者过度通气。⑤假如患者在吸气时运用膈式呼吸非常困难，通过用鼻嗅的动作成功地完成吸气。这个动作也能强化膈肌。⑥学会怎么样进行自我管理这套程序，让患者将他（她）的手放在前肋角下缘，感受腹部的运动。患者的手将在吸气时抬起，呼气时下降。通过放在腹部的手，患者也能感受到腹肌的收缩，这样也有利于患者控制性的呼气和咳嗽。⑦当患者理解和掌握了运用膈式呼吸来控制呼吸，保持肩部的放松，然后练习在不同位置（仰卧位、坐位、站位）以及在活动中（走和爬楼梯）的膈式呼吸。

（3）缩唇呼吸练习　所谓缩唇呼吸，是指在呼气时缩紧嘴唇，如同吹笛时一样，使气体缓慢均匀地从两唇之间缓缓吹出。这种方法可增加呼气时支气管内的阻力，防止小气道过早塌陷，有利于肺泡内气体的排出。减慢呼吸速率，增加潮气量。缩唇呼吸应在自然呼气时而非用力呼吸的情况下使用。该方法可延缓或防止气道的塌陷，改善肺部换气功能。其方法是：将患者安置于舒适放松的位置。向患者解释在呼吸的时候应该放松，不要引起腹部肌肉的收缩。将治疗师的手放在患者的腹部上面，感觉患者的腹部肌肉是否收缩。要求患者深而慢地吸气，然后缩唇将气体缓慢地呼出。用鼻吸气，用口呼气。吸与呼之间比为1:2。

（4）深慢呼吸训练　这一呼吸有助于减少解剖无效腔的影响而提高肺泡的通气量，因此对COPD患者康复是有利的。具体方法是：吸气和呼气的时间比例是1:2。每次训练前，先设置呼吸节律，可用节拍器帮助。随着训练次数增加，所设置的节律逐渐减慢，适当延长呼气过程，使呼气更加完善，减少肺泡内的残气量。

5. 运动训练

具有改善呼吸肌和辅助呼吸肌功能、改善心肺功能和整体体能、减轻呼吸困难症状和改善精神状态的作用。运动训练是肺部康复的基础。大量的临床研究证明：运动训练是提高COPD患者日常生活能力最有效的物理治疗手段。在执行运动训练之前和整个运动训练中，一定要反复地评估患者的情况，一定要与临床呼吸专科医师合作建立完美的临床治疗方案，包括使用支气管扩张治疗、长期氧疗及对并发疾病的治疗。还应强调的是COPD患者的评估中包括最大心肺功能训练的测试，其目的是评估运动训练的安全性，评估限制运动训练的因素及制定合理的运动训练处方。

运动训练应有一份完整、合理、有效和安全的 COPD 患者的运动训练处方，应该包括运动训练周期、频率、强度和种类四个方面。

（1）周期和频率　最小的肺部康复训练周期还没有被广泛地接受。有研究指出出院患者一周两三次持续 4 周的运动训练比相同频率持续 7 周的训练优点少。同时普遍认为患者每周进行至少 3 次运动训练，并在物理治疗师有规律的指导下将获得最佳的运动训练效果。但是基于 COPD 患者的运动耐受能力和实际情况，一周两次有指导的训练和一次以上在家没有指导的运动训练方案是可接受的，但是一周一次的指导性训练表明是明显不够的。

（2）强度　虽然低强度运动训练能够改善症状、HRQA 和日常生活活动能力的某些方面，但是高强度的训练才会获得更多的有效的运动训练好处。一般来说，运动训练的目的应该是试图获得最佳的训练效果。但因为疾病的严重程度、症状的限制和训练动机的不同，运动训练计划应该是可调节的。另外，虽然高强度的运动训练对改善患者的身体情况有优势，但是低强度的运动训练对长期坚持和广泛人群的健康利益更重要。对正常人，高强度训练被认为是可以增加血乳酸水平。不过，在肺功能康复的人群中，因为获得身体情况改善之前的肺功能受损的种种限制，高强度训练方案还没有普遍被接受。虽然高百分比看起来有更多的好处，超过最大锻炼能力 60% 的锻炼强度从经验上讲被认为可以足够带来运动训练的利益。临床上，症状分数可以被用于判断训练负荷。常采用 Borg 评分中的 4 到 6 分作为运动训练强度。

（3）COPD 运动训练种类　包括下肢训练、上肢锻炼、腹肌训练、呼吸抗阻练习、耐力和力量训练和间断训练等六种。

① 下肢训练：可以增加 COPD 患者的活动耐力、减轻呼吸困难症状、改善整体体能和精神状态。肺功能康复锻炼过程传统上集中在下肢训练，常用活动平台 treadmill，或者步行、骑车、登山等方法。在肺功能康复中以骑自行车和行走锻炼方式训练耐力，是最常见的训练方法。最佳的运动处方概括为高强度（＞60% 最大功率）相对长期的锻炼。

② 上肢锻炼：上肢锻炼能够锻炼辅助呼吸肌群，如胸大肌、胸小肌和背阔肌等。可以采用手摇车和提重物训练。其他上肢锻炼方法包括上肢循环测力器、免负荷训练和弹力带训练。许多日常生活活动涉及上肢，所以上肢锻炼也应该合并在运动训练计划中。

③ 腹肌训练：腹肌是主要的呼气肌。COPD 患者常有腹肌无力，使腹腔失去有效的压力，从而减少膈肌的支托及减少外展下胸廓的能力。

方法 1：卧位腹式呼吸抗阻训练。患者卧位，将 1kg 重的沙袋放在脐与耻骨间的下腹部，每 2 日增加 1 次重量，渐加至 5～10kg，每次 5～20min，每日训练 2 次。

方法 2：吹蜡烛训练。患者坐位，将距离口腔 10cm 处、与口同高点燃的蜡烛的火苗吹向偏斜，逐渐增加吹蜡烛的距离直到 80～90cm。

方法 3：吹瓶训练。用两个有刻度的玻璃瓶，瓶的容积 2000mL，各装入 1000mL 水。将两个瓶用胶管或玻璃管连接，在其中的一个瓶插入吹气用的玻璃管或胶管，另一个瓶再插入一个排气管。训练时用吸气管吹气，使另一个瓶的液面提高 30mm 左右。休息片刻可反复进行。通过液面提高的程度作为呼气阻力的标志。每天可逐渐增加训练时的呼气阻力，直到达到满意的程度为止。

④ 呼吸抗阻练习（RRT）：RRT 能够提高呼吸肌的强度和耐力，预防和解除呼吸困难。虽然在训练的时候呼气肌也会被涉及，但呼吸抗阻练习更多关注吸气肌的训练。呼吸抗阻练习通常有两种方式，一种是吸气抗阻训练，另外一种是使用重量的膈肌训练。

吸气抗阻训练：国外有人应用吸气肌训练器（IMT）专门训练吸气肌功能。其原理是让患者经由不同口径的管道吸气，对吸气肌施加不同程度的负荷，而对呼气过程则不加限制，这样便可以达到对吸气肌肌力和耐力的增强作用。开始练习时 3～5min/次，每天 3～5 次，以后练习时间可增加至 20～30min/次，以增加吸气肌耐力。

膈肌抗阻训练：膈肌抗阻训练标准操作程序：使用很小的重量，比如小的沙袋，或者盐包来增强膈肌的强度和耐力；将患者安置在头部稍微抬高的位置，如具可能，最好将患者安置于仰卧位；将一个大约 1.4～2.3kg（3～5 磅）的沙袋或者盐包置于患者的剑突下缘的上腹部；要求患者深吸气但是保持上胸部平坦；逐渐增加患者对抗阻力的时间；如果患者能在不使用辅助呼吸肌参与的情况下对抗阻力 15min 不感到费力，就可以再增加阻力。

⑤ 耐力和力量训练：对 COPD 患者的力量（或者阻力）训练也是值得做的。这种训练对提高肌肉的质量和力量比耐力训练有更大的潜力。力量训练一般包括 2～4 组强度范围从 50%～85% 的 1RM 的 6～12 个重复动作。耐力和力量训练的结合在 COPD 患者运动训练中可能是最好的策略，因为可以联合提高肌肉力量和整个身体的耐力，而不会延长不必要的训练时间。

⑥ 间断训练：对于一些患者，要达到高强度或长时间的连续性训练可能比较困难，甚至需要近距离的监护。在这种情况下，可以选择间断训练。间断训练是把长时间的锻炼分割为休息期和低强度锻炼期。

（二）作业治疗

作业治疗以减轻患者临床症状，改善机体运动能力，减轻心肺负担，提高呼吸功能，减轻精神压力，改善日常生活自理能力及恢复工作能力为目标。通过日常活动能力训练、适合患者能力的职业训练、有效的能量保存技术及适当环境改建等来实现使患者减少住院天数，最终摆脱病痛的折磨，提高生活质量，早日重返家庭和社会，并延长患者寿命和降低病死率。

1. 提高运动能力的作业治疗

有针对性地选择能提高全身耐力和肌肉耐力的作业活动，改善心肺功能，恢复活动能力。这是作业治疗和物理治疗都必须涉及的部分。

2. 提高日常生活活动能力的作业治疗

患者往往因呼吸问题和精神紧张，而不能独立完成日常生活自理。日常生活活动能力的训练正是为此而设计。

（1）有效呼吸作业　学会日常活动中的有效呼吸，练习主要是教会患者如何将正常呼吸模式即腹式呼吸与日常生活协调起来，如何正确运用呼吸，增强呼吸信心，避免生活中的呼吸困难。

练习要求：身体屈曲时呼气，伸展时吸气；用力时呼气而放松时吸气；上下楼梯或爬坡时，先吸气再迈步，以"吸-呼-呼"对应"停-走-走"；如果要将物品放在较高的地方，则先拿好物体同时吸气，然后边呼气边将物体放在所需位置。一些一次呼吸无法完成的活动，则可分多次进行，必须牢记吸气时肢体相对静止，边呼气边活动。例如，让患者模拟开/关门动作，要求患者站在门边，先吸气并握住门把，然后边呼气边将门拉/推上，练习多次至自然为止。

（2）自我放松作业　学会日常活动中的自我放松。多数患者由于长期呼吸功能障碍和精神紧张导致全身肌肉紧张。放松训练有助于阻断精神紧张和肌肉紧张所致的呼吸短促的恶性循环，减少机体能量的消耗，改善缺氧状态，提高呼吸效率。放松治疗有两个含义：一个是指导患者学会在进行各项日常活动时，身体无关肌群的放松；另一个是选择可以让患者全身肌肉放松、调节精神紧张、转移注意力的作业治疗活动。

常用的方法有：缓慢、深长地呼吸；坐位或行进中双上肢前后自然摆动，有利于上肢和躯干肌肉放松；园艺治疗中的养殖花草；在树林、草地上悠闲的散步；养鱼、养鸟活动及音乐疗法都可以达到调整情绪、放松肌肉的作用；传统医学静松功，坐位或立位放松法。

学会在各种活动中的放松，教会患者日常活动、教务活动、职业劳动、社交活动中的放松方法，注意选择合适、舒适的体位，让患者头、颈、肩、背和肢体位置适当、有依托，减少这些肌肉长时间紧张。在日常生活活动中可以一边听音乐一边进行活动，活动安排有计划，保证充裕的时间。在完成某项作业活动时，要充分放松那些不用的肌肉，以保存自己的体力和能力。

对于不容易掌握松弛的患者，可先教会其充分收缩待放松的肌肉，然后，让紧张的肌肉松弛，以达到放松的目的。头颈、躯干、肢体的缓慢摆动，轻缓地按摩、牵拉也有助于肌肉的放松。

3. 环境改造

为了增强患者生活独立的信心，减少对他人的依赖，治疗师应该提供有关患者功能状况的信息，必要时通过家庭、周围环境的改造，使患者可以发挥更大的潜能，完成生活的独立。

4. 职业前作业治疗

康复治疗的最终目的，是让患者回归家庭，重返社会。职业治疗就是患者重返工作岗位的前期准备。可以模拟患者从前的工作岗位和工作环境，在治疗师的指导下进行工作操作。如果患者已经不适合以前的职业，治疗师可以根据患者的兴趣，选择一些患者可以胜任的工作加以练习熟悉，并向有关部门提出建议。

（三）心理治疗

COPD 患者普遍存在焦虑、沮丧和其他心理健康障碍。流行病学的报道有接近45% COPD 患者存在心理障碍。而从临床现状看，对老年 COPD 患者的心理治疗普遍不被重视。同时，因为害怕副作用、上瘾及出于花费的考虑或者服用太多药物的挫折感，许多年老患者拒绝服用抗焦虑药或抗沮丧药物。

实践表明，通过积极的心理干预能够有效地缩短物理治疗的疗程和提高物理治疗的效果，帮助患者减少不良的情绪和促进其适应社会环境。

1. 心理治疗的意义

临床证实，呼吸困难的发作频率和程度与 COPD 患者的心理状态有密切的关系。不良心理刺激能加剧 COPD 患者的呼吸困难并导致全身残疾。有积极的社会支持的 COPD 患者比没有社会支持的患者较少存在沮丧和焦虑。

2. 心理评价

心理评价应包括在对患者起始的物理治疗评估中。在治疗之始就应该表现出对他们的疾病的关心和重视及提一些友善的问题。这些问题包括：对生活质量的理解、对疾病的调节能力的认识、自信、治疗动机、坚持的毅力和是否存在神经心理缺陷（例如，记忆力、注意力、解决问题的能力）。评定的内容中应涉及内疚、忌气、愤怒、放弃、害怕、压力、睡眠障碍、焦虑、无助、孤立、忧伤、遗憾、悲伤、不良的婚姻关系和照看配偶的健康问题。如果可能，约见主要的看护者（经患者同意）可以帮助探讨患者回答问题的可信度和患者真实的心理情况。

3. 心理支持与治疗

适当的支持系统的发展是肺疾病康复的最重要的内容。COPD 患者应该从支持系统中得到帮助去解决他们关心的问题，不管是个体的还是组织的形式。治疗消极的心理疾病可以给患者的生活质量带来明显的改善。虽然中等水平的焦虑和消极存在于肺疾病康复过程中，但是有明显的心理社会障碍的患者，应该在开始物理治疗的时候就应该寻找一个适当的心理健康从业者的帮助。

物理治疗师应该给患者提供一些认知压力症状和解决压力的方法。通过肌肉放松、冥想、瑜伽等技术来完成放松训练。选择一些放松精神和心灵的音乐给患者在家里舒缓焦虑的情绪。放松训练应该整合到患者的生活中去，以控制呼吸困难和疼痛，包括镇定练习，预想即将到来的压力，预演需要解决的问题等。

（四）营养支持

COPD 患者的身体成分异常的治疗基于以下几方面：发病率和病死率的高度流行和相关性；肺功能康复中运动训练时高热量需求，可能加重失常；增加运动训练的益处。虽然在 COPD 中导致体重丢失和肌肉萎缩的病因复杂而且现在并没有统一的解释，但是不同的生理和药理的干预已经用于治疗脂肪组织和非脂肪量（FFM）的消耗。大部分介入治疗的周期是 2～3 个月。

身体成分异常是 COPD 患者普遍存在的情况，约有 32％～63％ 的 COPD 患者存在体重减轻。肌肉无力在体重不足的 COPD 患者中比较常见。身体组成的物理治疗评估通过计算身体指数（BMI）最容易完成。BMI 定义是体重（kg）数除以身高的平方。以 BMI 为基础，COPD 患者可分为体重不足、正常体重、体重过重和肥胖。近期体重丢失（过去的 6 个月里丢失大于 10％ 或者过去的一个月里丢失大于 5％）能够很好地预测慢性肺疾病的发病率和病死率。

1. 热量的补充

热量的补充对 COPD 的患者是特别重要的。因为一些患者可能存在不自觉的体重丢失和（或）在运动中机械性功效的减少。适当的蛋白摄入可刺激蛋白合成以保持和储存去脂体重（FFM）。在以下几种情况应该给予热量的补充：BMI＜21，最近 6 个月内不自觉的体重丢失 10％ 或者 1 个月内丢失 5％，或者 FFM 的损耗。营养补充应该包括对患者饮食习惯和能量浓度补充的管理。口服液体饮食补充能保持能量平衡和增加体重不足的 COPD 患者的体重。但是这些早期的研究没有计算脂肪组织和 FFM 的比率，而且大多数出院患者单独的营养补充并没有明显地增加体重。这样的结果可能受以下几个因素影响：自动的食物摄入，日常饮食中和活动模式中的营养补充没有得到最好的执行，营养补充中蛋白的大小和营养素的成分，以及全身性的炎症消耗。把这些因素考虑进去，通过整合的营养干涉策略应用到全面的康复过程中去，可能有更大的促进。

2. 生理性介入

力量训练可以通过胰岛素生长因子 1（IGF-1）或者 IGF-1 信号的靶器官来刺激蛋白质合成以选择性地增加 FFM。在正常身体成分 COPD 的患者，8 周的整个身体的运动训练适当地增加了 FFM 从而导致体重增加，而脂肪趋向减少。对正常体重的 COPD 患者，经过 12 周的有氧训练结合力量训练，通过计算机 X 断层扫描仪测量，两侧大腿中段肌肉横截面有所增加。然而，BMI 并没有变化。BIM 的不同反应与不同组间的饮食摄入不同有关系。

3. 药物的介入

几种药物性康复策略已经应用于对 COPD 患者的干预，药物干预的好处在于可以减少体重，增加 FFM。合成的类固醇已经被广泛研究，可以作为单独治疗，也可以结合其他肺功能康复。一般来说，治疗周期是 2～6 个月，合成类固醇可以提高肺功能康复的结果有以下几个机制：直接或间接地作用于 IGF-1 系统刺激蛋白质合成；筒箭毒碱基因的调节；抗糖皮质激素作用和红细胞生成作用。

4. 对肥胖患者的特殊考虑

与肥胖有关的呼吸系统问题可能引起做功的增加和呼吸时氧耗的增加，以及运动耐力的消耗、残疾和生活质量的缺失。呼吸性功能的明显异常可单独因为肥胖引起，甚至在潜在的肺实质疾病和限制性胸廓疾病的不足中存在。与肥胖有关的呼吸问题包括低肺容量的呼吸性机制，呼吸系统顺应性的降低，增加下气道阻力，以及呼吸模式和呼吸驱动的改变。"轻度肥胖"的人也比同年龄预期的血氧水平有所降低，是由于肺底的扩张不足。

肺功能康复是致力于与肥胖有关的呼吸性疾病和肥胖导致功能受限的患者的需求。特殊的治疗包括营养指导，限制热量的饮食计划，鼓励减肥和身体支持。虽然没有确定关于肺功能康复后获得大量体重减少的目标，但是肥胖患者的全面康复可以导致体重减少和提高功能状态和生活质量。

五、功能结局

（一）生理功能方面

COPD 患者以呼吸困难、进行性加重为结局，绝大多数最终死于呼吸衰竭、循环衰竭和并发症。

（二）心理功能方面

大多数 COPD 患者终生有不同程度的忧郁、沮丧、焦虑和绝望等心理障碍。

（三）社会参与能力方面

ADL 能力及其相关活动受限、社会交往受限、职业受限及生活质量下降通常将伴随 COPD 患者终生。

康复治疗能改善 COPD 患者的生理功能、心理功能、社会功能，减少 COPD 感染发作频率、阻止病情进展速度以及提高 COPD 患者的生活质量，应及时介入并持之以恒。

六、健康教育

在治疗的同时让患者了解有关疾病的知识，是控制疾病、延缓疾病发展的重要手段。患者应该了解所患疾病的基本知识，包括药物的治疗作用、用法及副作用，以便患者自我照顾。花粉、飞沫、灰尘、清洁剂、烟雾、寒冷等，都是不良刺激因素，会影响病情。应指导患者掌握正常的呼吸方式和养成良好的呼吸习惯，管理好自己的呼吸道。呼吸系统疾病的患者由于呼吸道抵抗力很弱，极易患感冒，而继发感染会导致支气管症状加重，可采用防感冒按摩、冷水洗脸、食醋熏蒸、体质训练等方法预防感冒，减少发病的可能。保持所处环境的空气清新和通畅，每天开窗、开门，保持空气流通，减少呼吸道感染的机会，另外强调戒烟和避免被动吸烟，也有助于减少呼吸道分泌物，降低感染的危险性。积极治疗呼吸系统疾病，控制炎症，减少疾病的反复发作。在健康教育中，患者需要掌握以下基本知识，这是预防和控制这类疾病的重要环节。包括：认识正常呼吸道的解剖结构和呼吸肌的功能；认识呼吸在人体中的重要作用；掌握正常的呼吸方式和呼吸节律，注意保持呼吸道清洁卫生；认识吸烟的危害。

（一）能量保存技术

学会日常活动中的能量保存，强调节能技术的运用，可以减少日常生活活动中的能量消耗，使体能运用更有效，增强患者生活独立性，减少对他人的依赖。先对活动进行计划安排，包括活动节奏的快慢程度，活动强度的轻重交替，活动中间的休息等，这些都是节省体力、避免不必要氧耗的有效手段。像坐着比站着省力，经常用的东西放在随手可拿到的地方，避免不必要的弯腰、转身、举臂、前伸，如果有必要可借助棍子、叉子等辅助用具拿取物品，提较重的东西尽量用推车，而推比拉省力，活动时动作要连贯缓慢，有一定的休息间隙。教会患者如何保存体能，用最省力的方法独立完成日常生活活动。指导患者养成良好的姿势习惯，运用适当的躯体力学原理完成诸如举、搬、接、推、拉、梳头、洗澡等基本生活动作；必要时学会利用各种辅助设备完成生活活动。合理安排活动的时间、频率及程序，保证既完成活动又不过分疲劳。

（二）纠正不良姿势

（1）增加胸廓活动　患者坐位，双手叉腰，吸气，躯干向一侧屈，同时呼气，还原吸气，躯干再向另一侧屈并呼气，再还原，如躯干向一侧屈时另侧的上肢能同时上举，则效果更好。

（2）挺胸、牵张胸大肌　吸气挺胸，呼气含胸耸肩。

（3）肩带活动　坐位或立位，吸气并两臂上举，呼气同时弯腰屈髋双手下伸触地。

（4）纠正驼背　立于墙角，面向墙壁，两臂外展90°屈肘90°，双手分别置于两侧墙上，双脚静止而身体向前移动并挺胸。也可双手持体操棒置于颈后部，双手与肩同宽以牵伸胸大肌、挺胸。以上练习每个持续5～10秒或更长些，每组5～10个，每天2～3次。

（三）家庭氧疗

氧疗可以改善患者症状，提高工作效率，增加运动强度，扩大活动范围。有研究证实每天坚持15h吸氧效果比间断吸氧为好。长期低流量吸氧（<5L/min），可提高患者生活质量，使COPD患者的存活率提高2倍。教会患者正确和安全地使用氧气。在氧气使用过程中主要应防止火灾及爆炸，在吸氧过程中禁止吸烟。

为防止高浓度吸氧对通气的抑制作用，应采用低流量吸氧。持续给氧气，流量<1L/min；夜间给氧，流量<3L/min；运动时给氧，流量<5L/min。氧浓缩器可以将空气中氧气浓缩，使用方便。液氧贮器将氧气在超低温下以液态保存，故体积小，重量也轻，可以随身携带，为其优点。

（四）防感冒按摩操（金豫和周士枋教授方法）

已经得到较普遍的应用，基本方法如下。

（1）按揉迎香穴　迎香穴属于手阳明大肠经，位于鼻翼外缘沟。用两手中指指腹紧按迎香穴，做顺、反时针方向按摩各16～32次。

（2）擦鼻两侧　两手拇指根部掌面的大鱼际肌或两侧拇指近节互相对搓摩擦致热，自鼻根部印堂穴开始沿鼻两侧下擦至迎香穴。可两手同时，也可一上一下进行。各擦 16～32 次。

（3）按太渊穴　太渊穴属于手太阴肺经，位于腕桡侧横纹头即桡侧腕屈肌腱的外侧、拇长展肌腱的内侧。用拇指指腹紧按穴位做顺、反时针方向按摩各 16 次，左、右侧交替进行。

（4）浴面拉耳　主要为摩擦脸面和耳部。两手掌互搓至热，两手掌紧贴前额前发际，自上向下擦至下颌部，然后沿下颌分擦至两耳，用拇、示指夹住耳垂部，轻轻向外拉（也称双凤展翅），约 2～3 次，再沿耳向上擦至两侧颞部，回至前额部，重复 16 次。最后两手掌窝成环状，掩盖鼻孔，呼吸 10 次。

（5）捏风池穴　风池属少阳胆经，位于枕骨下发际，胸锁乳突肌和斜方肌止点之间的凹陷处。用两拇指指腹紧按该穴，其他各指分别置于头顶部，做顺、逆时针方向按摩各 16 次，或用一手的拇、示指分别按两侧的风池穴，按捏 16 次。得气感为局部酸、胀、热明显，并向下方和向内放散。然后，用手掌在颈项部做左右按摩 16 次。

第二节　肺源性心脏病

慢性肺源性心脏病是因肺组织、肺动脉血管或胸廓的慢性病变而导致肺组织结构和功能异常，产生肺血管阻力增加，肺动脉压力增高，使右心扩张、肥大，伴或不伴右心衰竭的心脏病。

一、临床表现

本病发展缓慢，临床上表现为在原有肺、胸疾病的各种症状和体征外逐步出现的肺、心功能衰竭以及其他器官损害的征象。在肺、心功能代偿期，临床症状主要表现为慢阻肺的症状：慢性咳嗽、咳痰、喘息或气促，活动后的心悸感、呼吸困难、乏力和运动耐力下降。体检可有明显肺气肿征：肺动脉瓣区第二心音亢进，提示肺动脉高压；有右心室肥大时，三尖瓣区出现收缩期杂音或剑突下出现心脏搏动。在肺、心功能失代偿期的主要表现以呼吸衰竭为主，伴或不伴有心力衰竭。

二、功能障碍

（一）生理功能障碍

1. 呼吸功能障碍

主要表现为呼吸困难，病理性呼吸模式形成，最严重的呼吸功能障碍是呼吸衰竭。

肺心病患者原发疾病导致了小气道狭窄、肺泡弹性下降、肺动脉高压及肺血管毁损、胸廓活动受限等，使患者在呼吸过程中的有效通气量与换气量降低、残气量增加，临床上患者表现为运动后气促、气急、呼吸困难或出现缺氧症状等，给患者带来极大的痛苦。

病理性呼吸模式：肺心病患者呼吸方式多表现为浅快的胸式呼吸模式，膈肌运动很少。这种呼吸模式使肺有效通气量减少，患者为了弥补，即便在安静状态下也动用辅助呼吸肌参与呼吸，形成了病理性呼吸模式。病理性呼吸模式使患者不能进行有效的通气，同时，由于这些肌群在活动时增加耗氧量，使呼吸本身所消耗的氧量增加，加重了患者的缺氧状态。

2. 心脏功能障碍

主要表现为肺泡换气功能障碍或换气功能障碍加右心衰为特征性表现。

3. 运动功能障碍

主要表现为肌力及运动耐力下降。患者因为惧怕劳力性呼吸困难，活动减少，导致肌力与运动耐力下降，肌力与运动耐力下降使患者在同样运动时氧利用减少，需氧量增加，加重呼吸困难，形成恶性循环。

（二）心理功能障碍

1. 恐惧和焦虑

长期患病，患者日常生活活动与社会参与受限，导致患者出现恐惧与焦虑。

2. 疑病和敏感

由于疾病迁延不愈、反复发作，使患者产生疑虑，患者表现为一种不相信自己患病，另一种则认为自己的病青比医生说得更严重，多在病情缓解期出现。

3. 过度依赖与行为退化

肺心病患者多为老年人，对疾病发作、病情危重程度，患者完全处于被动状态，缺乏主见和信心，要求更多的关心和同情，并且事事都依赖别人去做，导致依赖心理增强，行为退化。

4. 患者角色减退或缺失

患者对疾病不在乎心理（自持心理）和久病成医心理，任意活动或滥用药物，依从性差。

（三）日常生活活动能力受限

由于呼吸功能、心功能与运动功能受限，大多数患者日常生活活动能力减退。

严重患者可能长期卧床，生活不能自理。

（四）社会参与能力受限

患者社会参与、社会交往常常受到部分或全部限制，大多数患者职业参与能力受限，甚至完全不能参加工作。

三、康复评定

（一）生理功能的评定

1. 肺功能的评定

肺功能的评定包括通气功能和换气功能的评定。

（1）肺通气功能测定　包括静态肺容量测定、动态肺容量测定。分述如下所示。

静态肺容量：临床常用的静态肺容量测定内容有肺活量（VC）、残气量（RV）、功能残气量（FRC）和肺总量（TLC）。

肺活量：最大吸气后，再做一次最大呼气的气量。正常值：男性 3470mL 左右，女性 2440mL 左右。肺活量降低 20％以上为异常。

残气量：最大呼气后仍残留在肺内不能再呼出的气量。残气量随年龄而增加。正常值：男性 1530mL 左右，女性 1020mL 左右。

功能残气量：平静呼气末遗留在肺内的气量。相当于残气量＋补呼气量，正常值：男性 2600mL 左右，女性 1580mL 左右。

肺总量：深吸气后，肺内所含气体总量。相当于肺活量＋残气量。正常值：男性 5020mL 左右，女性 3460mL 左右。

肺心病患者的静态肺容量测定中，其残气量增加，残气量占肺总量的百分比＞40％，功能残气量也增加。

动态肺容量：动态肺容量是以用力呼出肺活量为基础，来测定单位时间的呼气流速，能较好地反映气道阻力。

用力呼出肺活量（FEVC）：尽力吸气后，再用力最快呼气，直至完全呼尽，其总的呼气量即为 FEVC。时间肺活量是指分别计算第 1 秒末、第 2 秒末和第 3 秒末的呼气量，即 1 秒钟用力呼气量、2 秒钟用力呼气量、3 秒钟用力呼气量。将 1 秒量、2 秒量、3 秒量的绝对值与 FEVC 相比则为 1 秒率、2 秒率、3 秒率，正常值分别为 83％、96％、99％。患者在早期，肺活量可以是正常的，而时间肺活量会降低，1 秒率＜60％相对于肺活量，时间肺活量能更好地反映小气道的问题。

最大中期呼气量（MEF）与最大中期呼出流速（MMEF）：MEF 是把用力呼

出肺活量的呼出曲线分成四段，舍去第一和第四段，取中间两段的量，即为最大中期呼气量。MEF 排除了受试者的主观因素，更为敏感。MMEF 是以 MEF 与相应时间的关系来计算：

$$MMEF = MEF/METs$$

用力呼出中期 50% 肺活量所需的时间称为 METs。MMWF 正常值：男性 4.48L/s±0.183L/s，女性 3.24L/S±0.1L/S。由于排除主观意志的影响，此法比时间肺活量更敏感，气道阻力的反映更确切。

最大通气量（MVV 或 MVC）：在单位时间内（每分钟）用最大速度和幅度进行呼吸，吸入或呼出的气量。正常值：男性 104L，女性 82L。降低 20% 以上为异常。

最大呼气流速-容量曲线（简称流速-容量曲线）：在尽力吸气后，再用力最快呼气，直至完全呼尽的过程中，连续测定不同流量下的肺容量和相应的压力改变，以此绘图，得到的曲线称为流速-容量曲线。其特点是在不同肺容量下，压力、流速的关系存在差别。在此曲线上可任意选择肺容量中的某一容量，来确定在此容量时产生某一流速所需的压力。流速-容量曲线在临床上多应用于小气道疾病的检查。不同的肺部疾患，流速-容量曲线表现有不同：①慢性阻塞性肺疾患，各阶段流速与最大流速都降低；曲线的降支突向容量轴，病情愈重，弯曲愈明显；肺活量减少。②早期小气道病，与慢阻肺图形基本相似，但改变程度较轻。肺活量无明显改变。③限制性通气障碍，表现为流速-容量曲线高耸，各阶段流速增高，肺活量减少，曲线倾斜度增大。

闭合气量（CV）：闭合气量是测定从小气道闭合开始到最大呼气末为止的时间段内的气量。闭合气量增高，表示气道早闭。原因是小气道的阻塞和肺弹性回缩力的降低。

（2）换气功能测定　肺泡通气量（有效通气量），肺泡通气量=（潮气量-无效腔通气量）×呼吸频率。正常值：4200mL/min 左右。>5000mL/min 表示通气过度，<2000mL/min 表示通气不足。无效腔通气量是指有通气作用，但不与肺血管中的血流进行气体交换的部分气体。呼吸频率高，潮气量小，无效腔通气量大，则肺泡通气量减少。故深缓呼吸比浅快呼吸所取得肺泡通气量多，换气效能高。

通气与血流比率=每分钟肺泡通气量/每分钟肺脏血流量

正常值=4000mL/5000mL=0.8

肺泡内的气体与肺泡周围毛细血管的血流进行气体交换时，要求有足够的通气及充分的血流量。如仅有通气无血流，则为无效腔样通气。有血流无通气，则无气体交换，相当于动静脉分流。

通气与血流比率失调对 O_2 和 CO_2 交换的影响在程度上是不相等的。原因在于 O_2 与 CO_2 的动静脉分压差悬殊（分别为 60mmHg 和 6mmHg），两者的解离曲线也不同。通气与血流比率失调往往只是缺 O_2，没有或仅有轻微的 CO_2 潴留。

弥散功能：弥散功能以肺泡膜两侧气体分压相差 1mmHg 时单位时间（分钟）内通过的气体量，即弥散量来表示，衡量气体透过肺泡膜的能力。其大小与下列因素有关：气体在肺泡中和毛细血管血液中的压力差值、肺泡面积、肺泡膜厚度、气体分子量及气体在液体中的溶解度。CO_2 的弥散能力是 O_2 的 21 倍，故弥散功能障碍主要影响 O_2 的吸收。

2. 呼吸功能障碍程度评定

主观呼吸功能障碍程度评定根据气促程度进行分级。

（1）自觉气短、气急分级

Ⅰ级：无气短、气急。

Ⅱ级：稍感气短、气急。

Ⅲ级：轻度气短、气急。

Ⅳ级：明显气短、气急。

Ⅴ级：气短、气急严重，不能耐受。

（2）呼吸功能改善或恶化时以下列标准评分

－4：非常明显改善。

－3：明显改善

－2：中等改善。

－1：轻度改善。

0：不变。

＋1：轻度加重。

＋2：中等加重。

＋3：明显加重。

＋4：非常明显加重。

3. 运动功能评定

通过运动试验，可评估心肺功能和运动能力。

（1）活动平板或功率自行车运动试验　通过活动平板或功率自行车运动试验，进行运动试验获得最大吸氧量、最大心率、最大 METs 值及运动时间等相关量化指标评定患者运动能力。也通过活动平板或功率自行车运动试验中患者主观劳累程度分级（Borg 计分）等半定量指标来评定患者运动能力。

（2）6min 或 12min 行走距离测定　测定患者在规定时间内在平地行走的距离。规定时间内行走距离越短心肺功能越差。

（二）日常生活活动能力评定

呼吸功能障碍患者的日常生活活动能力的评定常采用六级分法。

0 级：虽存在不同程度的肺气肿，但是活动如常人，对日常生活无影响、无气短。

1 级：一般劳动时出现气短。

2 级：平地步行无气短，速度较快或上楼、上坡时，同行的同龄健康人不觉气短而自己感觉气短。

3 级：慢走不到百步即有气短。

4 级：讲话或穿衣等轻微活动时亦有气短。

5 级：安静时出现气短，无法平卧。

四、康复治疗

肺心病的康复治疗主要在缓解期。康复原则是以综合治疗为主，最大限度改善患者的功能。康复目标是尽可能恢复有效的腹式呼吸，并改善呼吸功能；清除支气管腔内分泌物，减少引起支气管炎症或刺激的因素，保持呼吸道卫生；采取多种措施，减少和治疗并发症；提高心功能和全身体力，尽可能地恢复活动能力。其适应证包括所有病情稳定的肺心病患者，禁忌证主要包括呼吸衰竭、心衰、不稳定型心绞痛、明显肝功能异常、脊柱及胸背部创伤等。康复治疗措施包括物理治疗、作业治疗、心理治疗与康复教育。

（一）物理治疗

主要包括物理因子治疗、气道廓清技术（有效的咳嗽训练与体位引流）、呼吸训练及运动训练。

（二）作业治疗

作业治疗以减轻患者临床症状、改善机体运动能力、减轻心肺负担、提高呼吸功能、减轻精神压力、改善日常生活自理能力及恢复工作能力为目标。通过日常活动能力训练、适合患者能力的职业训练、有效的能量保存技术及适当环境改建等来实现使患者减少住院天数，最终摆脱病痛的折磨，提高生活质量，早日重返家庭和社会，并延长患者寿命和降低病死率。

（三）心理治疗

（1）医护人员沉着、冷静，言行上表示信心，取得患者的信任，有助于患者主动配合治疗。

（2）依赖心理增强的患者，急需得到亲人照料与医护人员的关怀，医护人员的关怀同情，确可减轻或消除痛苦。

（3）对有自持心理的患者，应加强健康教育，提高他们对疾病的认识，更好地发挥患者对治疗的主观积极性。

（4）发现患者角色减退或阙如时，则耐心向患者说明逐渐增加活动量的重要性，以争取患者合作，保证他们安全与顺利康复。发现行为减退或角色过度时，则恰当地向其介绍病情，鼓励其循序渐进地活动，并讲明不活动的危害。同时应言语亲切、态度和蔼，使其感到自己的活动是在监护下进行的，绝对安全。

五、功能结局

（一）生理功能方面

肺心病患者以进行性加重的呼吸困难为结局，绝大多数最终死于呼吸衰竭、循环衰竭和并发症。

（二）心理功能方面

大多数患者终生有不同程度的抑郁、疑病、焦虑、过度依赖等心理障碍。

（三）社会参与能力方面

ADL 能力与社会参与能力受限，生活质量下降通常将伴随肺心病患者终生。

合理的康复治疗后可达到减少用药量、缩短住院日；减少气短、气促症状；减轻精神症状如压抑、紧张等；提高运动耐力、日常生活自理能力和恢复工作的可能性；增加对疾病对认识，从而自觉采取预防措施，提高控制症状能力。最终能提高生活质量，减少因呼吸功能恶化所导致的病死率。

六、健康教育

在治疗的同时让患者了解所患疾病的基本知识，以便患者自我照顾。

（一）强调戒烟

烟雾使黏膜上皮纤毛发生粘连、倒伏、脱失，使支气管杯状细胞增生，分泌物增多，呼吸道的防御功能下降，是引起肺部感染的重要原因。因此，必须戒烟，包括避免被动吸烟。

（二）防感冒

肺心病患者易患感冒，继发细菌感染后常使支气管炎症状加重。

（三）家庭氧疗

每天持续低流量长时间（16h以上）的吸氧可以改善患者的临床症状，增加心肺适应性，提高患者的生存质量和存活率。应教育患者正确使用氧疗机及氧疗的方法。

（四）其他

（1）强调咳嗽排痰的重要性，如每天痰量超过30mL，宜进行体位排痰。

（2）药物治疗应根据医嘱进行，而不是自以为是，或对药物产生依赖。

（3）氧疗对肺心病患者的重要性与如何进行氧疗。

（4）认识慢支和肺气肿的关系和其可能转归，以及康复治疗的必要性。

第三节　支气管哮喘

支气管哮喘简称哮喘，是由多种细胞，包括气道的炎性细胞、结构细胞（如嗜酸性粒细胞、肥大细胞、T淋巴细胞、中性粒细胞、平滑肌细胞、气道上皮细胞等）和细胞组分参与的气道慢性炎症性疾病。这种慢性炎症导致气道高反应性，通常出现广泛多变的可逆性气流受限，并引起反复发作性的喘息、气急、胸闷或咳嗽等症状，常在夜间和（或）清晨发作、加剧，多数患者可自行缓解或经治疗缓解。

一、临床表现

（1）典型的支气管哮喘发作前有先兆症状如打喷嚏、流涕、咳嗽、胸闷等，病情发展，可因支气管阻塞加重而出现哮喘。患者被迫采取坐位或呈端坐呼吸，咳嗽多痰或干咳，严重时出现发绀等，一般可自行或服用平喘药物后缓解。某些患者在缓解数小时后可再次发作，甚至导致哮喘持续状态。发作时，胸部呈过度充气状，有广泛的哮鸣音，呼气音延长。但在轻度哮喘或非常严重的哮喘发作时，哮鸣音可不出现。心率增快、奇脉、胸腹反常运动和发绀常出现在严重哮喘患者中。

（2）哮喘缓解期或非典型的哮喘患者，可无明显的体征。

二、功能障碍

（一）生理功能障碍

表现为肺功能改变、气流受限。哮喘发作时，有关呼气流速的各项指标均显著下降，在临床缓解期的部分哮喘患者中，可有闭合容量（CV）/肺活量（VC）％、闭合气量（CC）/TLC％、中期流速（MMEF）和 Vmax 50％的异常。

（二）心理功能障碍

主要表现为忧郁、沮丧甚至绝望。哮喘可影响儿童的心理发育，包括自尊心。孩子感到自卑、缺乏主见并和他们的同伴关系不好。

（三）日常生活活动能力受限

哮喘反复发作将影响患者的购物、家务劳动等日常生活能力。

（四）社会参与能力受限

哮喘反复发作最终会影响患者的生活质量、劳动生产能力、就业和社会交往等能力。

三、康复评定

康复评定包括病史采集和体检，血液及痰液检查、肺功能测定、动脉血气分析、胸部 X 线检查、特异性变应原的检测、肺活量与用力肺活量检查、运动功能评定、呼吸肌力测定、日常生活活动能力评定、心理功能评定。

（一）生理功能评定

1. 肺活量与用力肺活量检查

（1）肺活量　肺活量（VC）是在深吸气后，缓慢而完全地呼出的最大空气量。可利用肺活量计测定。其正常变异较大（可超过±20％），但由于简便易行，且其数值随限制性呼吸系统疾病严重程度而下降，所以仍是最有价值的测定方法之一。

（2）用力肺活量　用力肺活量（FVC）是在深吸气后利用最快速度强力呼气的一种试验。通常用一简单的呼吸计测定呼气流量。对于气道阻塞患者 VC 会明显高于 FVC。

2. 肺功能检查

包括哮喘发作时，有关呼气流速的各项指标均显著下降，第一秒用力呼气容量（FEV1.0）、FEV1.0/用力肺活量（FVC）%、最大呼气中期流速（MMER）、25%与50%肺活量时的最大呼气流量（MEF25%与MEF50%）以及呼气流量峰值（PEF）等均减少。由于气体阻滞和肺泡过度膨胀，结果残气量（RV）、功能残气量（FRC）及 RV/TLC 比值增大。中度与重度哮喘，吸入气体在肺内分布严重不均，通气/血流比率失调，生理无效腔和生理静-动脉分流增加，导致 PaO_2 降低，但 $PaCO_2$ 正常或稍减低。在临床缓解期的部分哮喘患者中，可有闭合容量（CV）/肺活量（VC）%、闭合气量（CC）/TLC%、中期流速（MMEF）和 V_{max}50%的异常。有效的支气管舒张药可使上述指标好转。

3. 运动功能评定

运动试验可评估支气管哮喘患者的心肺功能和运动能力，掌握患者运动能力的大小，了解其在运动时是否需要氧疗，为患者制定安全、适量、个体化的运动治疗方案。

（1）恒定运动负荷法　本法是指在恒定代谢状态下测定受试者的心肺功能。在6分钟或12分钟步行时间内监测心率、摄氧量，是呼吸疾患康复中最常用的评定运动功能的方法。

（2）运动负荷递增法　按一定的运动方案，每间隔一定时间增加一定负荷量，根据终止条件结束运动。终止条件有极限运动试验和次极限运动试验，常规监测心率、呼吸率、血压、ECG、VO_2、PaO_2、$PaCO_2$、SaO_2、呼吸商等，从肺功能数据中评估最大运动时耐受能力。

（3）耐力运动试验　其对康复计划更重要，应分别于训练计划开始前和完成时，用运动耐力的标准测量进行评估，如在步行器或固定自行车上用次最大负荷（由开始的渐进练习试验测得）测定耐力。常选用最大负荷的75%～80%作为固定负荷，并记录其速度与时间。

4. 呼吸肌力测定

呼吸肌力测定包括最大呼气相压力（MEP或PEMAX），最大吸气相压力（MIP或PIMAX）以及跨膈压的测量。它反映呼气与吸气期间可产生的最大能力，代表全部吸气肌和呼气肌的最大功能，也可作为咳嗽与排痰能力的一个指标。

（二）心理功能评定

哮喘可影响儿童的心理发育，包括自尊心。对成人而言，由于哮喘可影响他们的工作、生活、学习，也产生心理问题。对哮喘患者进行心理功能评定，了解其心理状态，有利于哮喘患者的康复治疗。

（三）日常生活活动能力评定

日常生活活动能力（ADL）反映了人们在家庭和在社区的最基本的能力，哮喘的患者往往有日常生活活动方面的障碍。评定的范围包括运动、自理、交流、家务活动等方面。

四、康复治疗

哮喘康复治疗原则是综合治疗为基础，药物治疗为主，积极实施康复治疗。康复治疗目标是以改善心肺功能，提高其对运动和活动的耐力，增加 ADL 能力，提高劳动力，提高生活质量为目标。康复治疗方法主要包括物理治疗、作业治疗、心理治疗、健康教育等。

（一）物理治疗

1. 急性发作期的物理治疗

（1）穴位感应电疗法　患者取舒适体位，使用感应电疗仪，手柄电极，取穴大椎、肺俞、膈俞，配穴天突、太渊、丰隆或足三里，中等强度刺激，以引起向下传导感为宜，治疗时间每穴 2~10min，但一次总治疗时间不宜超过 15~20min。

（2）直流电离子导入疗法　①穴位离子导入，用直流电疗仪，4X 点状电极，于太渊、曲池穴导入 1/1000 肾上腺素，另一极 150cm^2 置于肩胛间，电量 2~6mA，时间 15~20min，15~20 次为一疗程。对于高血压患者，宜改用 2%氨茶碱导入。②气管部位离子导入，用直流电疗仪，患者取卧位，2cm×30cm 电极，一极置于颈部导入 10%氯化钙；另一极置于胸前部，电量 15~20mA，时间 10~20min，15~20 次为一疗程。③节段反射治疗，用直流电疗仪，取 2cm×15cm 电极，置于双上臂外侧，导入 Br^-，连接阴极；另极 300cm^2 置于肩胛间，导入 10%普鲁卡因，接阳极，电量 15~20mA，时间 10~20min，15~20 次为一疗程。

（3）超短波、短波疗法　超短波或短波的板状电极，对置于胸背部，微热量，每次 15~20min，每天 1 次，15~20 次为一疗程。

（4）激光疗法　主要采用激光疗法，He-Ne 或半导体激光穴位照射。取穴：大椎、天突、尺泽、丰隆等，每穴 2~3min，每天 1 次，12~15 次为一疗程。

2. 缓解期的物理治疗

（1）超声波疗法

① 超声雾化吸入疗法：用超声雾化吸入治疗仪，吸入支气管扩张剂药液，每

次吸入 15～30min，每日 1～2 次。痰液黏稠，不易咳出者，可加用 α-糜蛋白酶。

② 颈动脉窦疗法：用超声波治疗仪，频率 800～1000kHz，声头面积约 10cm^2，作用于颈动脉窦表面投影区，采用羊毛脂为基质的 Novocaine 药膏做接触剂，连续输出，声强 0.2～0.5W/cm^2，每侧 3min，每日治疗一次，10～12 次为一疗程。

③ 穴位治疗：采用适于穴位治疗的超声波治疗仪，声头面积约 5cm^2，涂抹液状石蜡接触剂，取穴大椎、肺俞、中府、天突、膻中、合谷，分两组交替治疗，固定法，声强 0.5～0.75W/cm^2。治疗时间每穴 5min，每日 1 次，10～15 次为一疗程。

（2）超短波疗法

① 肾上腺部位治疗：双肾区并置，无热量，15～20min，每天 1 次，10～15 次为一疗程。

② 气管部位治疗：前后对置，无热量或微热量，15～20min，每天 1 次，10～15 次为一疗程。

（3）紫外线疗法

① 全身紫外线照射：患者取卧位，裸露全身后，分 2 野或 4 野，按缓慢或基本图表进行照射，隔日一次，每年进行 2 个疗程。

② 胸廓紫外线照射：将胸廓部分为前胸、后背、左右侧区，每次照射 1 区，从 2～3MED 开始，每次递增 1/2MED，各区轮流照射，每区照射 5～6 次。

③ 穴位紫外线照射：用白布制的洞巾，或将白纸剪成直径 1.5～2cm 小孔，按中医辨证论治理论取穴，如：大椎、肺俞、膈俞、膻中、膏肓、天突、定喘等。剂量从 1.5～2MED 开始，照射 1 次，每次增加 1MED，以引起穴区适度红斑反应为宜。

④ 足底部紫外线照射：患者取俯卧位，裸露足底，用紫外线治疗灯直接照射，剂量从 20～50MED，每日照射 1 次，1～3 次即效。

3. 运动治疗

（1）呼吸练习　腹式呼吸训练与缩唇呼气训练相结合以控制呼吸频率，增加潮气量，减少功能残气量，提高肺泡通气，降低呼吸功耗，协调呼吸，缓解呼气性呼吸困难。呼吸电刺激训练的使用可以取得更好的呼吸训练效果。体位引流、翻身拍背、排痰、气道廓清技术等，均有助于患者呼吸功能的改善。

（2）全身性锻炼　适当的运动训练可增强体质，改善呼吸困难，增强呼吸困难的耐受力。锻炼方法有户外步行、慢跑、游泳、踏车、爬山、上下楼梯、做呼吸操、太极拳等。运动试验可提供运动强度的指导。一般采用中等强度即 60%～80% 最大运动能力（最大摄氧量）或 60%～80% 最大心率，每次运动持续 15～

60min，每周训练 3 次以上，运动方式多为四肢肌群（上、下肢大肌群）、周期性（即肢体往返式运动，如走、跑等）的动力性运动。

4. 控制体重

可以采用有氧训练、饮食控制等方法。

5. 控制环境诱发因素

如避免摄入引起过敏的食物和药物；避免强烈的精神刺激和剧烈运动；避免持续喊叫等过度换气动作；不养宠物；避免接触刺激性气体及预防呼吸道感染；外出戴口罩等。

（二）作业治疗

通过作业治疗可改善患者的心肺功能及心理状态，提高患者的自理能力及劳动能力。方法：根据病情，主要选择 ADL 作业（如家务劳动训练）、职业技能训练等。每日 1 次，每次每设计项目 20～40min，每周 5 次，连续 4 周。

（三）心理治疗

心理治疗有利于患者克服自卑、沮丧、焦虑的心理。通常可采用支持性心理治疗及认知疗法，通过对患者的鼓励、安慰与疏导，使患者正视其所患的疾病，度过心理危机。

（四）其他治疗

1. 脱离变应原

部分患者能找到引起哮喘发作的变应原或其他非特异刺激因素，应立即使患者脱离变应原的接触。这是治疗哮喘最有效的方法。

2. 内科药物治疗

（1）支气管舒张药

β_2 肾上腺素受体激动药：可分为短效 β_2 受体激动药：有沙丁胺醇、特布他林、非诺特罗。长效 β_2 受体激动药：有丙卡特罗、沙美特罗、班布特罗。

② 茶碱类：氨茶碱可分为口服及静脉用药两种。

③ 抗胆碱药：吸入抗胆碱药有异丙托溴铵。

（2）抗炎药　包括糖皮质激素、色甘酸钠。

① 糖皮质激素：可分为吸入、口服、静脉用药。吸入剂：倍氯米松和布地奈德。口服剂：有泼尼松、泼尼松龙。静脉用药：有琥珀酸氢化可的松、地塞米松、甲泼尼龙。

② 色甘酸钠：色甘酸二钠。

（3）白三烯调节剂　有扎鲁司特和孟鲁司特。

（4）其他药物　如酮替酚、阿司咪唑、氯雷他定。

（五）康复护理

教会患者进行呼吸肌功能锻炼，如缩唇呼吸、腹式呼吸、呼吸操、有效咳嗽等，进一步改善肺功能。针对患者的个体情况，指导患者控制诱发哮喘的各种因素。如：避免摄入引起过敏的食物和药物；避免强烈的精神刺激和剧烈运动；避免持续喊叫等过度换气动作；不养宠物；避免接触刺激性气体及预防呼吸道感染；外出戴口罩等。由于哮喘患者大多易反复发作，尤其夜间发作加重，故患者多伴有精神紧张、焦虑、恐惧等消极情绪，护理人员应主动与患者及家属多接触、勤疏导。指导患者正确使用吸入治疗方法。

五、功能结局

（一）生理功能方面

个体差异及治疗方案的正确与否将影响支气管哮喘患者的预后。轻症易恢复，儿童哮喘通过积极而规范的治疗，临床控制率可达 95%；病情重，气道反应性增高明显，或伴有其他过敏性疾病不易控制。本病可发展为 COPD、肺源性心脏病。

（二）心理功能方面

控制不良的支气管哮喘患者有不同程度的忧郁、沮丧和自卑等心理障碍。

（三）社会参与能力方面

本病发展为 COPD、肺源性心脏病患者，ADL 能力及其相关活动明显受限，心理障碍和心肺功能障碍等，使患者社会交往受限；劳动能力下降或丧失，就业能力受限。

康复治疗可能改善支气管哮喘患者的生理功能、心理功能、社会功能、缓解病情以及提高支气管哮喘患者的生活质量，应早期介入。

六、康复教育

（一）卫生保健专业人员教育

卫生保健专业人员应了解与掌握：该地区的哮喘状况如何；如何安排医护协同

的工作；将社区的卫生条件和教育与医疗护理密切联系；了解并找出各自的哮喘的促/诱发因素；注意哮喘和它的治疗受哪些文化因素的影响；当前使用的是什么治疗；还有哪些合适的治疗可供选择；能使用吸入装置和药物标准化；谁将给予急诊治疗；哪组人群处于特殊危险状态；谁是我们可以列出的能帮助教育工作的人；谁负责保健专业人员的教育；谁负责患者的教育；如何将哮喘的教育和治疗纳入其他项目中去。

（二）患者教育

患者教育的目标是给哮喘患者及其家属提供适宜的信息和训练，使患者能够保持良好的状态并和卫生保健专业人员一起制定医疗计划。

（1）通过长期规范治疗能够有效控制哮喘；避免触发、诱发因素的方法；哮喘的本质、发病机制。

（2）哮喘长期治疗方法；药物吸入装置及使用方法。

（3）如何测定、记录、解释哮喘日记内容、症状评分、应用药物、PEF、哮喘控制测试（ACT）变化。

（4）哮喘先兆、哮喘发作征象和相应自我处理方法，如何、何时就医。

（5）哮喘防治药物知识；如何根据自我监测结果判定控制水平，选择治疗心理因素在哮喘发病中的作用。

第四节　呼吸衰竭

呼吸衰竭（以下简称呼衰）是各种原因引起的肺通气和（或）换气功能严重障碍，以致在静息状态下亦不能维持足够的气体交换，导致低氧血症伴（或不伴）高碳酸血症，进而引起一系列病理生理改变和相应临床表现综合征。

一、临床表现

除引起 CRF 的原发疾病症状体征外，主要是缺 O_2 和 CO_2 潴留所致的呼吸困难和多脏器功能紊乱的表现，后者包括精神神经症状、血液循环系统症状、消化和泌尿系统症状等。此外，发绀也是缺氧主要的临床表现，多见于口唇、指甲等部位。值得注意的是，以上这些症状均可随缺 O_2 或 CO_2 潴留的纠正而消失。

二、功能障碍

（一）生理功能障碍

1. 呼吸功能障碍

呼吸困难为最早出现症状，多数患者有明显的呼吸困难，可表现为呼吸频率、节律和幅度的改变。开始时表现为呼吸费力伴呼气延长，加重时出现浅快呼吸，辅助呼吸肌活动加强，呈点头或提肩呼吸。二氧化碳潴留加剧时，则出现浅慢呼吸或潮式呼吸。

2. 运动功能障碍

由于运动增加耗氧量可加重缺氧，造成呼吸困难，导致 CRF 患者不敢运动，影响运动能力。运动减少又使心肺功能适应性下降，进一步加重运动障碍，形成恶性循环。

3. 认知功能障碍

以智力或定向功能障碍多见。

4. 精神神经症状

可表现为过度兴奋或抑制，兴奋症状包括烦躁、失眠、夜间失眠而白天嗜睡（昼夜颠倒）现象。此时忌用镇静或催眠药，否则可加重 CO_2 潴留，发生肺性脑病，肺性脑病表现为神志淡漠、肌肉震颤、间歇抽搐、昏睡甚至昏迷，以致呼吸骤停等。

5. 血液循环功能障碍

搏动性头痛、血压异常、周围循环衰竭等。慢性缺 O_2 和 CO_2 潴留引起肺动脉高压，可发生右心衰竭伴有体循环淤血体征（肺心病）。

6. 肝肾功能异常

严重呼衰对肝、肾功能的影响可出现丙氨酸氨基转移酶与血浆尿素氮升高等。有些患者因胃肠道黏膜保护功能损害，导致胃肠道黏膜充血水肿、糜烂渗血或应激性溃疡，引起上消化道出血。

（二）心理功能障碍

CRF 患者多为老年人，他们自理能力差，处于长期供氧不足状态，精神紧张、烦躁不安，再加上疾病反复发作、加重，生活质量差，患者往往情绪低落并感焦虑。急性发作时严重缺氧、濒死的感觉及机械通气治疗更使患者感到恐惧、孤独无助、悲观绝望。严重干扰患者的休息及睡眠，给患者带来极大的心理压力和精神负担。

（三）日常生活活动能力受限

呼吸功能障碍将不同程度地影响 CRF 患者的日常生活活动，这主要表现在活动后呼吸困难（又称劳力性呼吸困难），轻者在进食、穿衣、行走及个人卫生等日常生活活动时常感气促，严重时安静状态下都感呼吸困难，生活完全不能自理。

（四）社会参与能力受限

呼吸困难、活动受限以及长期缺氧导致的脑、肾、肝等重要脏器的功能障碍和疾病久治不愈引起心理障碍都将影响患者的生活质量、劳动、就业和社会交往等能力，严重者完全丧失劳动能力。

三、康复评定

（一）生理功能评定

1. 呼吸困难评分

CRF 的主要功能障碍为呼吸困难，常用的呼吸困难评分法见本章第一节。

2. 运动功能评定

（1）运动试验　运动试验有助于了解 CRF 患者的心肺功能和活动能力，运动试验就是通过观察受试者运动时获得的最大吸氧量、最大心率、最大 METs 值等，来判断其心、肺、骨骼肌等的储备功能和机体对运动的实际耐受能力，为制定安全、合适、个体化的运动训练计划提供理论依据。临床常用的方法有活动平板和功率自行车法。

（2）定量行走评定　常用的为 6min 或 12min 步行距离测定法。值得一提的是，CRF 患者运动功能的评定方法及方案的选择应根据患者的病情及肺功能情况，现场必须具备抢救设施，同时必须在医护人员的监护下进行。

3. 呼吸肌功能评定

包括呼吸肌力量（最大吸气压及最大呼气压）、呼吸肌耐力及呼吸肌疲劳的测定。呼吸肌功能测定在呼衰诊治中具有重要的作用，可作为评价康复治疗对呼吸功能影响的客观指标。

（1）呼吸肌力量　呼吸肌力量是指呼吸肌最大收缩能力，测定的指标有最大吸气压及最大呼气压。其测定方法是让受试者在残气位和肺总量位时，通过口器与其相连管道做最大用力吸气和呼气时所测得的最大并维持至少 1 秒的口腔压，它是对全部吸气肌和呼气肌的强度测定。

（2）呼吸肌耐力　呼吸肌耐力是指呼吸肌维持一定通气水平的能力，可用最大自主通气和最大维持通气量来反映。前者的测定方法是让受试者做最大最深呼吸12秒或15秒所计算出的每分最大通气量。正常人最大自主通气动作可以维持15～30秒。最大维持通气量是达到60％最大通气量时维持15min的通气量。

（3）呼吸肌疲劳　呼吸肌疲劳是指在呼吸过程中，呼吸肌不能维持或产生需要的或预定的力量。临床可采用膈肌肌电图或膈神经电刺激法评估患者的膈肌疲劳状况。

（二）日常生活活动能力评定

CRF患者根据各种日常生活活动时的气短情况，将日常生活活动能力分为6级。

0级：如常人，无症状，活动不受限。

1级：一般劳动时气短。

2级：平地慢步无气短，较快行走或上坡、上下楼时气短。

3级：行走百米气短。

4级：讲话、穿衣及稍微活动即气短。

5级：休息状态下也气短，不能平卧。

（三）社会参与能力评定

社会功能缺陷量表（SDSS）可较全面地反映CRF患者社会功能活动能力，评定内容主要有职业劳动能力和社交能力、家庭生活职能能力、个人生活自理能力等。

CRF的其他功能评定还包括肺容积与肺通气功能测定：最大通气量（MMC）、第1秒用力呼气量（FEV1）、用力肺活量（FVC）、残气量（RV）、肺总量（TLC）等肺功能评定，以及血气分析、四肢肌肉力量评估、营养状态评估、认知功能评估等。

四、康复治疗

CRF多有一定的基础疾病，病情发展较慢，但合并呼吸系统感染或气道痉挛等情况可急性发作而致代谢紊乱，直接危及生命，必须采取及时而有效的抢救。呼衰急性发作期的处理原则是在保持呼吸道通畅条件下，改善通气和氧合功能，纠正缺O_2、CO_2潴留及代谢功能紊乱，防治多器官功能损害。CRF缓解期的治疗原则为在积极治疗基础疾病的基础上，重点对患者进行康复训练和指导，其目标在于增强呼吸功能储备，避免导致呼吸功能恶化的诱因，减少 CRF 急性恶化的次数，提高患者生活及工作能力。基于上述目标，CRF 康复治疗的内容包括：①避免吸烟和其他可能加重本病的因素，控制各种并发症。②积极治疗和预防呼吸道感染，及时有效地排痰，建立通畅气道。③通过吸氧、运动训练等改善缺氧及肺换气功能，提高患者的日常生活活动能力。④增强肺通气功能，锻炼呼吸肌，纠正病理性呼吸模式，必要时借助无创通气技术以改善通气。⑤帮助患者解除焦虑、抑郁、恐惧等心理问题，树立战胜疾病的信心。康复治疗的适应证为病情稳定的 CRF 患者，但需根据患者肺功能的情况加以选择，主要方法包括物理治疗、作业治疗、心理治疗等。

（一）物理治疗

CRF 的物理治疗包括运动训练、排痰训练、机械通气及物理因子治疗等，主要作用为建立生理呼吸模式、保持通畅气道、改善通气、促进血液循环和组织换气，提高运动能力。

1. 物理因子治疗

（1）超短波治疗　采用大功率超短波治疗仪，电极胸背部对置，无热-微热量，每次 10～12min，1～2 次/日，12～15 次一疗程，可控制肺部炎症，减少痰液分泌。

（2）超声雾化治疗　可湿化呼吸道，稀释痰液使其易于排出。常用 4% 碳酸氢钠 20mL，盐酸氨溴索 30mg，α-糜蛋白酶 5mg，加生理盐水 20mL，每次 20～30min，每日 1～2 次，7～10 天一疗程。雾化吸入时，做膈肌深呼吸，可使药物微粒更广泛地分布在肺底部。吸入数分钟后鼓励患者咳嗽，有助于排痰。如配合体位引流，效果更好。

（3）膈肌电刺激　使用通电装置，非刺激电极放在胸壁，刺激电极放在胸锁乳突肌外侧锁骨上 2～3cm 处（膈神经部位），先用短时间低强度刺激，当找到可产生强力吸气的位置后，即可用脉冲波进行刺激治疗。此法适用于呼吸训练后膈肌运动仍不满意的患者。开始时每日 6～15 次，逐渐增加到每日 100 次左右。

2. 运动训练

CRF 患者常因体力活动时出现呼吸困难而回避运动，使日常生活活动障碍，生活质量不佳。适当的运动疗法可提高运动耐力，减轻运动时呼吸困难，从而改善 ADL 和 QOL。CRF 的运动训练包括呼吸训练、呼吸肌训练、有氧训练、力量训练等。需注意的是，CRF 患者的有氧运动处方应采取个体化原则，主要进行大肌肉群的运动耐力训练，最好也包括上肢肌肉的运动训练，运动强度多取 60%～80%

最大运动负荷。对力量训练应采取低阻抗多重复的原则。运动前确保呼吸道通畅，运动时注意监护，必要时可吸氧。

3. 排痰训练

通畅的气道是CRF所有康复治疗的基础，有效的排痰则可以使气道内的分泌物排出，是建立通畅气道的关键方法之一，其主要技术包括有效咳嗽训练、体位引流、手法排痰等。

4. 机械通气

肺泡有效通气量不足及呼吸肌疲劳无力是CRF的重要原因。对于严重呼衰患者，机械通气是抢救其生命的重要措施，其作用包括：①维持必要的肺泡通气量，降低$PaCO_2$。②改善肺的气体交换效能。③减轻呼吸做功。④缓解呼吸肌疲劳，有利于恢复呼吸肌功能。根据通气支持方式，机械通气可分为经气管插管或切开的有创性机械通气和采用面罩或鼻罩进行的无创性人工通气。前者主要用于CRF急性加重期的抢救，后者则在呼衰未发展到危重阶段前使用，可促进患者的康复，减少气管插管的需要。广义的无创通气应当也包括体外负压通气、胸壁振荡通气、体外膈肌起搏等，但通常目前所称无创通气仅指通过鼻、面罩等方式与患者相连的无创正压机械通气（NIPPV）。近二十年来，运用无创正压通气技术治疗CRF已成为呼衰治疗的研究热点，NIPPV采用双水平气道正压，吸气压帮助患者克服吸气阻力，改善呼吸肌疲劳，增加肺泡通气量，同时也能改善气体在肺内分布不均匀状况，改善弥散，减少无效腔通气量。呼气压可对抗内源性呼气末正压，防止肺泡塌陷，使肺泡内CO_2排出，从而提高PaO_2，降低$PaCO_2$的作用。改善呼吸系统的顺应性。NIPPV可部分取代呼吸肌做功，使呼吸肌肉得到充分的调整和休息，以解除呼吸肌疲劳。

NIPPV入选标准（至少符合其中2条）：①中重度呼吸困难伴有辅助呼吸肌运动和反常腹部呼吸运动。②中重度酸中毒（pH 7.30～7.35）以及高碳酸血症（$PaCO_2$ 6.0～8.0kPa）。③呼吸频率＞25次/分。排除标准（符合下列条件之一）：①呼吸抑制或停止。②心血管系统功能不稳定（低血压、心律失常、心肌梗死）。③嗜睡、神志不清及不合作者。④易误吸者（吞咽反射异常、严重上消化道出血）。⑤痰液黏稠或有大量气道分泌物者。⑥近期曾行面部或胃食管手术者。⑦头面部外伤、固有的鼻咽部异常。⑧极度肥胖。⑨严重的胃肠胀气。而对以下需要紧急抢救或重症呼衰患者，应首先考虑有创性机械通气，有创机械通气的应用指征：①严重呼吸困难，辅助呼吸肌参与呼吸，并出现胸腹矛盾呼吸。②呼吸频率＞35次/分。③危及生命的低氧血症（PaO_2＜40mmHg或PaO_2/FiO_2＜200mmHg）。④严重的呼吸性酸中毒（pH＜7.25）及高碳酸血症。⑤呼吸抑制或停止。⑥嗜睡、神志障碍。⑦严重心血管系统并发症（低血压、休克、心力衰竭）。⑧其他并发症（代谢紊乱、脓毒血症、肺炎、肺血栓栓塞症、气压伤、大量胸腔积液）。⑨NIPPV 失败或存在 NIPPV 的排除指征。

NIPPV 的临床应用需要合适的工作、监护条件，包括人员培训、合适的工作地点以及生命体征监护和紧急插管的条件，其具体步骤及注意事项如下。

（1）患者教育　与插管通气不同，NIPPV 需要患者的合作和强调患者的舒适感。对患者的教育可以消除恐惧，争取配合，提高依从性，也有利于提高患者的应急能力，如在紧急情况下（如咳嗽、咳痰或呕吐时）患者能够迅速拆除连接，提高安全性。教育的内容包括讲述治疗的目的以及连接和拆除的方法，指导患者有规律地放松呼吸，注意咳痰和可能出现的不良反应（漏气等），有不适时及时通知医务人员等。

（2）试机　检查电源、呼吸机的各种管道及运转功能是否完好，准备好必要的抢救器材如吸痰器、气管插管等。

（3）保持呼吸道通畅　保持呼吸道通畅是 NIPPV 通气有效的前提，患者治疗时取半卧或平卧位，但是头、颈、肩要保持在同一水平，头略后仰，保持呼吸道通畅，定时翻身、拍背，指导患者有效咳痰，必要时经口、鼻给予鼻导管吸痰。并保持呼吸机湿化功能良好，防止口鼻咽干燥、痰痂形成，防止枕头过高而将呼吸道压窄，影响气流通过，降低疗效。

（4）妥善固定面罩，保证通气量　根据患者的脸形选择大小适中的面罩，固定时调节系带松紧度，以无明显漏气的最小张力为最适。系带过分拉紧，会造成局部皮肤压伤，过松则会漏气，使通气量减少。患者翻身或改变体位后要注意面罩有无松脱、漏气。嘱患者尽量闭合口腔，保证足够的通气量。

（5）选择治疗参数，开机治疗　根据不同患者病情，选择呼吸机通气模式和治疗参数进行治疗，主要根据使用者的经验、各医疗单位的现有条件和经济水平。

（6）严密观察病情，合理调节呼吸机参数　在通气过程中应注意观察患者的精神、面色、喘息及发绀的改变程度，严密观察呼吸频率、幅度、节律及呼吸肌运动等，注意有无呼吸抑制存在以及呼吸机使用不当造成的并发症。同时注意监测心率、血压及血氧饱和度，并做详细记录。必要时使用心电监护仪，有异常及时通知医生。合理调节呼吸机参数，压力太高，患者烦躁难以配合，而且容易产生气压伤；压力太低则达不到治疗效果。此外，治疗时应缓慢增加压力，使患者逐渐适应。另外，还要注意预防和减轻胃胀气，指导患者吸气时尽量闭合双唇，用鼻呼吸，减少吞咽动作，防止腹胀的发生。出现胃胀气后应及早行胃肠减压，若已引起小肠胀气，可行肛管排气等处理。治疗过程中还要保护皮肤避免擦伤，为防止鼻梁及面部皮肤受压过久受损，可放松头带并予受压处皮肤按摩。

（二）作业治疗

CRF 的作业治疗主要是通过操作性活动，纠正患者日常生活活动中出现的病理性呼吸模式，着重训练患者上肢肌肉的力量和耐力，同时运用能量节省技术及适应性训练，减轻活动时呼吸困难的状况，改善患者躯体和心理状况，提高日常生活能力，帮助其重返社会。治疗内容包括常规的 ADI 训练，织毛衣、计算机操作、园艺等功能性训练，以及琴、棋、书、画等娱乐消遣性训练。训练时注意运用能量节省技术，减少日常生活中的耗能，使体能运用更有效，增强患者的生活独立性，以减少对他人的依赖。如让患者就每一项活动内容制定相应的训练，掌握体力节省的技巧。

（三）心理治疗

CRF 患者大多伴有烦躁、紧张、焦虑、恐惧等心理问题，心理治疗可有效地改善或消除 CRF 患者抑郁、焦虑、恐惧、绝望和自卑心理，帮助患者正确认识疾病，树立战胜疾病的信心，积极配合治疗。具体治疗方法包括心理咨询、心理支持等。

1. 心理咨询

通过专业人员采用指导、劝告、讨论、测验、解释等技术，对患者的情绪、疾病、康复治疗以及患病后患者的职业、婚姻、教育、康复、退休和其他个人问题等的处理提供专业的帮助。

2. 心理支持

通过对患者的指导、劝解、疏导、帮助、安慰、保证，使其克服焦虑、悲观、无助、绝望等心理危机，去适应和面对病残的现状。

3. 放松训练

是指通过一定的肌肉放松训练程序，有意识地控制自身的心理活动，阻断精神紧张和肌肉紧张所致的呼吸短促的恶性循环，减少机体能量的消耗，改善缺氧状态，提高呼吸效率。因此放松训练在 CFR 患者的治疗中占有重要地位。放松训练主要是在治疗师或患者自己（默念）的指导语下进行，分以下三个步骤：①练习与体验呼-吸与紧张-放松的感觉。②各部肌肉放松训练，如头部、颈部、肩部等。③放松训练结束语。

（四）其他治疗

1. 药物治疗

COPD 是 CRF 的主要原因，其药物治疗的目的是解除气道痉挛、消除气道炎症、促进排痰以保持呼吸道通畅。包括 β_2 受体激动药、抗胆碱药、茶碱、皮质激素类药等的应用。合并感染时加用抗菌药物和（或）祛痰药。

2. 氧疗

纠正缺氧是 CRF 康复治疗的根本目的。氧疗能直接提高 CRF 患者的肺泡和动脉血氧分压，纠正低氧血症；增加组织供氧，改善心、脑、肺、肾功能，稳定或降低肺动脉压；降低红细胞和血黏度，减轻红细胞增多症；减轻水钠潴留，改善呼吸困难症状，预防右心衰竭；预防夜间低氧血症，改善睡眠，最终提高患者的生存率，改善生活质量及精神状态，同时减轻家属负担，减少医疗费。

CRF 患者临床常用氧疗方法有长期氧疗（LTOT）和夜间氧疗，前者指每日吸氧时间大于 15h，持续 6 个月以上的氧疗方法，后者指夜间吸氧时间达 10h 或以上（$1\sim2L/min$）的氧疗方法。LTOT 的主要目标是解决低氧血症（特别是夜间睡眠时的低氧血症），使患者的血氧维持在 90%，$PaCO_2$ 上升不超过 10mmHg（1mmHg=0.133kPa）。目前推荐的对 CRF 患者开具 LTOT 处方的指征是：经积极药物（抗菌药物、气管扩张剂、利尿剂等）治疗，患者病情稳定至少一个月后，静息吸入空气时 $PaO_2\leqslant55$mmHg（7.3kPa）或 $\leqslant88\%$，或 PaO_2 在 $55\sim60$mmHg（$7.3\sim8$kPa）之间，但伴有肺心病、肺动脉高压、明显的认知功能障碍、继发高铁血红蛋白血症、睡眠或运动时长时间低氧血症（$PaO_2<7.3$kPa）者。

CRF 患者稳定期后，LTOT 可在家庭内进行，又称为家庭氧疗（HOT）。可采用氧压缩容器（氧气瓶）、液态氧和家庭用小型制氧机，3 种方法各有长处和优势。常用的给氧方法有双腔鼻管、鼻导管、鼻塞或面罩吸氧。原则上应低流量持续给氧。一般为 $1\sim3L/min$，以免加深二氧化碳潴留导致呼吸抑制。同时还要根据病情变化，每 3 个月或定期随诊或家访 1 次，观察症状、体征，化验血红蛋白、红细胞计数、血细胞比容，测肺功能、血气，观察病情改善情况。

3. 营养支持

老年 CRF 患者，由于呼吸负荷重，进食不足，能量消耗大，常伴有不同程度的营养不良，影响机体免疫力，故应该在日常饮食中加强营养支持，鼓励患者进食高蛋白、高维生素、易消化饮食以及适量多种维生素和微量元素的饮食，适当控制碳水化合物的进食量，以降低 CO_2 的产生及潴留，减轻呼吸负荷。

五、功能结局

CRF 的功能结局与患者心肺运动功能减退、气道反复炎症等密切相关。由于 CRF 常反复急性加重，患者应避免急性加重的各种危险因素，坚持呼吸训练、功能锻炼、运动训练及必要的药物治疗，减缓病情发展速度，减轻对患者日常生活活动、工作及社交的影响。若病情控制不好而反复急性加重，CRF患者的运动性呼吸困难将呈进行性加重，直至静息时也感呼吸困难，发展到最后只能终身依靠机械通气维持呼吸。由此导致的运动障碍也逐渐加重，最终完全丧失运动能力，终日卧床。晚期合并的肝、肾、心、脑等重要脏器的功能障碍也呈进行性加重，并将成为CRF患者死亡的直接原因。在心理功能方面，几乎所有CRF患者终生都有不同程度的焦虑、抑郁、恐惧、孤独无助甚至悲观绝望等心理障碍，部分患者还可能因机械通气治疗适应性困难而发生人格改变。在社会功能方面，呼吸困难和运动障碍严重影响CRF患者ADL能力、工作能力及社交活动，生活质量低，最终只能依靠机器维持生命，给患者及其家庭造成极大的经济及精神负担。康复治疗可能改善CRF患者的生理功能、心理功能、社会功能，缓解病情以及提高CRF患者的生活质量，应早期介入。

六、健康教育

CRF病程长，常常因呼吸道感染或气道痉挛等原因急性加重，需要终身服药、长期家庭氧疗、长期家庭无创正压机械通气等治疗，给患者及其家庭造成极大的经济及精神负担，因此健康教育在CRF的康复治疗中占有极其重要的作用。

1. 疾病知识教育

让患者了解CRF的病因、病理生理、急性发作的危险因素，药物的作用、副作用、剂量及正确使用，使患者正确认识疾病，积极配合治疗。

2. 避免吸烟和其他可能加重疾病的因素

吸烟可刺激分泌物产生、破坏纤毛功能及诱发气道痉挛等，增加感染危险性，从而加重呼吸道阻塞及破坏呼吸道的防御功能，加速肺功能的恶化。所以，各种年龄及各期的CRF患者，都应该戒烟。同时，注意住所空气流通，避免有害烟雾刺激。此外，还应避免使用麻醉和镇静剂，以免抑制呼吸。

3. 积极防治呼吸道感染

呼吸道感染是CRF急性发作及加重的重要因素，CRF患者由于抵抗力下降，易反复感冒并发生呼吸道感染。为预防呼吸道感染，应鼓励患者进行各种运动训练，可采用防感冒按摩、冷水洗脸，必要时可接种流感疫苗。一旦发生呼吸道感染，应立即运用抗菌药物，及早控制。

4. 详细介绍各种治疗措施

CRF的治疗包括药物治疗、建立通畅气道、氧疗、运动训练、物理因子治疗、营养支持、机械通气等，其中大部分都在家庭中自行进行，常用药物的使用方法、供氧装置的选择及氧气的安全使用原则、无创正压呼吸机的运用指导、小型家庭理疗器械的使用及保养知识都是健康教育的重要内容，详见本节康复治疗部分。

5. 心理支持

疾病久治不愈且呈进行性加重，给患者及其家庭造成了极大的精神负担和心理压力。因此，应注意对 CRF 患者及其家庭成员进行心理疏导，帮助他们正确面对疾病，树立战胜疾病的信心，积极配合治疗。

附录：社会功能缺陷量表（SDSS）

SDSS 包括 10 个项目，均为对患者最近一个月内的情况调查，采用 0、1、2 三级评分法。

具体内容及评分细则如下：

（1）职业和工作　指能力、质量和效率，遵守纪律和规章制度，完成生产任务，在工作中与他人合作等。

0 分：无异常，或仅有不引起抱怨或问题的小事。

1 分：确有功能缺陷：水平明显下降，出现问题或需减轻工作。

2 分：功能严重缺陷：无法工作，或在工作中发生严重问题，或可能已被处分。

（2）婚姻职能　仅评已婚者，指夫妻间相互交流，共同处理家务，对对方负责，互相支持、鼓励和爱护。

0 分：无异常，或仅有不引起抱怨或问题的小事。

1 分：确有功能缺陷：有争吵，不交流、不支持，逃避责任。

2 分：功能严重缺陷：经常争吵，完全不理对方，或夫妻关系濒于破裂。

（3）父母职能　仅评有子女者，指对子女的生活照顾，情感交流，共同活动以及关心子女的健康和成长。

0 分：无异常，或仅有不引起抱怨或问题的小事。

1 分：确有功能缺陷：对子女不关心或缺乏兴趣。

2 分：功能严重缺陷：根本不负责任，或不得不由别人替他照顾孩子。

（4）社会性退缩　指主动回避与他人交往。

0 分：无异常，或非常轻微异常。

1 分：确有回避他人情况，经说明仍可克服。

2 分：严重退缩，说服无效。

（5）家庭外的社会活动　指和其他家庭及社会的接触和活动，以及参加集体活动的情况。

0 分：无异常，或仅轻微异常。

1 分：不参加某些应该且可参加的社会活动。

2 分：不参加任何活动。

（6）家庭内的活动过少　指在家庭中不干事，也不与人说话的情况。

0分：无，或很偶然地出现上述情况。

1分：多数日子至少每天有2h什么也不干。

2分：几乎整天什么都不干。

（7）家庭职能　指日常家庭活动中应起的作用，如分担家务，参加家庭娱乐，讨论家庭事务等。

0分：无功能缺陷，或很轻微。

1分：确有功能缺陷：不履行家庭义务，较少参加家庭活动。

2分：功能严重缺陷：几乎不参加家庭活动，不理家人。

（8）个人生活自理　指保持个人身体衣饰、住处的整洁，自行上厕所和进食等。

0分：无异常，或很轻微异常。

1分：确有功能缺陷：生活自理能力差。

2分：功能严重缺陷：生活不能自理，影响自己和他人。

（9）对外界的兴趣和关心　了解和关心单位、周围、当地和全国的重要消息和新闻。

0分：无异常，或很轻微异常。

1分：不大关心。

2分：完全不关心。

（10）责任心和计划性　关心本人及家庭成员的进步，努力完成任务，发展新的兴趣或计划。

0分：无异常，或很轻微异常。

1分：对进步和未来不关心。

2分：完全不关心进步和未来，没有主动性，对未来不考虑。

第六章
心血管系统疾病的康复

目前我国心血管疾病（冠心病、脑卒中、慢性心力衰竭和高血压）患病人数居高不下，不仅急性发病人数逐年增加，而且年强化趋势明显，接受 PCI 的患者数量也持续增加。面对中国的心血管病患者，我们关注的重点除了抢救与治疗，预防与康复也显得尤为重要。心血管病的预防是综合性心血管病管理的医疗模式，是心理-生物-社会综合医疗保健，是心血管病全程管理中的重要组成部分。

心血管病的预防包括一级预防、二级预防和三级预防。心血管疾病的一级预防，指疾病尚未发生或疾病处于亚临床阶段时采取预防措施，控制或减少心血管疾病危险因素，预防心血管事件，减少群体发病率。在致残致死的心血管疾病中，75％以上是动脉粥样硬化性疾病，动脉粥样硬化的发生是一个漫长的过程，其早期病变在儿童时期就已经存在。在动脉粥样硬化性疾病中，尤以冠心病和卒中为重，常在首次发病就有致死、致残的风险。多数动脉粥样硬化性疾病患者的预后取决于是否发生心血管事件。所以有效控制致病因素，将延缓或阻止动脉粥样硬化病变发展成临床心血管疾病，减少心脑血管事件，降低致残率和死亡率，改善人群健康水平。

心血管疾病二级预防，指对已经发生冠心病和其他动脉粥样硬化性血管疾病的患者早发现、早诊断、早治疗，目的是改善症状、防止病情进展、改善预后，降低病死、病残率，同时防止疾病的复发。发达国家冠心病死亡率的大幅下降得益于其二级预防，二级预防已成为决定医疗质量及患者生存质量的重要环节。二级预防与心脏康复密切相连。

心血管病的三级预防是指危重病抢救，预防并发症发生和死亡，其中包括康复治疗。

第一节　心血管系统疾病的康复评定

一、运动试验

心脏负荷运动试验简称运动试验，它可以直接评定心脏的功能容量和体力活动时的安全性，并对心脏病的预后有预测作用。

二、心功能评定

心功能指心脏做功能力的限度，取决于心脏心肌的收缩和舒张功能，也受心脏前、后负荷和心率的影响。

1. NYHA 心功能分级

纽约心脏病学会心功能分级是目前最常用的分级方法，此心功能程度分级主要根据症状，参考呼吸困难和乏力等症状。最大的缺点是依赖主观表现分级，评估者判断变异较大，同时受患者表达能力的影响。但由于已经应用多年，评估方法已被广泛接受，所以目前仍然有较大的使用价值。

2. 心脏超声评定心功能

超声心动图不仅可直接观察心脏和大血管的结构，而且可以随着心动周期的变化推算心泵功能、收缩功能和舒张功能，其优点是无创性，可以反复测定，而且对人体无害。

（1）泵血功能测定　包括左心室每搏输出量（SV）和心输出量（CO）：应用超声测量出的内径等数据通过公式计算出 SV 和 CO，心搏出量增高见于各种高搏出量状态，降低时见于心功能不全或由于失血、休克状态所致；射血分数（EF）：即每搏输出量占左心室舒张末期容量的百分比，反映左心室的排血效率。射血分数可以用于评估心肌的收缩功能，射血分数的变化可以反映心肌收缩力的改变。一般认为射血分数<58%可以考虑为异常，在 50%～75% 为轻度减低，在 35%～49% 为中度降低，在 34% 以下为明显降低。

（2）左心室收缩功能　可通过测定左心室短轴缩短率和左心室向心缩短率，还有左心室局部收缩功能而获得。

（3）左室舒张功能和右心功能　可通过多普勒超声、M 型及二维超声心动图测出。

3. 心脏导管检查测定心功能

①左心室造影：将导管放在左心室快速注入造影剂摄片后，从影像上出现的心动周期不同时刻的左心室心内膜边缘算出每搏输出量、射血分数等，对心室的节段性运动异常进行定性或定量的分析。②指示剂稀释法心功能测定：在右心房经导管快速注入冰水，冰水与血液混合后进入肺动脉内，测定肺动脉的血液温度，计算机会自动计算出心排血量。

4. 放射性核素扫描测定左心室功能

利用^{201}铊和^{99}锝剂通过门控心肌显像获得的左心室舒张和收缩期图像，可计算出不同的左心室功能参数、左心室腔与心肌计数比值和肺心计数比值等，亦可预测心功能的比值。

5. 运动试验

心肺运动试验可以提供心脏功能容量的客观指标，具体在心脏康复中的作用为调整康复中的体力活动量，出院前评定，运动处方依据，预测心血管风险，用于心导管检查、药物治疗或体育疗法的筛选；确定所需运动程序（是否需监测、是否需医务人员在场）；随访检查内容的一部分。

6. 其他方法

心机械图是利用心脏泵活动为基础而记录的低频机械振动波，包括颈动脉波动图、心尖波动图、颈静脉波动图、心阻抗图等，可以测定泵血功能。另外磁共振和快速 CT 也可从不同方面测定出心功能的指标。

第二节　心血管系统疾病康复治疗

一、运动治疗方法

（一）伸展运动

为了减少受伤和运动的疼痛，所有患者运动前建议进行一些柔韧性训练，如伸展运动和一定的关节活动范围的运动，有证据表明伸展运动能降低因不习惯锻炼而产生的疼痛，使患者耐受运动，要想让心脏病康复人群获得伸展训练的效果，临床医生或者治疗师必须知道如何适当安排伸展训练。伸展需要保持 15～30 秒才能达到最佳效果。心脏病康复患者或许应该做易教易学的并且能独立进行的静止性的伸展运动。在静止的伸展运动中，鼓励患者平静呼吸，避免 Valsalva 动作而引起血压升高的反应，同时也要避免剧烈、突然的动作，防止引发肌腱反射导致肌肉收缩和减少伸展活动引发的损伤及肌肉撕裂的机会。

（二）有氧耐力训练

是心血管患者康复运动治疗的主要内容。

1. 基本定义

耐力是指人体持续进行工作的能力，包括力量耐力、速度耐力、专门耐力和有氧耐力 4 种。通常所说的耐力训练，一般是指有氧运动或有氧耐力训练。有氧耐力训练旨在提高机体心肺功能，调节代谢，改善运动时有氧供能能力，是以身体大肌群参与、强度较低、持续时间较长、以规律的运动形式为主的训练方法。

耐力训练一般为中等强度的训练，即 40%～70%（常用 66%）最大运动能力（最大摄氧量）或 60%～80% 最大心率，每次运动 15～60min，每周训练 3 次以上，运动方式多为四肢肌群（上、下肢大肌群）、周期性（即肢体往返式运动，如走、跑等）的动力性运动。参与运动的肌群越多越大，训练效应就越明显。非周期性动力性运动（如各种球类运动）如果达到一定的强度和持续时间，也属于耐力运动。

2. 适应证

耐力训练主要适用于：增强心肺功能，减少心血管风险因素和心血管疾病发作，消除制动或不运动所导致的不利影响等。具体适应证为：①不同程度的心肺疾患。②各种代谢性疾病。③其他影响心肺功能的情况如手术或重病后恢复期等。④维持健康，增强体能。

（三）运动处方

运动处方包括运动形式、运动强度、运动持续时间和频率、运动方式等方面。

1. 运动形式

大肌群参与的活动如步行、慢跑、游泳、骑自行车、越野滑雪、滑冰、园艺、家务劳动等活动都是可选择的有氧耐力训练的运动形式，但对年老体衰者，或有残疾妨碍从事上述活动者，力所能及的日常生活活动同样可产生有益的作用，如整理床铺、收拾房间、打扫卫生等。

2. 运动强度

是单位时间内的运动量。运动强度是运动处方定量化与科学性的核心，也是康复效果与安全性的关键，有氧耐力训练的运动强度要根据患者的病情、年龄、心肺功能状况、过去运动习惯及要达到的康复目标，制定出适合患者情况的个体化运动强度。最常用有氧训练，运动强度指标如下：

（1）最大摄氧量的百分比（％） 是国际公认的通用指标。最大摄氧量是指单位时间内最大耗氧量，用 L/min 或 mL/(kg·min) 表示，可由最大心输出量与最大动静脉氧差相乘计算出来，但通过症状限制性运动试验时收集的代谢气体直接测得的更为准确。最大摄氧量受年龄、性别、有氧运动水平、遗传和疾病的影响。为了提高有氧耐力，目前推荐以 40％～70％ 最大摄氧量强度为有氧耐力训练强度，但低于 50％ 最大摄氧量强度的运动更适合于心脏病患者及老年人。

（2）最高心率的百分比（％） 最高心率指机体运动至力竭时每分钟的心跳次数。可在极量运动试验中直接测得，也可根据公式计算。年龄相关的最大心率为 220－年龄。目前推荐 60％～80％ 最高心率的强度为有氧训练强度。此外也可利用公式计算运动中允许达到的靶心率，具体公式为 180－年龄或（年龄预计最大心率－安静心率）×（60％～80％）＋安静心率。两种计算结果类似，对心脏病患者及老年人靶心率应适当降低。

（3）代谢当量（METs） 是指单位时间内单位体重的耗氧量，以 mL/(kg·min) 表示，1MET＝3.5mL/(kg·min)。因此它与最大摄氧量有同等含义，是康复医学中常用的运动强度指标。一般认为 2～7METs 的运动强度适宜有氧耐力训练。WHO 已正式公布了日常生活活动及各项体育运动及娱乐活动对应的 MET 值。

（4）主观疲劳程度（RPE） 是由受试者主观报告疲劳程度，与前述客观检查和计算的各项指标有良好的相关关系。可用来表示有氧耐力训练的运动强度。RPE 分级量表中"有点累"（11）和"累"（15）级分别相当于 60％～80％ 最高心率范围的运动强度。因此 RPE 量表中 11～15 级为推荐运动强度，住院患者以 RPE＜13 较合适。RPE 量表见表 6-1。

表 6-1　RPE 分级量表

分级	6	7	8	9	10	11	12	13	14	15	16	17	18	19
RPE		非常轻		很轻		有点累		稍累		累		很累		非常累

（5）无氧阈（AT） 是指机体运动过程中清除无氧代谢产物乳酸的能力不能满足机体运动的需要，使乳酸在血液中累积超过某一程度，达到酸中毒水平时的功率水平或需氧量（分别有乳酸无氧阈和通气无氧阈）。超过无氧阈，说明机体无氧代谢供能逐渐占优势，运动强度较大，所以有氧耐力训练要以低于无氧阈的水平进行。可通过测定呼吸商和血乳酸水平来确定无氧阈。

3. 运动持续时间

运动持续时间应结合运动强度、患者健康状况及体力适应情况而定。运动强度与运动持续时间的积为运动量。如果运动强度较高，运动可持续较短时间，反之运动强度低，可进行稍长时间的运动活动，这样才能产生运动效果。患者健康状况好，体力适应佳，可采取较长时间的活动；而体力衰弱、高龄、有病的患者可采取短时间活动，一天多次，前3天每天2～4次，3天后每天2次，从3～5min开始逐渐增加到10～15min，再增加强度。一般认为基本训练部分，即达到靶强度的运动，需要持续10～20min或20min以上。美国疾病控制和预防中心以及美国运动医学院向每个美国成年人推荐中等运动强度的运动，少量、多次、每天累计30min。所谓中等强度的活动相当于每天消耗200kcal（1cal＝4.186 8J）能量的活动。

基本训练的方式可分为间断性和连续性2种：①间断性运动，在基本训练期有若干次高峰强度，高峰强度之间强度降低。优点是可以获得较高的运动刺激强度，获得较好的训练效应。缺点是需要不断调节运动强度，操作比较麻烦。②连续性运动，指基本训练期的靶强度（一般取中等偏低强度）持续不变，优点是简便，患者相对容易适应。

训练强度与时间呈反比关系，在额定运动量的前提下，训练强度越高，所需时间越少，训练强度越低，所需时间越长。根据此点可具体安排训练，如训练时监护条件较差或患者自己运动时，可选择低强度、长时间；而监护条件好时，可选择高强度、短时间的训练。

在运动前应做5～10min准备活动，运动结束后做5～15min整理活动。在开始运动训练的4～8周内运动持续时间可适当短些，之后，逐渐增量至目标时间。

4. 运动频率

取决于运动量大小。若运动量大，运动使机体产生的变化持续时间长，可达运动后24～48h，每周训练3次即可达到理想效果。若运动量小，应增加每周运动次数，最好每天都活动，才能产生最佳训练效果。因此，目前一般推荐运动频度为每周3～5次。少于每周2次的训练不能提高机体有氧耐力，每周超过5次的训练，不一定能增加训练效果。训练效果一般在8周以后出现，坚持训练8个月才能达到最佳效果。如果中断锻炼，有氧耐力会在1～2周内逐渐退化。因此，要保持机体良好的有氧做功能力，需坚持不懈地锻炼。

5. 运动方式

这类运动包括快步行、慢跑、踏车、跳跃、上下楼梯及登山、游泳、滑雪、划船、网球、排球、篮球等。耐力训练是心肺功能训练的最主要方法，其运动训练应按照运动处方进行。

（1）步行和慢跑　快步走是安全并容易进行的运动方式，慢跑虽然容易取得锻炼效果，但体育外伤较多，也曾有猝死的报道，因此对心功能有明显损害者、老年人、体质较差者不宜从事。慢跑者不应随意加快速度形成跑步，有过急性心肌梗死（AMI）者应根据运动评估结果选择运动速度来进行，以免发生意外。若康复医疗机构场地有限，可以利用活动平板进行步行锻炼。

（2）骑自行车　应用功率自行车可以在室内进行运动锻炼。应用家用自行车可以结合上下班进行锻炼，但以一般速度骑车，摄氧量很低，如 3km/h 相当于 2～3METs，10km/h 只相当于 3～4METs，功量太低。骑车锻炼的缺点是因交通拥挤，快速骑车可能撞人，容易精神紧张，也很难保持较快车速，因此可在晨间或运动场内进行。

（3）游泳　是一项良好的全身运动，但对于 AMI 者摄氧量偏高，据报告为8.6～6.5METs，并且水温过低时容易引起不舒适的冷感甚或寒战，因此除体力好、原来会游泳、能在室内游泳池长期坚持的运动者外，不宜进行这项运动。游泳前应做好准备活动，但不宜时间过久。

（4）跳绳　虽然简便易行，但由于运动强度过大，相当于心脏功能容量 9.5～12.5METs，一般认为不适于 AMI 等心脏病患者。

6. 实施

每次训练应包括 3 个部分，即准备活动、基本训练活动和结束活动。①准备活动：主要目的是热身，即让肌肉、关节、韧带和心血管系统开始逐步适应。此时运动强度较小，要确保身体主要肌肉、关节、韧带都有所活动，运动方式包括等张运动和大肌群活动，一般采用医疗体操、太极拳等，也可采用小强度耐力训练，如步行等，准备活动时间为 10～15min。②基本训练活动：主要目的是产生最佳心肺和肌肉训练效应。高强度训练可刺激心肌侧支循环的生成，运动时间一般 30～60min，其中达到靶心率的训练强度的时间不宜小于 10min。③结束活动：主要目的是"冷却"，让高度兴奋的心血管应激逐步降低，并适应运动停止后血流动力学的改变，运动方式可以与训练方式相同或采用放松体操、自身按摩等，时间一般5～10min。充分的准备与结束活动是防止训练意外的重要环节。

7. 运动量的调整

训练后患者无持续的疲劳感和其他不适，不加重原有疾病的症状，是运动量合适的指标。在训练过程中需要适时调整训练量，以适合患者的需要。调整内容包括运动负荷和心脏负荷。经 1～2 周训练后，原来的负荷可能达不到训练需要，此时可增加负荷量。增加运动负荷的方式可以是延长训练时间，不增加强度；也可既增加强度，又延长时间。心脏负荷的增加方式是适当增加靶强度，如原来采用60%最大心率作为靶强度，经过训练后，可调整为70%～80%靶强度。

（四）注意事项

1. 注意循序渐进

参加有氧耐力训练，需达到一定的运动量，长期坚持才能见效。训练进程分开始阶段、改善阶段和维持阶段，训练者要遵循这个规律，从小量开始逐渐适应后，再进一步按运动处方量进行锻炼，不要自恃己见，一开始就用强力锻炼，结果导致机体疲乏无力、肌肉疼痛，甚至出现一些不必要的身体损害。

2. 持之以恒

有氧耐力训练需长期坚持，才能对机体产生良性作用。如时断时续就不能达到锻炼的目的。若半途中断，训练效果会很快消退。如间隔4～7天或7天以上再恢复训练时，宜稍减低运动强度。

3. 根据季节变换和环境不同调整运动

适宜的运动环境是4～28℃，空气湿度60%，风速不超过7m/s。气候炎热时，人们锻炼可选择清晨或傍晚凉爽时。有条件者可选择在有空调设施的室内进行，以免大量出汗，机体丢失水盐，影响身体健康。如果出汗较多，要及时补充水分并注意增加能量。近年来不断有研究表明，在寒冷、干燥地区训练的滑雪、游泳、长跑运动员，哮喘发病率显著高于其他地区的运动员，考虑与气候刺激气管致痉挛物质分泌增多有关。因此提示，在冬季进行耐力训练宜选择温暖之时或室内，以免造成肺损害。

4. 针对不同疾病、不同人群、不同训练目的制定相应的运动处方

如健康人以提高心肺功能为主，宜选较大强度运动；若训练目的为防治代谢病，则中低强度运动可取得最佳效果；老年人、孕妇或高危疾病患者宜从事低强度短时多次累积的活动。应在感觉良好时运动，感冒发烧应在症状体征消失2天以上方可恢复训练。

5. 表现为过度训练时应调整运动量或暂时中止训练

①不能完成运动。②活动时不能交谈。③运动后无力或恶心。④慢性疲劳。⑤失眠。⑥关节疼痛。⑦清晨安静时突然出现明显的心率变快或变慢。

6. 适应证和禁忌证

耐力训练在临床上主要适用于心肌梗死康复训练的后期、高血压病、慢性肺气肿等。禁忌主要为各种临床情况不稳定的心肺疾病、传染性疾病以及重症关节病变等。

（五）力量、抗阻和等长运动训练

抗阻运动不是禁忌，可以编入心肺康复运动训练方案中。等长运动占的比例不宜大，适于临床稳定的患者。对要恢复较强工作和体育活动的人，康复运动训练除要改善心血管功能外，增强肌力和局部肌肉耐力也是重要的。一般人群和大部分冠心病患者，需要上肢进行日常职业活动和业余娱乐活动，因此也应进行上肢运动。上肢运动训练理想的靶心率（THR），可从上肢功率仪测定结果计算获得，也可用平板运动或下肢功率自行车得到的靶心率减去 10 次/min 得到。冠心病患者上肢运动负荷约为下肢运动负荷的 50%。冠心病患者阻力运动产生的最大心率仅为运动试验测得最大心率的 56%～64%，不会引起心律失常、血压异常、ST 段降低或心脏病症状。力量训练虽然对提高 VO_{2max} 价值较小，但可增加肌力，提高运动能力，只要指导得当，对增强体质有重要意义。尽管动力性有氧训练是改善心血管耐力的重要步骤，但抗阻训练已逐渐成为动态运动程序的辅助手段。心血管功能训练中的抗阻训练特点为对抗阻力较小（多为轻度至中度），运动次数较多。

1. 训练原则

①抗阻或力量运动训练应是低水平的抗阻训练。②急性发作至少 7 周后才能进行这种训练。③通过症状限制性运动试验，排除参加抗阻或力量运动训练的禁忌证。靶心率是力量运动训练强度的限制指标。宜用心率、血压乘积（RPP）监测力量训练中的心肌摄氧量。④力量训练处方包括 3 组运动，每组运动重复 12～15 次，每组形式间以 30 秒运动和 30 秒休息。⑤冠心病患者应保持正确呼吸节奏，避免用力屏气。

2. 训练方法

目前最常用的抗阻训练方法为循环抗阻训练，其运动处方如下。

（1）运动方式　握拳、上举、屈肘、伸肘、抬膝、侧举、提举、下按等，抗重负荷常采用哑铃、沙袋、实心球、弹簧、橡皮条、多功能肌力训练器等。

（2）运动量　强度一般为一次最大抗阻质量的 40%～50%；在 10 秒内重复 8～10 次收缩为 1 组，5 组左右为 1 个循环，每组运动之间休息 30 秒，一次训练重复 2 个循环。每周训练 3 次。

（3）进度训练　开始时的运动强度应偏低，适应后，质量每次可增加 5%。

（4）注意事项　除了有氧训练的注意事项外，还应注意以下几点：①应强调缓慢的全关节活动范围的抗阻运动。②训练应以大肌群为主，如腿、躯干和上臂。③应强调在抗阻运动时使用正确的姿势和呼吸，上举时呼气，下降时吸气，不要屏住呼吸，以免使血压过度升高。④为了减少过强的心血管反应，训练时应避免双侧肢体同时运动，握拳不可太紧。

尽管低至中强度抗阻训练可改善心血管患者的力量和耐力，但并不能作为增加心功能的训练方法而单独运用，只能作为有氧训练的补充。对于左心功能低下、颈动脉窦反射敏感及功能储量＜5METs的患者应禁用。

二、作业治疗方法

以各种模拟性作业运动以及家务活动来达到训练目的。研究证明要使作业性活动达到维持或改善心肺功能水平，相当于每天每小时至少要搬起多于 20 磅（1b＝0.454kg）质量的物体 1 次或整天连续搬运物体。由于自动化程度提高，很少作业活动可达上述运动量，因此还需要进行额外的有氧训练。作业治疗活动时确定运动强度主要根据心肺功能评定情况，选择恰当的活动方式（表 6-2～表 6-4）。

表 6-2　自身保健活动的能量消耗

活动量	单位/(kcal/min)	METs
卧床休息	1.0	1.0
坐位	1.2	1.0
站位肌肉放松	1.4	1.0
进餐	1.4	1.0
谈话	1.4	1.0
穿或脱衣服	2.3	2.0
洗手、洗脸	2.5	2.0
床边大、小便	3.6	3.0
步行(2.5mi/b＝4km/h)	3.6	3.0
沐浴	4.2	3.5
床上用便盒	4.7	4.0
步行下楼	5.2	4.5
步行(3.5mi/h＝6km/h)	5.6	5.5
用轮椅前行	2.4	2.0
用支撑器和拐杖步行	8.0	6.5

表 6-3　家务活动的能量消耗

活动量	单位/(kcal/min)	METs
做针线活	1.4	1.0
扫地	1.7	1.5
用机械缝纫	1.8	1.5
擦家具	2.4	2.0

活动量	单位/(kcal/min)	METs
削马铃薯皮	2.9	2.5
站着洗刷	2.9	2.5
洗衣服	3.0	2.5
揉面	3.3	2.5
地板除尘	3.6	3.0
抹窗	3.7	3.0
铺床	3.9	3.0
站着熨衣	4.2	3.5
拖地板	4.2	3.5
用手拧干衣服	4.4	3.5
挂东西	4.5	3.5
敲打地毯	4.9	4.0

表 6-4　职业活动的能量消耗

活动量	单位/(kcal/min)	METs
修表	1.6	1.5
绕线圈	2.2	2.0
装配无线电	2.7	2.5
用缝纫机缝纫	2.9	2.5
砌砖	4.0	3.5
泥瓦工	4.1	3.5
拖拉机犁田	4.2	3.5
用马犁田	5.9	5.0
推车(115pl·25mi/h=25kg·4km/h)	5.0	4.0
木工活	6.8	5.5
剪修草坪	7.0	6.5
伐木	8.0	6.5
铲挖	8.5	7.0
负重上楼(负重8k·82m/min)	9.0	7.5
刨	9.1	7.5
司炉	10.2	8.5
负重上楼(负重10k·168m/min)	16.2	13.5

三、娱乐活动

包括各种棋牌类活动和球类活动等（表6-5），可以提高患者参加活动的积极性，提高训练效果；但应避免任何竞技性活动，以免产生过强的心血管应激，活动强度不应大于有氧训练的强度。

表6-5　娱乐活动的能量消耗

活动量	单位/(kcal/min)	METs
坐位绘画	2.0	1.5
弹钢琴	2.5	2.0
驾驶车辆	2.8	2.0
划独木舟(2.5mi/h=4km/h)	3.0	2.5
骑马慢行	3.0	2.5
打排球	3.0	2.5
打滚球	4.4	3.5
骑自行车(5.5mi/h=8.8km/h)	4.5	3.5
(20.8km/h)	11.0	9.0
打高尔夫球	5.0	4.0
跳舞	5.5	4.5
园艺工作	5.6	4.5
打网球	7.1	5.0
骑马小跑	8.0	6.5
锄	8.6	7.0
滑雪	9.9	8.5

第三节　急性心肌梗死的康复治疗

急性心肌梗死各个阶段的康复内容不同，各国的分期和方案不尽相同，但均需按临床病情和个人情况制定和调整康复程序，即个体化、循序渐进原则。目前国际上通常将心脏康复分为3期或3个阶段。

第Ⅰ期（也称第一阶段）：院内康复。为发生心血管事件如急性心肌梗死（AMI）或急性冠脉综合征（ACS）和心脏外科手术后的住院患者提供预防和康复服务。

第Ⅱ期（也称第二阶段）：院外早期康复。为急性心血管事件后早期（3～6个月）的院外患者提供预防和康复服务，持续至事件发生后1年。

第Ⅲ期（也称第三阶段）：院外长期康复。为心血管事件1年以后的院外患者提供预防和康复服务。

也有人将第Ⅱ期进一步分为2期，即在有监护条件下进行的康复为早期，通常为8～12周；无须监护条件下进行的康复称为中期，持续至1年。

一、康复程序

（一）Ⅰ期康复

心肌梗死住院期间，病情稳定后就开始进行，持续时间约1周。

1. 内容

①评估、教育与咨询：向患者讲解目前的病情、治疗及下一步诊疗方案，评估有无心理障碍（如抑郁焦虑），制定住院期间的活动计划，教育患者及护理者对可能发生的AMI症状如何识别、作出早期反应，纠正危险因素。②教育、帮助患者恢复体力及日常生活能力：通常于入院后24h内开始，目的是出院时达到基本生活自理。早期活动计划根据病情而定。受很多因素影响，如并发症、年龄、生活习惯及骨关节状况。无并发症的心肌梗死、冠脉搭桥手术（CABG）和经皮冠状动脉腔内成开分术（PTCA）或急症冠脉介入手术治疗术后可以早期活动，而合并有心力衰竭或心源性休克等复杂情况者可能要延迟活动。③出院计划：评估患者何时适合出院、出院后的生活自理能力和能否进入相关社区保健服务，结合患者的需求，与专家、全科医生和（或）基层医疗保健人员联系，明确下一次随访的时间。④推荐患者参加院外早期心脏康复计划。⑤必要时行出院前的运动评估，为患者进行运动治疗提供依据。

2. 程序

Wenger等提出14步程序（1973），后修改为7步程序（1980）。现在对于无并发症的急性心肌梗死，康复方案定为7步（表6-6），1周以内完成。因为大多数急性心肌梗死患者入院后行溶栓或PCI，住院时间明显缩短，部分心脏中心也只是选择性地应用此方案，有些中心缩至3～5天完成此方案。

表6-6　Wenger的住院7步康复程序

阶段	监护下的运动	CCU/病房活动	教育娱乐活动
1	床上所有肢体的主动被动关节活动，清醒时教患者做踝关节跖屈背伸活动，每小时1次	部分活动处理，自己弯足于床边，应用床边便盆，坐椅15min，每天1～2次	介绍CCU，个人急救和社会教援

阶段	监护下的运动	CCU/病房活动	教育娱乐活动
2	所有肢体的主动关节运动，坐于床边	坐椅 15～30min，每天 2～3 次，床上生活完全自理 病房活动	介绍康复程序，配合戒烟、健康教育，计划转出 CCU
3	热身运动，2METs；伸臀运动，做体操；慢步走，距离 15.25m(50ft)并返回	随时坐椅子，坐轮椅去病房教室，在病房里步行	介绍正常的心脏解剖和功能，动脉硬化、心肌梗死的病理生理
4	关节活动和体操，2.5METs，中速走 22.88m(75ft)一来回，教测脉搏	监护下下床，走到浴室，病房治疗	介绍如何控制危险因素
5	关节活动和体操，3METs；教患者自测脉搏，试着下几级台阶，走 91.5m(300ft)，每天 2 次	走到候诊室和电话间，随时在病房走廊里走步	介绍饮食卫生、能量保存和需要的工作及简单技巧
6	继续以上活动，下楼(坐电梯返回)，走 152.5m(500ft)，每天 2 次，教做家庭运动	监护下温热水淋浴或盆浴，监护下去做作业治疗和心脏临床治疗	介绍心脏病发作时的处理：药物，运动，外科手术
7	继续以上活动，下楼(坐电梯返回)，走 152.5m(500ft)，每天 2 次，教做家庭运动	监护下温热水淋浴或盆浴，监护下去做作业治疗和心脏临床治疗	介绍心脏病发作时的处理：药物，运动，外科手术
	提供院外运动程序资料	继续以前所有的病房活动	

（二）Ⅱ期康复

近年来，由于冠状动脉血管重建及药物治疗的巨大进展，急性心肌梗死和急性冠脉综合征（AMIIACS）的住院时间明显缩短，心脏康复第Ⅰ期的时间也缩短，由此产生的去适应反应轻微。但这一阶段的缩短，使得指导患者如何减少危险因素和运动的机会就减少了。第Ⅲ期心脏康复主要是维持前两期已形成的健康和运动习惯。因此，心脏康复的第Ⅱ期——院外早期康复变得尤为重要，这也是 2007 年 AACVPR/ACC/AHA（美国心肺康复协会/美国心脏病学会/美国心脏协会）制定心脏康复和二级预防指南三要强调的内容，在出院后前 1～3 周即应该开始实施旦期院外心脏康复/二级预防计划，主要内容为评估和危险分层、运动处方、二级预防与健康教育以及心理、社会支持和职业康复。

1. 评估和危险分层（表 6-7）

首先应对患者在康复过程中再次发生严重心血管事件的危险程度进行评估和分级，掌握患者总体健康状况和生活状态。这对指导患者正确实施运动康复程序有重大意义。通过缺血心肌数量、左心室功能、基础心脏病至心律失常的危险性等 3 个因素进行判断。

表 6-7　冠心病患者心脏康复危险性分层表

低危	中危	高危
· 无明显左心室功能障碍（EF＞50%）	· 左室功能中度障碍（EF＝40%～50%）	· 左室功能重度障碍（EF＜40%）
· 运动或恢复期无症状,包括无心绞痛的症状/征象(ST下移)	· 中度运动(5.0～6.9)METs或恢复期出现包括心绞痛的症状/征象	· 低水平运动＜5.0METs或恢复期出现包括心绞痛的症状/征象
· 无休息或运动引起的心律失常	· 休息或运动时未出现复杂室性心律失常	· 有休息或运动时出现的复杂室性心律失常
· 心肌梗死、冠状动脉旁路移植术、血管成形术或支架术后无并发症;心肌梗死溶栓后血管再通	· 心肌梗死或心脏手术后无心源性休克、心力衰竭	· 心肌梗死或心脏手术后并发心源性休克、心力衰竭
· 运动功能储备≥7.0METs	· 运动功能储备(5.0～7.0)METs无严重心理障碍	· 运动功能储备＜5.0METs
· 无心理障碍(抑郁、焦虑)		· 心理障碍严重

2. 运动处方

制定程序:首先收集个人病史及资料,对患者行全面体格检查,参考运动负荷试验结果,按每个人的不同情况制定出运动康复处方。早期可根据出院前运动试验结果和危险分层给予运动处方,心脏事件后6～8周进行症状限制性运动试验后,根据结果调整运动处方。再隔3～6个月可进行一次运动试验和医学评定。每年或根据需要调整运动处方。运动处方内容(运动强度、运动时间和运动频率、运动方式等)在运动治疗方法中已详述。

过去认为等长抗阻运动可明显升高血压,引起心肌缺血和心律失常,禁止心脏病患者参加等长运动或阻力训练。近年研究显示,阻力训练对机体的损害不像原先认为的那么大,特别是对于心功能基本正常的患者。阻力训练可增强肌力(24%)和运动耐力,是患者回归工作运动程序的一个重要组成部分,但对于冠心病患者阻力训练要慎重,只对有选择的患者推荐低、中等强度的动态/阻力训练,AACVPR/ACC/AHA建议每周2次抗阻运动训练,对于左心室功能低下的患者等长运动仍应该是禁忌的。

3. 二级预防与健康教育

所有心肌梗死患者均要改变生活方式并接受健康教育,后者包括对患者及其家属进行饮食和营养指导,学会选择含脂肪、盐和胆固醇少的健康食物,教患者学会如何放弃不良习惯，并学会如何控制伴随心脏疾患出现的疼痛或疲劳。AHA/ACC冠心病的二级预防指南，简介如下。

（1）吸烟　彻底戒烟，且远离烟草环境。推荐措施如下：①每次就诊均询问抽烟情况。②建议吸烟者戒烟。③评估吸烟者戒烟的自愿性。④通过咨询及规划协助戒烟。⑤安排随访，制定专门的戒烟计划，或药物疗法（包括尼古丁替代治疗和抗抑郁药安非他酮）。⑥强调避免在工作时和在家中暴露于烟草环境。

（2）控制血压　目标在<140/90mmHg 或者若为糖尿病或慢性肾病患者则<130/80mmHg。推荐措施如下：开始或维持健康的生活方式，包括控制体重，增加体力活动，适量饮酒，减少钠盐摄入，增加新鲜水果、蔬菜和低脂乳制品的摄入；血压≥140/90mmHg 的患者以及血压≥130/80mmHg 的慢性肾病或糖尿病患者如果可以耐受，首选 β 受体阻滞剂和（或）血管紧张素转化酶抑制剂（ACEI），必要时可加其他药物如噻嗪类以达到目标血压。

（3）调节血脂　低密度脂蛋白（LDL-C）<2.6mmol/L；若三酰甘油（TG）≥2.6mmol/L，则高密度脂蛋白<3.38mmol/L。推荐措施如下：①饮食治疗，减少饱和脂肪酸占总热量的比例（<7%）（2g/d）和黏性纤维（>10g/d）摄入，可进一步降低 LDL-C。②增加日常体力活动并控制体重。③鼓励以鱼或鱼油胶囊的形式增加 ω-3 脂肪酸摄入（1g/d），尤其在治疗高三酰甘油血症时，通常需要更高剂量。

急性心血管事件患者需在入院24h内完善血脂控制评估检查。对住院患者，在出院前开始降脂药物治疗。

（4）体重控制　目标在 BMI，18.5～24.9kg/m^2；腰围，男性<102cm 女性<89cm。推荐措施为：①每次就诊均评估 BMI 和（或）腰围，如超标，鼓励患者进行体力活动。②如女性腰围（髂嵴处水平测量）≥89cm，男性≥102cm，首选生活方式调节，如有代谢综合征可考虑对其进行治疗。③初始目标应是减少体重10%，如进一步评估体重仍偏高，可继续降低体重。

（5）糖尿病控制　开始改变生活方式和药物治疗使 HbA1c 接近正常；开始对其他危险因素的强力纠正（如依照以上推荐进行体力活动、控制体重、控制血压和控制胆固醇）；与患者的初级护理医师或内分泌专家配合，共同进行糖尿病护理。

4. 心理、社会支持

心脏病患者会经历抑郁、焦虑，可以帮助患者与心理、社会支持系统联系，指导患者健康应对这些挫折，树立信心，使患者恢复正常的生活秩序并更好地享受生活。

5. 职业康复

是协助患者最大限度地达到功能恢复，重返工作岗位的多程序医疗手段。包括评估患者心功能级别、病情预后，观察患者学习新技术和对新生活方式的适应能力，帮助患者掌握就业前的必要技巧。

冠心病患者职业回归受到病情、心理因素、社会因素，包括年龄、性别、职业种类、教育水平、家庭成员的态度及医师和雇主态度等一系列因素的影响。目前有些发达国家已建立职业康复机构，提供职业分析、职业模拟、职业锻炼、职业稳定、改变职业等服务。70%～75%心肌梗死后患者可恢复工作。随着冠状动脉溶栓和介入治疗的开展，复工时间有进一步缩短的趋势且复工状况会有进一步的改善。

（三）Ⅲ期康复

1. 内容

Ⅱ期康复后继续维持方案。终身保持合理的生活方式。每年 1 次医疗评估包括症状限制性运动试验（SGXT）。

2. 预期达到Ⅲ期康复标准

①功能容量最少 8METs。②休息和运动时心电图无变化或与以前心电图对比有改善。③心绞痛已控制——稳定或日常活动不引起心绞痛发作。④休息时血压达标，HR<90 次/分钟。⑤患者了解自身疾病的基本病理生理、医疗和坚持所推荐的生活方式的必要性。

二、冠心病介入治疗和搭桥术后的康复

冠心病的介入治疗（PCI）和冠脉搭桥手术（CABG）是冠心病治疗的重要手段。目前是主要的心脏康复的对象，特别是 PCI 的患者数量在急速增加，方法可参考急性心肌梗死的康复程序。

第四节 慢性冠心病的康复

慢性冠状动脉硬化性心脏病患者的数量远远超过 AMI，包括未进行任何介入和手术处理的冠心病患者，对这类患者来说，最重要的问题是由于诊断了冠心病，患者及其家属顾虑活动会增加急性发作或心肌梗死，往往采取减少身体活动的被动

静养的生活方式。实际上，不活动的结果适得其反，大量研究已经证实：恰当的身体活动可以减低慢性冠心病的死亡率和猝死率；可以明显改善患者的症状：减少疲劳感，减少心绞痛的发作，改善情绪和睡眠，体力活动容量加大，患者主观感觉的生活质量明显提高。加上危险因素控制和生活方式的改善，常会使患者受益很大。

康复方法可参考 AMI 的康复程序。要强调评估运动风险，强调个体化，循序渐进，坚持系统性和长期性，并特别注意兴趣性，使患者能长期遵从医生的运动处方坚持下去，这是取得良好效果的关键。

第七章
消化系统疾病的康复

消化系统疾病是一组常见病、多发病，包括慢性胃炎、胃及十二指肠溃疡、肝硬化、肠粘连、便秘和大便潴留、胃肠自主神经功能紊乱、顽固性呃逆、肝移植、慢性胰腺炎及小肠功能失调等。在综合治疗的基础上，积极进行康复治疗和健康教育，能改善消化系统疾病患者的生理功能、心理功能、社会功能，提高患者的生活质量，早日回归社会。

第一节　慢性胃炎

慢性胃炎系指由多种原因引起的胃黏膜慢性炎症和（或）腺体萎缩性病变。病因主要为幽门螺杆菌感染，其次为长期服用损伤胃黏膜药物、十二指肠胃反流，口鼻咽部慢性感染灶、酗酒，长期饮用浓茶、咖啡，胃部深度 X 线照射也可导致胃炎。我国成年人的幽门螺杆菌感染率明显高于发达国家，感染阳性率随年龄增长而增加，胃窦炎患者感染率一般为 70%～90%，炎症持续可引起腺体萎缩和肠腺化生，胃体萎缩性胃炎常与自身免疫损害有关。

一、临床表现

慢性胃炎临床症状无特异性，可有中上腹不适、饱胀、隐痛、烧灼痛，疼痛无节律性，一般于食后为重，也常有食欲缺乏、嗳气、反酸、恶心等消化不良症状，有一部分患者可无临床症状。有胃黏膜糜烂者可出现少量或大量上消化道出血，胃体萎缩性胃炎合并恶性贫血者可出现贫血貌、全身衰竭、乏力、精神淡漠，而消化道症状可以不明显。查体可有上腹部轻压痛，胃体胃炎有时伴有舌炎及贫血征象。

二、功能障碍

（一）生理功能障碍

主要有消化吸收功能障碍、营养不良、上腹疼痛，一般不影响运动功能，若出现恶性贫血会使患者肌力下降。

（二）心理功能障碍

主要表现为焦虑、抑郁。慢性胃炎迁延不愈，尤其是出现恶性贫血会影响患者的心理功能，出现焦虑、抑郁。

（三）日常生活活动能力受限

一般患者其日常生活活动不会受限。如果出现恶性贫血可影响患者的正常进食和行走等日常生活能力。

（四）社会参与能力受限

如果出现恶性贫血、肌力下降，最终会影响患者的生活质量、劳动、就业和社会交往等能力。

三、康复评定

（一）生理功能评定

（1）疼痛　采用视觉模拟评分法（VAS）。

（2）胃液分泌功能检查　萎缩性胃炎时空腹血清胃泌素明显升高，而胃液中胃酸分泌缺乏。

（3）运动功能评定　肌力采用 MMT 方法。

（二）心理功能评定

参见康复医学的临床评定。

（三）日常生活活动能力评定

ADL 评定采用改良巴氏指数评定表。

（四）社会参与能力评定

主要进行生活质量评定、劳动力评定和职业评定。

四、康复治疗

对无症状或症状轻微的慢性胃炎患者，有时可不用药物治疗，只给予物理因子治疗和饮食调节即可治愈。慢性胃炎中最需要药物治疗的是伴有恶性贫血的胃炎，需要补充维生素 B_{12}。康复治疗目标为消除幽门螺杆菌，改善胃的分泌功能、胃动力、ADL 能力、工作能力，提高生活质量。

（一）物理治疗

1. 物理因子治疗

有促进胃的血液循环及营养状况、调节胃黏膜的分泌功能、消炎解痉止痛的作用。

（1）超短波疗法　电极置于上腹部和背部相应脊髓节段（T6～L2），距离 3～4cm，剂量温热量，15～20min，每日 1 次，8～12 次为一疗程。适用于胃酸分泌少，胃酸低。

（2）调制中频电疗法　两个电极在胃区前后对置，强度以患者能耐受为度。每次 20min，每日 1 次，15 次为一疗程。适用于有上腹痛的慢性胃炎患者。

（3）紫外线疗法　对胃区和 T5～T7 节段进行紫外线照射，剂量 2～3MED 开始，每次增加 1/2～1MED，隔日照射 1 次，7～8 次为一疗程。适于胃酸分泌功能低下的患者。

（4）直流电及直流电离子导入疗法　直流电离子导入疗法适用于胃酸高、胃分泌亢进、胃痛症状较重的患者；直流电疗法适用于胃酸缺少者。

普鲁卡因导入：先让患者口服 0.1%～0.2%普鲁卡因溶液 200～300mL，阳极置于胃区，另一极置于背部的相应节段（T6～T9），电流强度 10～20mA，时间 15～20min，每日 1 次，12～18 次为一疗程。

阿托品导入：方法同普鲁卡因导入法，阿托品每次用量为 3～5mg。

直流电疗法：电极大小、部位、电流强度、时间及疗程同上述电离子导入疗法，但胃区电极接阴极。

（5）间动电疗法　用 2 个电极，置于胃区及背部的相应节段，电流强度 15～

20mA，时间 15～20min，每日 1 次，15～20 次为一疗程。胃液分泌多用密波，分泌少用疏波；上腹痛选疏密波，萎缩性胃炎加间升波。

（6）其他　红外线、石蜡疗法等，适用于胃酸增高型慢性胃炎。

2. 运动疗法

具有减轻慢性胃炎患者消化不良症状、维持和改善胃蠕动功能、改善机体整体耐力的作用。根据病情选择有氧耐力运动项目，如步行、跑步、游泳、太极拳等，以改善肌力、肌耐力和整体体能。每日 1 次，每次 20～30min，每周 3～5 次，连续 4 周或长期运动。

（二）心理治疗

心理治疗具有改善或消除慢性胃炎患者忧郁、焦虑和抑郁心理的作用。一般采用心理支持、疏导的治疗方法，使慢性胃炎患者得到帮助，消除心理障碍。

五、功能结局

慢性胃炎患者可伴有不同程度的忧郁、焦虑和抑郁等心理障碍。慢性萎缩性胃炎患者出现营养不良、贫血时，还可发生 ADL 能力及其相关活动受限、社会交往受限和劳动能力下降，导致生活质量下降。康复治疗可改善慢性胃炎患者的生理功能、心理功能、社会功能，提高慢性胃炎患者的生活质量，应早期介入。

六、健康教育

（1）慢性胃炎患者应了解有关疾病的知识，注意饮食调节，避免长期饮浓茶、烈酒、咖啡，进食过热、过冷的粗糙食物，以免胃黏膜损伤。

（2）避免长期大量服用阿司匹林、吲哚美辛等非甾体类消炎镇痛药，以保护黏膜屏障，预防慢性胃炎的发生。

（3）患者可根据自身情况，进行自我锻炼，如跑步、游泳、太极拳、医疗体操、球类等，还可选择休闲性作业活动，在娱乐活动中达到治疗疾病、促进康复的目的。

第二节　胃及十二指肠溃疡

胃溃疡（gastric ulcer，GU）及十二指肠溃疡（duodenal ulcer，DU）统称为消化性溃疡（peptic ulcer，PU），主要是指发生在胃及十二指肠的慢性溃疡，亦可是发生在与酸性胃液相接触的其他部位的溃疡，包括食管、胃肠吻合术后的吻合口及其附近肠襻、梅克尔憩室，溃疡的病损超过黏膜肌层，与糜烂不同。消化性溃疡的发生是由于胃黏膜损害因素（幽门螺杆菌、胃酸及非甾体抗炎药等）大于防御因素（胃黏膜屏障、黏液、黏膜血流、细胞更新及前列腺素等）所致。

一、临床表现

上腹痛为主要症状：①疼痛部位，十二指肠溃疡在上腹部或偏右，胃溃疡在上腹部偏左。②疼痛性质及时间，空腹痛、灼痛、胀痛、隐痛。十二指肠溃疡有空腹痛、半夜痛，进食可以缓解。胃溃疡饭后半小时后痛，至下餐前缓解。③发病周期性，每年春秋季节变化时发病。④诱因，饮食不当或精神紧张等。⑤其他症状，可伴有反酸、胃灼热、嗳气等消化不良症状。

体征主要有：上腹部压痛，十二指肠溃疡压痛偏右上腹，胃溃疡偏左上腹；其他体征取决于溃疡并发症，幽门梗阻时可见胃型及胃蠕动波，溃疡穿孔时有局限性或弥漫性腹膜炎的体征。

二、功能障碍

（一）生理功能障碍

（1）疼痛　以上腹痛为主。
（2）运动功能障碍　一般不影响运动功能。

（二）心理功能障碍

主要表现为焦虑、抑郁、沮丧等心理功能障碍。

（三）日常生活活动能力受限

一般患者其日常生活活动不会受限。如果出现出血、穿孔可严重影响患者的进食、穿衣、行走、个人卫生及购物等日常生活能力。

（四）社会参与能力受限

如果出现出血、穿孔会影响患者的生活质量、劳动、就业和社会交往等能力。

三、康复评定

（1）胃液分泌功能检查。
（2）疼痛、运动功能、心理功能、日常生活活动能力评定、社会参与能力评定。

四、康复治疗

消化性溃疡的康复治疗目标为调节中枢及自主神经系统功能，改善胃及十二指肠血液循环，消除痉挛和水肿，调节胃及十二指肠分泌功能，缓解症状，促进溃疡愈合，改善 ADL 能力，提高生活质量。

（一）物理治疗

1. 物理因子治疗

具有消炎止痛、改善循环和防治消化不良的作用。但出现以下情况者为治疗禁忌证：①伴有出血者。②伴有穿孔者。③伴有幽门梗阻者。

（1）中频电疗法 ①正弦调制中频电疗法，两个电极胃区前后对置，选用交调和变调波，调制频率100Hz，调制深度75%，每个波群治疗10min，每日1次，12次为一疗程。②干扰电疗法，4个电极交叉置于腹部和背部T6～7区，频率50～100Hz和90～100Hz，每日1次，12次为一疗程。

（2）超声波疗法 治疗前先让患者饮用温开水 400～500mL，患者取坐位或卧位，移动法，强度 $1.0～2.0W/cm^2$，分别在胃区和脊柱（T5～10）两侧皮肤各治疗 8～12min，每日1次，15～20次为一疗程。

（3）直流电离子导入疗法 ①鼻黏膜反射疗法，将浸湿的 2.5% 维生素 B_1 溶液的小棉条，轻轻塞入患者的鼻前庭，棉条末端置于口唇上方（皮肤上垫块小腔皮），用一铅板电极与阳极连接；另一极置于枕部接阴极。电流强度 0.5～3mA，每次 15～20min，每日1次，1～20次为一疗程。适用于溃疡病早期或有出血的患者。②颈交感神经节反射疗法 用电极浸湿 2% 普鲁卡因溶液，置于喉结节两侧颈交感神经节处，与阳极相接；另一极置于肩胛间，与阴极相接，电流强度 3～5mA，时间 15～30min，每日1次，15～18次为一疗程。

（4）超短波疗法 用五官超短波治疗仪，电极置于喉结两侧颈交感神经节处，微热量，时间 8～12min，每日1次，15次为一疗程。

（5）其他 温度生物反馈疗法、电睡眠疗法等也可消除大脑皮质的兴奋灶，反射性地调节胃肠活动功能。

2. 运动疗法

具有减轻胃及十二指肠溃疡患者消化不良症状、维持和改善胃蠕动功能、改善机体整体耐力的作用。根据病情选择有氧运动项目，如步行、跑步、游泳、太极拳等，以改善肌力、肌耐力和整体体能。每日1次，每次 20～30min，每周 3～5次，连续 4 周或长期运动。

（二）心理治疗

心理治疗具有改善或消除消化性溃疡患者忧郁、焦虑和抑郁心理的作用。一般采用心理支持、疏导的治疗方法。要鼓励患者正确认识疾病，树立战胜疾病的信心，积极配合治疗，使患者从心理支持系统中得到帮助，消除心理障碍。

五、功能结局

胃、十二指肠溃疡患者可发生出血、穿孔、幽门梗阻甚至癌变，严重胃、十二指肠溃疡患者可有不同程度的忧郁、沮丧、焦虑和抑郁等心理障碍。严重胃、十二指肠溃疡伴有出血、穿孔患者ADL能力及其相关活动可受限，社会交往受限，劳动能力和职业受限、生活质量下降。康复治疗可改善胃、十二指肠溃疡患者的生理功能、心理功能、社会功能，提高患者的生活质量，应早期介入。

六、健康教育

在治疗的同时让患者了解有关疾病的知识，积极对患者进行有关饮食起居、自我锻炼、休闲性作业和药物预防等健康教育。

第三节　顽固性呃逆

膈肌痉挛又叫呃逆，是由于膈肌、膈神经、迷走神经或中枢神经等受到刺激后引起一侧或双侧膈肌的阵发性痉挛，伴有吸气期声门突然关闭，发出短促响亮的特别声音。如果持续痉挛超过48小时未停止者，称顽固性膈肌痉挛，也叫顽固性呃逆。顽固性呃逆多发生于有器质性疾患的患者，其发病机制不明，严重时可影响正常工作、休息，如果伴有心肺疾患，呼吸功能也会有很大影响。

一、临床表现

顽固性呃逆表现为持续性呃逆，可伴有嗳气、恶心、上腹痛或不适、上腹胀等症状。呃逆发作时，查体可见上腹部抽动。

二、功能障碍

（一）生理功能障碍

（1）原发疾病引起的生理功能障碍　如心包炎时会出现心功能异常；尿毒症时

会出现肾功能不全。

（2）运动功能障碍　顽固性呃逆患者无运动功能障碍。

（二）心理功能障碍

主要表现为焦虑、抑郁、沮丧，可影响患者的生活质量。

（三）日常生活活动能力受限

顽固性呃逆发作时可影响患者的进食、穿衣、行走及购物等日常生活能力。

（四）社会参与能力受限

顽固性呃逆会影响患者的生活质量，但是对劳动、就业和社会交往等能力一般无影响。

三、康复评定

运动功能、心理功能、日常生活活动能力评定、社会参与能力评定，内容同慢性胃炎。

四、康复治疗

顽固性呃逆的综合治疗有非药物治疗和药物治疗，在此基础上应积极进行康复治疗。康复治疗目标为改善膈肌痉挛，提高生活质量。

（一）物理治疗

1. 物理因子治疗

具有改善循环、消除膈肌痉挛、抑制发作的作用。

（1）超短波、热磁振、紫外线疗法　同功能性消化不良的物理因子治疗。

（2）吸入二氧化碳　吸入 $5\%\sim10\%$ 二氧化碳 10min 左右可能制止呃逆。

2. 运动疗法

具有减少顽固性呃逆的发作、维持和改善膈肌运动功能、改善机体整体耐力的作用。

（1）根据病情选择主动等张运动、抗阻运动和有氧运动项目以改善肌力、肌耐力和整体体能。每日 1 次，每次 20min，每周 3～5 次，连续 4 周或长期坚持运动。

（2）屏气、饮冷开水、重复深呼吸可有效制止呃逆。

（3）揉压双眼球法　患者闭目，术者将双手拇指置于患者双侧眼球上，按顺时针方向适度揉压眼球上部，直达呃逆停止，若心率<60 次/min，应立即停止操作。

青光眼及高度近视患者忌用，心脏病患者慎用。

（4）导管法　通过鼻腔插入软导管，插入深度约 8～12cm，缓慢来回移动导管以刺激咽部，常可有效中止呃逆。

（二）心理治疗

心理治疗具有改善或消除顽固性呃逆患者焦虑和抑郁心理的作用，物理治疗师应该给患者提供一些认知压力症状和解决压力的方法。通过肌肉放松等技术来完成放松训练。选择一些放松精神和心灵的音乐给患者在家里舒缓焦虑的情绪。

（三）其他治疗

药物治疗可根据病情选用甲氧氯普胺（胃复安）、盐酸氯丙嗪、地西泮、氟哌啶醇、东莨菪碱、多塞平等。可酌情选用按摩、针灸疗法以减少呃逆发作。

五、功能结局

顽固性呃逆患者常有食欲减退，可有不同程度的忧郁、焦虑和抑郁等心理障碍；患者的生活质量下降，但 ADL 能力、社会交往、劳动能力及职业无影响。康复治疗可改善顽固性呃逆患者的生理功能、心理功能，提高生活质量，应早期介入。

六、健康教育

教育患者自觉放弃不良的生活习惯，如暴饮暴食、酗酒等，指导患者进行自我锻炼，如步行、太极拳、医疗体操等锻炼，可调节自主神经功能，减轻症状。

第四节　肠粘连

肠粘连是指由于各种原因引起的肠管与肠管之间、肠管与腹膜之间、肠管与腹腔内脏器之间发生的不正常黏附。肠粘连的患病率尚无确切统计数据，但腹部手术后引发肠粘连占总粘连病人数的 90％以上。临床上对肠粘连无特效治疗方法，物理因子等康复治疗方法可取得一定疗效。

一、临床表现

临床上肠粘连患者多发生于手术之后，尤其是阑尾炎或盆腔手术后并发肠粘连的机会最多。症状可因粘连程度和部位而有所不同。轻者可无任何症状，或偶尔在进食后出现轻度腹痛、腹胀；重者可经常伴有腹痛、腹胀、排气不畅、嗳气、打嗝、大便干燥、排便困难等。

二、功能障碍

（一）生理功能障碍

（1）疼痛　以腹痛为主。
（2）运动功能障碍　肠粘连患者一般不影响运动功能。

（二）心理功能障碍

主要表现为焦虑、抑郁，可影响患者的生活质量。

（三）日常生活活动能力受限

肠粘连患者一般不影响日常生活活动，但发生肠梗阻时日常生活活动就会受到影响。

（四）社会参与能力受限

影响患者的生活质量，但劳动和就业能力、社会交往能力不受限。

三、康复评定

疼痛、运动功能、心理功能、日常生活活动能力评定、社会参与能力评定，内容同慢性胃炎。

四、康复治疗

腹腔脏器手术后或腹腔感染治愈后应尽早开始康复治疗，以防止或减轻肠粘连的形成。康复治疗目标为减轻肠粘连症状，改善消化功能，提高生活质量。

（一）物理治疗

有改善局部血液循环，促使炎症、渗出物的吸收，使粘连的纤维组织软化，增加肠蠕动，调整内脏功能，缓解腹胀、疼痛等症状的作用。但出现肠梗阻时应停止物理治疗。

1. 物理因子治疗

（1）超短波疗法　电极置于腹痛部和背部相应脊髓节段，微热量，15～

20min，每日 1 次，15～20 次为一疗程。常与音频电疗法配合应用效果较好。

（2）音频电疗法　电极并置于粘连处，电极面积视粘连部位大小而定，电流强度为耐受量，每次 20～30min，每日 1 次，15～20 次为一疗程。

（3）碘离子导入疗法　电极置于粘连处，衬垫上加 5％～10％的碘化钾溶液，一极接阴极，另一极置于其相对的部位，接阳极。电流强度 10～20mA，每次 20min，每日 1 次，15～20 次为一疗程。

（4）磁疗　常用磁场强度为 0.2～0.3T，每次 20～30min，每日 1 次，15～20 次为一疗程。

（5）超声波疗法　采用接触移动法，电流强度 0.5～1.2W/cm^2，每次 8～12min，每日 1 次，15～20 次为一疗程。

（6）石蜡疗法　患部蜡饼法或蜡垫法，每次 30～60min，每日 1 次，15～20 次为一疗程。

2. 运动治疗

腹部手术后尽早下床，配合腹部按摩、呼吸运动训练、腹肌锻炼、下肢活动可预防粘连的形成，并改善消化功能。

（二）心理治疗

心理治疗具有改善或消除肠粘连患者忧郁，焦虑心理的作用。一般采用心理支持、疏导的治疗方法以消除心理障碍。

（三）其他治疗

伴有肠梗阻对保守治疗无效者，应考虑手术治疗。

五、功能结局

部分肠粘连患者治疗不彻底可发展为肠梗阻。患者可有不同程度的忧郁、焦虑和抑郁等心理障碍。患者 ADL 能力及其相关活动不受限，劳动能力和职业不受限，但是可使患者生活质量下降。康复治疗可改善肠粘连患者的生理功能、心理功能、社会功能，提高患者的生活质量，应早期介入。

六、健康教育

（1）在治疗的同时让患者了解有关疾病的知识，避免进食坚硬、粗糙的食物，伴有肠梗阻时应禁食。

（2）患者可根据自身情况，进行自我锻炼，如腹部按摩、呼吸操、步行、太极拳、医疗体操等锻炼，伴有肠梗阻者应禁止运动，须绝对卧床休息。接受腹腔手术的患者应尽早下床活动，可预防肠粘连的发生。

第五节　便秘

便秘是临床常见的复杂症状，而不是一种疾病，主要是指排便次数减少、粪便量减少、粪便干结、排便费力等。上述症状同时存在 2 种以上时，可诊断为症状性便秘。通常以排便频率减少为主，一般每 2～3 天或更长时间排便一次（或每周＜3次）即为便秘。

一、临床表现

便秘常表现为便意少、便次少，排便费力、不畅，大便干结、硬便，排便不尽感。便秘常伴有腹痛或腹部不适，部分患者还伴有失眠、烦躁、多梦、抑郁、焦虑等精神心理障碍。便秘的"报警"征象包括便血、贫血、消瘦、发热、黑便、腹痛等，如果出现报警征象应马上去医院就诊，做进一步检查。

二、功能障碍

（一）生理功能障碍

（1）疼痛　有不同程度的腹痛。

（2）运动功能障碍　一般无运动功能障碍。

（二）心理功能障碍

主要表现为沮丧、焦虑、抑郁等心理改变。

（三）日常生活活动能力受限

一般患者的日常生活活动不会受限。

（四）社会参与能力受限

如果出现贫血会影响患者的生活质量，但劳动、就业和社会交往等能力一般不受影响。

三、康复评定

疼痛、运动功能、心理功能、日常生活活动能力评定、社会参与能力评定，内容同慢性胃炎。

四、康复治疗

便秘的治疗宜采用综合措施和整体治疗，以改善或恢复正常的排便。康复治疗目标为调节自主神经功能及肠道功能，提高平滑肌张力，促进肠蠕动，恢复排便功能。

（一）物理治疗

物理治疗有调节自主神经功能及肠道功能、提高平滑肌张力、促进肠蠕动、恢复排便的作用。

1. 物理因子治疗

（1）干扰电疗法　4个电极分别置于降结肠及乙状结肠部位进行治疗。差频0～5Hz治疗10min；0～100Hz治疗10min，每日治疗1次，15～25次为一疗程。

（2）间动电疗法　包括穴位间动电疗法和反射区间动电疗法。

穴位间动电疗法：用4个圆形电极，一组取穴肾俞为阴极、大肠俞为阳极；另一组取穴照海为阴极、支沟为阳极；先用密波，后用起伏波。每组治疗8～10min，每日治疗1次，12～15次为一疗程。

反射区间动电疗法：①脊髓反射区治疗，用两个手柄圆形电极，从T5～T12脊柱两旁，逐节进行阶段反射治疗，密波，每点治疗2min。②腹腔太阳神经丛区治疗，一板状电极置于T5～T9脊柱部为阳极，一圆形电极置于剑突下方为阴极，密波治疗5～10min。③结肠区治疗，用一板状电极置于腰部为阳极，另一移动电极为阴极，于腹部沿升结肠、横结肠、降结肠，分三区移动治疗，每区各用间升波或起伏波5min。以上三个步骤顺序进行，每日治疗1次，12～18次为一疗程。

（3）音频电疗法　电极置于脐两侧，电流强度以局部有明显的跳动感为宜，20～30min，每日治疗1次，10次为一疗程。

（4）其他　可选择旋磁穴位治疗、冷热坐浴或全身浸浴等。

2. 运动疗法

具有维持和改善胃肠蠕动功能、改善机体整体耐力的作用。根据病情选择主动有氧运动项目（游泳、步行、跑步、太极拳等）以改善肌力、肌耐力和整体体能。

每次 10～20min，每日 1 次，每周 3～5 次，连续 4 周或长期坚持运动。

3. 按摩

用全掌按摩腹部，沿结肠走向推揉；可同时按揉大肠俞、足三里、关元、气海等穴位，每穴按揉 3～5min，每日按摩 1 次，15～20 次为一疗程。

4. 生物反馈治疗

是一种纠正不协调排便行为的训练法，主要用于治疗肛门括约肌失调，盆底肌、肛门外括约肌排便时矛盾性收缩导致的便秘。

（二）心理治疗

心理治疗具有改善或消除便秘患者抑郁、焦虑心理的作用。一般采用心理支持、疏导的治疗方法，鼓励患者正确认识疾病，使便秘患者消除心理障碍，建立正常的排便反射。

（三）其他治疗

饮食治疗：改善饮食结构，增加纤维和水分的摄入。泻药：经过上述处理无效者，可酌情应用泻药；容积性泻药如甲基纤维素，润滑性泻药如甘油、液状石蜡，高渗性泻药如硫酸镁，刺激性泻药如乳果糖、蓖麻油，软化性泻药如二辛基硫酸琥珀酸钠。灌肠：使用灌肠剂，如温盐水、温水、肥皂水及开塞露等。也可服用微生态制剂如双歧杆菌、酪酸菌制剂等。

五、功能结局

便秘患者常伴发肛裂、痔疮。严重便秘患者可有不同程度的忧郁、沮丧、焦虑和抑郁等心理障碍。患者 ADL 能力及其相关活动无明显受限，社会交往、劳动能力和职业均无受限，但生活质量下降。康复治疗可改善便秘患者的生理功能、心理功能、社会功能，提高便秘患者的生活质量，应早期介入。

六、健康教育

（1）在治疗的同时让患者了解有关疾病的知识，养成良好的排便运动习惯，建立每日按时排便的习惯，使直肠的排便运动产生条件反射。

（2）多吃富含纤维素的食物如粗粮、水果、蔬菜。伴有梗阻时应禁食。忌食酒类、浓茶、咖啡、辣椒等刺激性食物。

（3）根据自身情况，进行自我锻炼，如腹部按摩（顺时针）、呼吸操、步行、太极拳、医疗体操、气功等锻炼。伴有肠梗阻的患者应禁止运动，绝对卧床休息。

（4）可服用微生态制剂如双歧杆菌、酪酸菌制剂等预防便秘。

第六节　功能性胃肠病

功能性胃肠病是指具有腹胀、腹痛、腹泻及便秘等消化系统症状，但缺乏器质性疾病（如胃炎、肠炎等）或其他证据的一组疾病，在普通人群的发生率达到23.5%～74%功能性胃肠病包括功能性消化不良（FD）和肠易激综合征（IBS）。

一、功能性消化不良

功能性消化不良（FD），也称为非溃疡性消化不良（NUD），是指一组无器质性原因可究的，慢性持续性或反复发作性中上腹综合征。

（一）临床表现

1. 症状与体征

患者常有上腹部和胸骨后胀闷、疼痛、嗳气、腹胀和肠鸣，进食后胀闷或疼痛加重，还可有厌食、恶心、排便不畅以及焦虑或抑郁等神经系统综合征。但通过各种检查，找不到消化性溃疡或肿瘤等器质性病变。

2. 辅助检查

对有"报警症状和体征"者，即有消瘦、贫血、呕血、黑便、吞咽困难、腹部肿块、黄疸等消化不良症状进行性加重者，必须进行彻底检查，直至找到病因；对无"报警症状和体征"者，可选择基本的检查，如血、尿常规，粪隐血试验、血沉、肝功能试验，胃镜、腹部B超（肝、胆、胰），或先给予经验性治疗2～4周观察疗效，对诊断可疑或治疗无效者有针对性地选择进一步检查。

（二）功能障碍

（1）生理功能障碍　主要表现为疼痛不适，一般无运动功能障碍。

（2）心理功能障碍　患者多较脆弱，遇事敏感、多疑、性情不稳定、易受环境的诱导，表现有焦虑、抑郁、失眠等心理改变。

（3）日常生活活动能力受限　一般患者日常生活活动不会受限。

（4）社会参与能力受限　职业能力一般不会受限，但可影响患者的生活质量。

（三）康复评定

疼痛、运动功能、心理功能、日常生活活动能力评定、社会参与能力评定，内容同慢性胃炎。

（四）康复治疗

应采取综合治疗措施，以调节自主神经及内脏器官功能、改善胃动力、增加运动耐力、提高生活质量为目标，积极进行康复治疗。

1. 物理治疗

有调节中枢神经、胃肠神经功能，促使胃肠分泌与运动功能正常化，缓解临床症状的作用。

（1）物理因子治疗　主要应用超短波、热磁、紫外线等疗法。

超短波疗法：电极于腹部及背腰部（T11～L3）前后对置，微热量，每次15～20min，每日1次，10～20次为一疗程。

磁热振疗法：传感治疗带置于脐部，温度42～45℃，振动适度，每次20～30min，每日1次，15～20次为一疗程。

紫外线疗法：采用腹部多孔照射法，置于腹部及背部相应节段（T11～L3），距离50cm，首次剂量2～3MED，每次增加0.5～1MED，每日或隔日照射1次，8～12次为一疗程。

直流电离子导入疗法：两个电极于下腹部及腰骶部对置，用10%氯化钙从下腹部阳极导入，电流强度15～25mA，每次15～25min，每日1次，15～25次为一疗程。

其他：可选用超声波疗法、矿泉水或松脂浴疗法、全身静电疗法、红外线、蜡疗、泥疗等。

（2）运动疗法　具有减轻患者的症状、维持和改善胃肠蠕动功能、改善机体整体耐力的作用。根据病情选择主动等张运动、抗阻运动和有氧运动项目以改善肌力、肌耐力和整体体能。有氧运动包括步行、游泳、太极拳等。每日1次，每次20～30min，每周3～5次，连续4周或长期坚持运动。

2. 心理治疗

（1）物理治疗师应该通过肌肉放松、作业治疗及中医气功等技术来完成放松训练。选择一些放松精神和心灵的磁带给患者在家里舒缓焦虑的情绪。

（2）认知疗法　通过改变患者的错误认识，告知患者所患疾病无器质性改变，以解除患者的顾虑，提高对治疗的信心。

（3）其他心理行为疗法　包括催眠疗法和生物反馈疗法等。

（五）功能结局

患者的生理功能多无明显异常，可有不同程度的沮丧、焦虑和抑郁等心理障碍，社会交往和职业一般不受限，但是可使患者生活质量下降。康复治疗可改善患者的生理功能、心理功能，提高生活质量，应早期介入。

（六）健康教育

（1）饮食上应少食多餐，多食易消化的食物，少食油腻饮食。避免摄入诱发症状的食物，如产气的食物（乳制品、大豆）、辣椒、烟酒、咖啡等。高纤维食物有助于改善便秘。

（2）患者可根据自身情况，进行自我锻炼，如步行、太极拳、医疗体操等锻炼，可调节自主神经功能，减轻症状。

二、肠易激综合征

肠易激综合征（IBS）是一种以腹痛或腹部不适伴排便习惯改变为特征的功能性肠病，需经检查排除引起这些症状的器质性疾病。其病因和发病机制至今尚不清楚，目前认为与多种因素有关，有精神心理和食物两大因素，肠道感染和精神心理障碍为发病的重要因素。病理特点主要是胃肠动力异常和内脏感觉异常。

（一）临床表现

消化道症状包括：①腹痛，以腹痛最为突出，多位于下腹或左下腹，便前加剧，冷食后加重，多在清晨4～5点出现。②腹泻，常为黏液性腹泻或水样腹泻，可每日数次，甚至几十次，并带有排便不尽的感觉。③腹胀，常与便秘或腹泻相伴，以下午或晚上为重，肛门排气或排便后减轻。④便秘，多见于女性，排便费力，每周大便少于1次或每日粪便少于40g。患者常便秘与腹泻交替出现。⑤消化道外症状，约40%～80%患者有精神因素，表现为心烦、焦虑、抑郁、失眠多梦等；约50%的患者伴有尿频、尿急、排便不尽的感觉；还可出现性功能障碍，如阳痿、性交时疼痛等。

（二）功能障碍

（1）生理功能障碍　有不同程度的腹痛，但一般不影响运动功能。

（2）心理功能障碍　表现有焦虑、抑郁、失眠等心理改变。

（3）日常生活活动能力受限　一般不会受限。

（4）社会参与能力　一般不会受限。

（三）康复评定

疼痛、运动功能、心理功能、日常生活活动能力评定、社会参与能力评定，内容同慢性胃炎。

（四）康复治疗

目前尚没有一种药物或单一疗法对肠易激综合征患者完全有效，治疗应遵循个体化的原则，采取综合性治疗措施，同时给予积极的康复治疗。康复治疗目标为调节自主神经及胃肠道功能，改善心理状况，提高生活质量。

1. 物理治疗

（1）物理因子治疗　具有调节中枢神经系统及胃肠神经功能，促使分泌与运动功能正常化的作用。

（2）运动疗法　具有减轻患者的症状、维持和改善胃肠蠕动功能、改善机体整体耐力的作用。根据病情选择主动等张运动、抗阻运动和有氧运动项目以改善肌力、肌耐力和整体体能。有氧运动项目可选择自己喜欢的运动，如跑步、太极拳、步行、游泳等。每日 1 次，每次 20min，每周 3～5 次，连续 4 周或长期坚持运动。

2. 心理治疗

具体方法参照本章本节 FD 的心理治疗。

3. 其他治疗

对腹痛患者可服用胃肠解痉药如匹维溴铵；对腹泻患者可服用洛哌丁胺，而对便秘的患者可服用乳果糖等。可酌情选用针灸疗法以减轻症状，改善胃肠动力。

（五）功能结局

患者生理功能多无明显异常，常有高度忧郁、焦虑和抑郁等心理障碍；生活质量下降，但是社会交往和职业均未受限。康复治疗可改善患者的生理功能、心理功能，提高患者的生活质量，应早期介入。

（六）健康教育

（1）饮食上避免摄入诱发症状的食物，如产气的食物（乳制品、大豆、卷心菜、洋葱等）。进食高纤维类食物能增加便量，加速肠道转运，有助于改善便秘。

（2）患者可根据自身情况，进行自我锻炼。如步行、太极拳、医疗体操等锻炼，可调节自主神经功能，减轻症状。

第八章
内分泌及代谢系统疾病的康复

随着生活水平的提高、人口老化等因素，代谢性疾病的患病率正逐年增高，由于某些代谢性疾病与相应的内分泌腺及其激素和受体功能异常密切相关（如骨质疏松症与甲状旁腺、糖尿病与胰岛），虽然其临床表现各异，但共同特点为病程长、临床不易治愈，长期发展可影响人体的功能活动。积极有效的康复治疗，对防治疾病的发生发展、减少并发症以及减少残疾、残障起着举足轻重的作用。本章主要介绍糖尿病、甲状腺功能亢进症、甲状腺功能减退症及甲状腺炎等疾病的康复治疗。

第一节　糖尿病

糖尿病是一种常见的以糖和脂肪代谢紊乱、高血糖为特征的代谢性疾病。糖尿病的发生和发展可能与遗传、自身免疫及环境因素等综合作用有关，机制十分复杂。糖尿病基本上可分为两大类，第一类（1 型糖尿病）为胰岛素分泌的绝对缺乏；第二类（2 型糖尿病）为胰岛素抵抗和胰岛素代偿反应不足。此外，尚有少数的糖尿病患者有其特有的病因及发病机制，可归于其他特殊类型。还有部分患者仅表现血糖升高但未达到糖尿病诊断标准者，其空腹血糖、餐后 2 小时血糖或服糖后 2 小时血糖介于正常与糖尿病诊断标准之间，称为糖调节受损，包括空腹血糖受损或糖耐量受损两种情况。

一、临床表现

糖尿病的临床表现大致可归纳为糖、脂肪及蛋白质代谢紊乱综合征和各种糖尿病慢性并发症两大部分。前者主要表现为多饮、多尿、烦渴、乏力、体重减轻、易饥及多食，有些患者可因严重物质代谢紊乱而呈现酮症酸中毒或非酮症性高渗综合征。后者其并发症可涉及全身各重要器官，其临床表现详见下述生理功能障碍。此外，糖尿病患者还可因抵抗力下降导致反复感染，常见疖、痈等皮肤化脓性感染，有时可引起败血症或脓毒血症，也可发生皮肤真菌感染或尿路感染。

二、功能障碍

（一）生理功能障碍

糖尿病患者如长期血糖控制不佳可导致眼、肾、心、脑及血管和神经的慢性并发症，使这些组织和器官发生功能障碍。

（1）糖尿病视网膜病变及其他眼部病变 长期血糖升高的患者大多合并不同程度的视网膜病变，轻则由于血管渗出导致视力模糊，严重者继发视网膜剥离导致失明。除此之外，糖尿病还可出现黄斑病变、白内障、青光眼、屈光改变，进而导致视力降低和其他相应症状。

（2）糖尿病神经病变 以周围神经最常见，通常表现为对称性，下肢较上肢严重，感觉神经较易受累，病情进展缓慢。早期为袜子或手套状肢体感觉异常，随后出现肢痛；后期因运动神经受累可出现肌力、肌张力减退甚至肌萎缩或瘫痪。自主神经也可受累出现尿潴留、尿失禁及性功能障碍。

（3）糖尿病性心脏血管病变 主要由冠状动脉粥样硬化进而引起冠状动脉供血不足，导致无症状性心肌缺血、心绞痛或心肌梗死型冠心病，主要表现有心前区疼痛、心律失常、心电图特征性改变及心肌酶谱改变。

（4）糖尿病性脑血管病 是糖尿病致死的主要原因之一，主要由脑动脉粥样硬化引起，临床上易继发脑梗死和脑出血，表现为运动障碍、言语功能障碍及认知功能障碍等。

（5）糖尿病性肾病变 毛细血管间肾小球硬化症是糖尿病主要的微血管病变之一，其严重性仅次于冠状动脉和脑动脉粥样硬化病变。临床表现为蛋白尿、水肿和高血压，最终发展为肾衰竭。

（6）糖尿病足 主要由神经病变和周围血管病变引起，表现为下肢远端大血管病变和神经异常而发生的踝关节以下部位的皮肤溃疡、肢端坏疽或感染，是截肢致残的主要原因。早期多有足部皮肤瘙痒、肢端发凉、感觉减退和水肿，继之出现双足袜套式的持续麻木；痛觉多数减退或消失，少数可有针刺、刀割或烧灼样疼痛，夜间或遇热加重，出现鸭步行走或需依杖而行；此外，由于下肢动脉供血不足，还可伴双下肢行走无力、小腿腓肠肌胀痛及间歇性跛行。晚期由于皮肤破损和感染，形成经久不愈的溃疡，可深及肌腱并导致骨破坏，导致步行功能障碍。

（二）心理功能障碍

由于糖尿病是一种慢性疾病，长期的饮食控制、频繁测血糖或者注射胰岛素，给患者的生活带来极大的不便，并加重了患者的医疗经济负担，而对失明、脑梗死、截肢等严重并发症的担心更是给患者带来沉重的精神心理负担，临床主要表现为抑郁、焦虑和躯体化症状群。

（三）日常生活活动能力受限

糖尿病未发生并发症时，由于乏力、易疲劳等，患者日常生活活动能力受到一定限制；若发生眼、脑、心、肾脏、大血管和神经的并发症，其日常生活活动能力则严重受限。

（四）社会参与能力受限

糖尿病慢性并发症所导致的生理功能障碍或严重的心理障碍，可不同程度地影响患者的生活质量、劳动、就业和社会交往等能力。

三、康复评定

（一）生理功能评定

1. 胰岛功能评定

主要有血糖及胰岛 β 细胞功能评定。

2. 靶器官损害程度评定

（1）糖尿病性视网膜病变的评定　视网膜病变的评定可用眼底镜、眼底荧光血管造影及眼底光学断层扫描等方法进行检查。依据眼底改变分为非增殖型、增殖性和糖尿病性黄斑水肿三种。非增殖性视网膜病变又分为轻、中、重度。

（2）糖尿病周围神经病变的评定　包括感觉神经、运动神经和自主神经功能的评定。

（3）糖尿病性心肌病的评定　主要为心功能的评定。对于 35 岁以上的患者，还应行运动负荷试验，以判断患者心血管系统对运动的反应能力及患者的体力活动能力，筛查未诊断出的缺血性心脏病。

（4）糖尿病脑血管病变的评定　主要评定糖尿病脑血管病变引起的运动功能、言语功能及认知功能障碍的严重程度。

（5）糖尿病肾脏病变的评定　可根据肾功能和肾组织学检查结果将1型糖尿病肾脏病变分为5期，约每5年进展一期。Ⅰ期表现为肾小球滤过率增高和肾体积增大；Ⅱ期为静息期，尿白蛋白排出率正常，肾小球毛细血管基底膜增厚和系膜基质增加；Ⅲ期为隐形期，又名早期糖尿病肾病期，主要表现为尿白蛋白排出率持续高于20～200μg/min；Ⅳ期为临床糖尿病肾病或显性糖尿病肾病期，主要表现为尿白蛋白排出率＞200μg/min或持续性尿蛋白＞0.5g，为非选择性蛋白尿，肾小球毛细血管基底膜明显增厚，系膜基质增宽；Ⅴ期为终末期肾衰竭。这种分期方法也可用于2型糖尿病肾病，通常2型糖尿病患者肾损害进展比1型糖尿病快（约每3～4年进展一期），这可能与2型糖尿病患者通常为中、老年人，已有肾脏退行性改变，且易发生高血压、高脂血症等因素相关。

（6）糖尿病足评定　包括周围血管功能评定、神经功能评定、病变程度评定、溃疡分类等。

① 周围血管功能评定包括：a. 踝肱压力指数测定，ABI＝踝动脉收缩压/肱动脉收缩压，正常值为1.0～1.4，＜0.9为轻度缺血，0.4～0.9为中度缺血，＜0.4为重度缺血，此时易发生下肢（趾）坏疽。b. 下肢体位试验，可以了解静脉充盈时间的长短，是测定下肢缺血的重要指标之一。令患者平卧抬高下肢45°～60°，在30～60秒使静脉排空，然后立即站立或坐起使足下垂，计算静脉充盈时间。正常人小于15秒，静脉充盈时间超过1min，说明下肢供血明显不足。c. 皮肤血液灌注压的测定，踝的血流灌注可以采用标杆试验来评定，该方法是将腿部抬高后记录超声波信号点。d. 胫后动脉和足背动脉的脉搏触诊。

② 神经功能评定包括：a. 运动功能评定，通过手法肌力测试评定小腿及足部肌肉的运动功能，也可采用肌电图、神经传导速度及运动诱发电位等电生理检查，测定有无周围神经病变及其病变程度。b. 感觉功能评定，采用音叉振动觉测定患者足部的感觉是否异常，即将分度音叉在双侧踇趾关节处测3次，3次中有2次答错，表明感觉功能缺失。c. 保护性感觉功能测定，应用Semmes-Weinstein 5.07（10g）的尼龙纤维丝垂直地置于皮肤表面，沿着足的周边接触，如果患者能在每一处都正确地感受到尼龙丝，能正确地回答3个问题中的2个，说明患者的保护性感觉正常。

③ 病变程度评定分为0～5级：0级为皮肤完整，无开放性病灶；1级为皮肤有开放性病灶，但未累及深部组织；2级为感染病灶已侵犯深部肌肉组织，脓性分泌物较多，但无肌腱韧带破坏；3级为肌腱韧带受损，蜂窝织炎融合形成大脓腔，但无明显骨质破坏；4级为严重感染导致骨质缺损、骨髓炎、骨关节破坏或假关节

形成，部分肢端可出现湿性或干性坏疽；5级为足大部或全部感染或缺血，导致严重湿性或干性坏死。

④ 糖尿病足溃疡主要分为：神经性溃疡、缺血性溃疡和感染性溃疡。神经性溃疡常见于反复受压的部位，如跖骨头的足底面、胼胝的中央，常伴有感觉的缺失或异常，而局部供血良好。缺血性溃疡多见于足背外侧、足趾尖部或足跟部，局部感觉正常，但皮肤温度低、足背动脉和（或）胫后动脉明显减弱或不能触及。感染性溃疡局部多有创面渗出和坏死组织。

3. 康复疗效评定

糖尿病康复治疗疗效的评价实际上与临床治疗疗效评价是一致的。糖尿病的控制目标见表 8-1，这对判断糖尿病康复治疗的疗效具有较好的参考价值。

表 8-1　糖尿病的控制目标

	理想控制	较好控制	控制差
1. 血浆葡萄糖			
空腹/(mmol/L)	4.4～6.1	≤7.0	>7.0
非空腹/(mmol/L)	4.4～8.0	≤10.0	>10.0
2. HbA1c/%	<6.5	6.5～7.5	>7.5
3. 血脂			
总胆固醇/(mmol/L)	<4.5	≥4.5	≥6.0
HDL-C/(mmol/L)	>1.1	1.1～0.9	<0.9
三酰甘油/(mmol/L)	<1.5	<2.2	≥2.2
LDL-C/(mmol/L)	<2.6	2.6～3.3	>3.3
4. 血压/mmHg	<130/80	130/80～140/90	≥140/90
5. BMI/(kg/m²)	男<25	男<27	男≥27
	女<24	女<26	女≥26

（二）心理功能评定

糖尿病患者的心理改变主要是对疾病的有关知识缺乏而产生的焦虑、抑郁等，一般选择相应的量表进行测试评定，如 Hamilton 焦虑量表（HAMA）、Hamilton 抑郁量表（HAMD）、简明精神病评定量表（BPRS）、症状自评量表（SCL-9）等。

（三）日常生活活动能力评定

可采用改良巴氏指数评定表，高级日常生活活动能力（包括认知和社会交流能力）的评定可采用功能独立性评定量表（FIM）。

（四）社会参与能力评定

主要进行生活质量评定、劳动力评定和职业评定。

四、康复治疗

糖尿病是一种终身性疾病，长期血糖增高所致的慢性并发症是糖尿病致残、致死的主要原因。糖尿病的康复治疗应坚持早期诊治、综合治疗、个体化方案及持之以恒的原则。在糖尿病综合治疗的实施中，不同类型的糖尿病由于发病机制不同，其康复治疗的步骤亦不同。

1. 1 型糖尿病

多见于青少年，是在遗传易感的基础上发生自身免疫异常而导致胰岛 β 细胞破坏，胰岛素绝对缺乏，必须依赖外源性胰岛素的补充。因此，一旦诊断明确，即应开始胰岛素治疗，补充体内胰岛素的不足。胰岛素治疗同时还可配合饮食疗法和适当运动，运动的目的是增加患者的活动能力，保持整体健康。

2. 2 型糖尿病

主要由于体内胰岛素的靶细胞（主要是骨骼肌细胞、脂肪细胞和肝细胞）出现胰岛素受体或受体后异常或缺陷，造成外周组织对胰岛素的抵抗，使靶细胞摄取与利用葡萄糖减少，导致高血糖，其发生与环境因素密切相关，多见于成人。2 型糖尿病的治疗主要是在改善患者的生活方式、实施饮食控制和运动疗法的基础上，给予合理的药物治疗，以达到控制血糖、消除症状、减少并发症的目的。口服药无法控制血糖达标者，则应考虑加用胰岛素。

糖耐量受损患者在遗传易感性的基础上产生胰岛素抵抗，出现糖耐量异常，经过若干年后一部分患者将发展为 2 型糖尿病，也是 2 型糖尿病发展阶段中一个重要环节。在糖耐量减低阶段给予早期干预治疗可以减少或阻断糖耐量减低状态进展为糖尿病，是预防糖尿病发生的重要措施之一。糖耐量减低干预治疗包括早期开始的饮食控制、运动疗法和生活方式的改善等，必要时给予药物预防。

糖尿病患者出现慢性并发症时，在上述康复治疗的基础上，还需对患者组织和器官的功能障碍进行针对性的康复治疗，其中糖尿病视网膜病变所致的视力障碍可参见视力残疾的康复，合并白内障、青光眼者可行手术治疗；糖尿病肾病变导致的肾功能障碍主要依靠透析治疗。本节主要介绍糖尿病足的康复治疗。

糖尿病康复治疗的目标与临床治疗相同，主要有：①消除高血糖等代谢紊乱所引起的各种症状。②纠正糖代谢紊乱，控制高血糖，使血糖降到正常或接近正常水平。③纠正脂代谢紊乱及其他代谢异常。④防治各种急、慢性并发症的发生和发展，减少患者的致残率和病死率。⑤保证儿童、青少年患者的正常生长发育。⑥保证育龄期妇女的正常妊娠、分娩和生育。⑦通过糖尿病教育，使患者掌握糖尿病的防治知识、必要的自我监测能力和自我保健能力。⑧改善糖尿病患者的生活质量，能和正常人一样参与正常的社会劳动和社交活动，享有并保持正常人的心理和体魄状态。

糖尿病康复治疗通常采用综合治疗方案，主要包括运动疗法、饮食治疗、药物治疗（口服降糖药、胰岛素等）、糖尿病健康教育、血糖自我监测以及心理治疗。

（一）物理治疗

物理治疗中的运动疗法是糖尿病康复治疗中最重要的组成部分，主要适用于轻度和中度的 2 型糖尿病患者，其中，肥胖型 2 型糖尿病是最佳适应证；对于稳定期的 1 型糖尿病患者，病情得到较好控制后也可进行运动锻炼，以促进健康和正常发育。禁忌证包括：合并各种急性感染；严重的慢性并发症（如增殖性视网膜病、不稳定型心绞痛、一过性脑缺血发作等）；血糖未得到较好控制前（血糖＞16.8mmol/L）；有明显酮症酸中毒等。

运动疗法的作用机制为：①运动可以通过增加机体能量的消耗，减少脂质在体内堆积，从而减少脂质在骨骼肌细胞、胰腺细胞及肝细胞中的堆积及毒性作用，增加骨骼肌细胞摄取葡萄糖和胰腺细胞分泌胰岛素的能力。②运动能够通过促进骨骼肌细胞葡萄糖运载体 4 从细胞内转位到细胞膜上，以增加骨骼肌细胞膜上的 GLUT-4 的数量，增加骨骼肌细胞对葡萄糖的摄取，改善骨骼肌细胞的胰岛素敏感性。③长期运动尚可作为一个生理性刺激，能够诱导骨骼肌细胞线粒体适应，修复糖尿病对肌肉线粒体构成的损伤。并可纠正糖代谢、脂代谢紊乱，减轻体重，可有效地预防和控制糖尿病慢性并发症，减少致残率和病死率。④维持和促进成年患者正常的体力和工作能力，保持儿童和青少年患者的正常生长发育。⑤促进健康，增强体质，增加机体抵抗力，减少感染。⑥减轻精神紧张及焦虑，消除抑郁状态，增强自信心，提高生活质量。

1. 2 型糖尿病患者的运动疗法

2 型糖尿病的发病与很多因素有关，如超重和肥胖，高脂肪、高蛋白质、高热量饮食结构，运动减少、吸烟等。此型糖尿病患者的治疗以改善患者的生活方式、运动治疗为基础，同时配合药物治疗。

（1）运动方式　运动锻炼方法主要是中等或中等偏低强度的有氧运动，可采取步行、慢跑、游泳、划船、阻力自行车、有氧体操等运动方式，以及适当的球类活动、太极拳、木兰拳、原地跑或登楼梯等，可根据患者的兴趣爱好和环境条件加以选择。除有氧训练之外，也可鼓励 2 型糖尿病患者每周进行 3 次以上的抗阻运动。

步行是 2 型糖尿病患者最常用、简便易行的有氧运动训练方式，一般可在社区中进行。步行最好选择在空气新鲜的环境中进行，根据步行时速度是否改变分为变速步行法和匀速步行法。变速步行法一般先中速或快速行走 30 秒至 1min，后缓步行走 2min，交替进行，每日步行路程 1000～2000m；匀速步行法需每天坚持行走 1500～3000 米路程，行走速度保持均匀而适中、不中断走完全程。可根据体力逐渐增加行走的路程，每次走完以略感觉疲劳为度。

（2）运动量　运动量的大小由运动强度、运动时间和运动频度三个因素决定。合适的运动量应为运动时略感气喘但并不影响对话，心率在运动后 5～10min 恢复到运动前水平，运动后轻松愉快，食欲和睡眠良好，虽有疲乏、肌肉酸痛，但短时休息后即可消失。

① 运动强度：运动强度是运动疗法的核心，决定着运动的效果。一般认为糖尿病患者的运动强度以中等强度或略低于中等强度为宜，运动强度过低只能起安慰作用；运动强度过大则无氧代谢的比重增加，治疗作用降低，且可能因机体处于氧化应激状态而加重原有并发症脏器的损害，应予避免。由于在有效的运动锻炼范围内，运动强度的大小与心率的快慢呈线性相关，因此常采用运动中的心率作为评定运动强度大小的指标。临床上将能获得较好运动效果，并能确保安全的运动心率称为靶心率。靶心率的确定最好通过运动试验获得，即取运动试验中最高心率的 60%～80% 作为靶心率，开始时宜用低运动强度进行运动，适应后逐步增加至高限；如果无条件做运动试验，最高心率可通过下列公式获得，即靶心率＝170－年龄（岁），或靶心率＝安静心率＋安静心率×（50%～70%）。

运动中心率监测通常用自测脉搏的方法，也可运用心率监测仪检测。由于停止运动后心率下降较快，一般在停止运动后立即测 10 秒脉搏数，然后乘以 6 表示 1min 脉率，其接近运动中的心率。测脉率的部位常用桡动脉或颞动脉。

② 运动时间：在运动疗法中，运动时间包括准备活动、运动训练和放松活动三部分的时间总和。2 型糖尿病患者最好每周能最少进行 150min 的中等强度以上的有氧运动，每次运动一般为 10～40min，其中达到靶心率的运动训练时间以 20～30min 为宜，因为运动时间过短达不到体内代谢效应，而如果运动时间过长或运动强度过大，易产生疲劳、诱发酮症、加重病情。训练一般可从 10min 开始，适应后逐渐增加至 30～40min，其中可穿插必要的间歇时间。在运动量一定的情况下，运动强度较大时训练持续时间可相应缩短，此种训练方式适合于年轻或体力较好的糖尿病患者，而体弱的老年糖尿病患者，采用较低的训练强度，可相应延长训练时间。

③ 运动频率：一般每周最少运动 3 次，相邻两次运动间隔不超过 2 天。如果身体条件较好，每次运动后不觉疲劳的患者，可坚持每天运动一次。运动间歇超过 3～4 天，运动锻炼的效果及蓄积作用就将减少而难以产生疗效。

（3）运动训练的实施　运动训练的实施应包括三个部分，准备活动、运动训练和最后放松活动。①准备活动：通常包括 5～10min 的四肢和全身缓和伸展的活动，可为缓慢步行或打太极拳和各种保健操等低强度运动，其作用在于使心血管逐渐适应运动，并可提高和改善关节、肌肉的活动效应。②运动训练：是达到治疗目的的核心部分，为达到靶心率的中等强度或略低于中等强度的有氧运动。③放松活动：可通过 5～10min 的慢走、自我按摩或其他低强度活动来进行，其作用在于促进血液回流，防止突然停止运动，造成肢体淤血，回心血量下降，引起昏厥或心律失常。

2. 1 型糖尿病患者的运动疗法

治疗原则与 2 型糖尿病不同，一旦确诊就宜首先实施胰岛素治疗和饮食控制，待血糖得到较好控制后再开始实施运动疗法。1 型糖尿病患者多为儿童，运动锻炼一方面可促进患儿生长发育，增强心血管功能，维持正常的运动能力；另一方面可提高外周组织对胰岛素的敏感性，增强胰岛素的作用，有利于血糖的控制。

（1）运动的种类和运动强度　可根据 1 型糖尿病患者的年龄、病情、兴趣爱好和运动能力而制定，如选择步行、慢跑、踢球、跳绳、游泳、舞蹈等均可。开始时运动强度以最高心率的 50%～60% 为宜，运动时间从 20min 开始，逐渐延长，每周运动 3～4 次。随着运动能力的提高，可逐渐增加运动的时间和运动次数；每次运动应适度，不要过度劳累，以免加重病情。在制定 1 型糖尿病患者运动方案时，因多为儿童或青少年，应多注意运动的兴趣性和直观性，不断变换运动的方法和内容，以提高他们对运动的积极性，并使运动能长期坚持，达到促进生长发育的目的。

（2）运动与胰岛素治疗、饮食关系　1 型糖尿病患者由于体内内源性胰岛素分泌绝对不足，需要皮下注射外源性胰岛素来补充，因此有可能会出现血胰岛素浓度过高或不足的情况。如在胰岛素注射后高峰期进行过强运动，此时肌肉组织对葡萄糖的利用增加，使血糖下降，同时由于过量的胰岛素妨碍肝糖的生成和输出，最终可导致低血糖。另一种情况，如在未注射胰岛素时进行运动，此时体内胰岛素缺乏，肝糖的输出增加，但肌细胞对葡萄糖的摄取不能相应增加，可出现进行性高血糖症，同时运动促进脂质分解增加，血液中游离脂肪酸和酮体浓度升高，出现酮症酸中毒。因此，要使 1 型糖尿病患者运动中血糖相对稳定，必须处理好运动与使用胰岛素和饮食的关系，防止并发症的发生。

3. 糖调节受损患者的运动疗法

由于糖调节受损是糖尿病发病前的糖代谢异常逐渐失代偿的过程，因此防治糖调节受损转化为糖尿病，是糖尿病早期预防的关键步骤。对糖耐量正常，但具有高血压、高脂血症、高胰岛素血症、肥胖者的高危人群，应给予早期干预，其中运动疗法结合饮食控制和药物治疗，可减轻体重，减轻外周组织对胰岛素的抵抗，积极消除上述高危人群的危险因素。经常性的中等强度的运动锻炼可预防 2 型糖尿病的发生，尤其对已具备了一个或数个危险因素者进一步向 2 型糖尿病发展有积极的预防作用。

4. 糖尿病足的物理治疗

糖尿病足的基本发病因素是神经病变、血管病变和感染，这些因素共同作用可导致组织的溃疡和坏疽。一般采用综合治疗，包括内科、外科和康复治疗三个方面，神经性溃疡主要治疗是减压，特别要注意患者的鞋袜是否合适；缺血性溃疡则要重视解决下肢缺血，轻、中度缺血的患者可以实行内科治疗，病变严重的患者可以接受介入治疗或血管外科成形手术；对于并发感染的足溃疡，定期去除感染和坏死组织，只要患者局部供血良好，必须进行彻底清创；根据创面的性质和渗出物的多少，选用合适的敷料，在细菌培养的基础上选择有效的抗菌药物进行治疗。糖尿病足溃疡的物理治疗主要在于控制感染、增加血供及促进溃疡面肉芽生长。

（1）推拿及运动疗法　适合早期轻度糖尿病足的患者。推拿患肢，从足趾开始向上至膝关节，每次 20min，每天 1～2 次，有助于静脉和淋巴液回流和水肿的消退；早晚可坚持步速均匀一致的步行运动，步行中出现不适，可休息后继续行走，避免盲目加大运动量。

（2）超短波治疗　电极于患部对置，无热量，10～15min，可抗感染并促进溃疡愈合。

（3）紫外线治疗　小剂量紫外线（1～2 级红斑量）可促进新鲜溃疡愈合，大剂量紫外线（3～4 级红斑量）可清除溃疡表面感染坏死组织。

（4）红外线治疗　温热量局部照射可促进新鲜溃疡加速愈合，如患者合并肢体感觉障碍、缺血应慎用，如溃疡面有脓性分泌物则禁用。

（5）He-Ne 激光治疗　可刺激血管扩张，促进上皮细胞及毛细血管再生，减少炎症渗出，使组织代谢加强，促进肉芽组织生长，从而达到抗感染、镇痛、加速溃疡面愈合的作用。照射时间 15min，照射时应保持光束与溃疡面相垂直，溃疡面若有渗液应及时蘸干，每日照射 1 次，15 次为一疗程，疗程间隔 1 周，照射完毕用无菌纱布敷盖溃疡面。

（6）气压泵治疗　每天 1 次，每次 30min。

（7）旋涡浴治疗　水温 38～42℃，浴液中加入 0.5% 甲硝唑 250mL 或其他抗感染药物，治疗时喷水嘴对准治疗的重点部位，每次 30min。

（8）高压氧治疗　可降低血糖，提高机体对胰岛素的敏感性，增加血液氧含量，改善缺氧状态。可采用多人氧舱。

上述物理治疗应根据患者溃疡分级选择运用。糖尿病足处于 0 级时，可指导患者掌握推拿手法，鼓励患者进行适宜的运动。1～3 级的糖尿病足则可选用无热量超短波及紫外线控制感染，促进溃疡愈合。所有新鲜创面的溃疡都可运用红外线、He-Ne 激光或高压氧以促进肉芽生长，2～3 级患者还可根据设备条件加用气压泵治疗或旋涡浴治疗。

5. 运动疗法注意事项

（1）在制定运动方案前，应对糖尿病患者进行全身体格检查，如有条件可进行一次运动试验，以早期发现糖尿病患者潜在的疾病，为制定合适的运动强度提供科学依据。

（2）运动训练应严格坚持个体化原则，注意循序渐进，持之以恒。

（3）注意运动时的反应，密切监测心率、血压、心电图及自我感觉等，发现不良情况及时采取措施，并随时修改运动方案，调整运动量。

（4）运动要适量，如果运动结束后 10～20min 心率仍未恢复，并且出现疲劳、心慌、睡眠不佳、食欲减退等情况，说明运动量过大，易诱发酮症酸中毒；运动后身体无发热感、无汗，脉搏无明显变化或在 2 分钟内迅速恢复，表明运动量过小。

（5）预防运动时低血糖　糖尿病患者由于运动前血糖水平偏低、空腹运动或运动前糖类食品摄入不足、运动量过大、胰岛素用量过大或运动时间恰在胰岛素作用的高峰期等情况，易发生低血糖。应注意选择适宜的运动时间，并注意与饮食、药物治疗相互协调、配合。一般应避免空腹运动，运动时间最好在餐后 1～3h。如患者正在接受胰岛素治疗，应避免在胰岛素作用高峰期运动（常规胰岛素作用高峰期在注射后 2～4h，而中效胰岛素如中性鱼精蛋白锌胰岛素作用高峰期则在注射后 8～10h），必要时可减少胰岛素用量。注射部位应避开运动肌群以免加快胰岛素吸收，原则上以腹部脐旁为好。此外，运动时应随身携带饼干等含糖食品或含糖饮料，以便有低血糖先兆时可及时食用。

（6）有并发症的患者的运动锻炼安排　如果并发有增殖性视网膜病变，应避免进行剧烈运动、低头动作或闭气动作等，以免引起视网膜脱离和玻璃体积血。并发心血管疾病的患者进行运动锻炼时，应在心电图监视及医护人员的指导下进行，在运动中应避免进行闭气用力动作，如举重或静态用力等；对合用 β 受体阻断药的患者，由于心率变慢，运动时心率对运动的反应性减低，此时的靶心率计算应按比安静时心率增加 20 次/min 为宜。如果患者存在感觉损害，在运动中应加以注意，宜穿合适的袜子和软底的运动鞋。足底有轻微破损时，应停止运动，并给予即时处理，防止破损扩大。如果患者有自主神经功能紊乱，会引起汗腺功能障碍，在热天进行运动时易发生出汗过多，应注意补充水分。并发糖尿病肾病的患者不宜进行较大强度的运动，因为大强度运动会增加肌肉组织血流量，而肾组织血流量则减少，从而加重糖尿病肾病的病情。

（7）选择适合运动的衣裤和鞋袜，了解自身情况，遇到疾病或疲劳应暂停运动，同时还应注意根据天气情况调整运动量等。

（二）作业治疗

糖尿病足溃疡或截肢可影响患者的步行功能，对患者的日常生活活动影响较大。作业治疗的作用主要在于改善患者的步行功能，提高患者日常生活活动能力。具体方法包括日常生活活动能力训练、矫形器具的正确使用和穿戴、拐杖或轮椅的操作技能训练、假足步行训练、适合患者的职业训练以及适当的环境改造等。

（三）康复辅具

采用特殊鞋袜以减轻糖尿病足部压力，如足前部损伤可以采用只允许足后部步行的装置来减轻负荷，即"半鞋"或"足跟开放鞋"。全接触式支具或特殊的支具靴：把足装入固定型全接触模型，该模型不能移动，可以减轻溃疡部分压力。对于步行障碍的患者还可以使用拐杖或轮椅，截肢患者则可根据情况安装假肢，以改善患者的步行功能。

（四）心理治疗

糖尿病是一种慢性疾病，病程长，患者常会出现各种心理障碍，从而影响患者的情绪，不利于病情的稳定。糖尿病患者在疲劳、焦虑、失望和激动时，可见血糖升高，对胰岛素需要量增加；在应激状况下，肾上腺素、去甲肾上腺素分泌增多，胰岛素的分泌受抑制，致使血胰岛素水平下降，血糖升高。糖尿病足溃疡经久不愈以及对步行功能的影响，严重影响患者的日常生活、工作和社会交往，加之对截肢的恐惧，给患者带来沉重的心理负担，因此，在治疗糖尿病的同时，必须重视心理康复治疗，具体方法如下所述。

（1）支持疗法　是心理治疗的基础，其主要目标是支持患者度过心理危机，引导患者有效地去适应面对的困难。

（2）分析疗法　是通过有计划、有目的地同糖尿病患者进行交谈，听取患者对病情的叙述，帮助患者对糖尿病有一个完整的认识，建立起战胜疾病的信心。

（3）集体疗法　是以集体为对象而施以心理治疗。一般由医务人员讲解糖尿病的有关知识，然后组织患者讨论，并邀请治疗较好的患者做经验介绍，通过患者的现身说法，起到示范作用。集体心理疗法一般每周 2～3 次，每次 1h，以 3～4 周为 1 个疗程，个别患者必要时可重复 1 个疗程。

（4）家庭心理疗法　其特点在于把着眼点放在整个家庭系统上，让每一个成员都能理解、支持、同情、体贴、爱护和帮助患者，消除患者精神上的压力，减轻躯体痛苦。尤其对于一些心理病态的儿童，治疗患儿的母亲甚至比治疗患儿本身显得更为重要。

（5）生物反馈疗法和音乐疗法　前者借助肌电或血压等生物反馈训练，放松肌肉，同时消除心理紧张，间接地有利于血糖的控制。后者通过欣赏轻松、愉快的音乐，消除烦恼和焦虑，消除心理障碍。

（五）其他治疗

（1）饮食治疗　饮食治疗是按照生理需要定出总热量和均衡的各种营养成分，定时、定量、定餐，以便促进胰岛功能的恢复。成人糖尿病患者每天每 kg 标准体重所需热量见表 8-2，标准体重可运用公式：标准体重(kg)＝身高(cm)－105 粗略计算。比较合理的饮食结构为：碳水化合物的摄入量占总热量的 50%～60%；脂肪量一般按每天每 kg 体重 0.6～1.0g 计算，热量不超过全天总热量的 30%；蛋白质的量按成人每天每 kg 体重 0.8～12g 计算，约占总热量 15%；此外还应包括丰富的食物纤维。通常早、中、晚三餐的热量分配为 1/3、1/3、1/3 或 1/5、2/5、2/5；或分为四餐：即 1/7、2/7、2/7、2/7。可按生活饮食习惯、用药情况及病情控制情况做必要的调整。

表 8-2　成人糖尿病每天每千克标准体重所需热量

单位：kJ/(kg・d)[kcal/(kg・d)]

劳动强度	消瘦	正常	肥胖
轻体力劳动	147(35)	126(30)	84～105(20～25)
中体力劳动	160(38)	147(35)	126(30)
重体力劳动	160～210(38～50)	160(38)	147(35)

（2）自我血糖监测　可为糖尿病患者和保健人员提供一种动态数据，为调整药物剂量提供依据。通常使用便携式血糖仪测定患者血糖水平。

五、功能结局

糖尿病患者如血糖控制良好，则病情进展缓慢，临床各器官的并发症较少，症状较轻，对患者的日常生活活动、工作及社交活动影响较小。如血糖长期控制不佳，其眼、肾、心、脑及血管和神经的并发症不仅明显影响患者各器官和组织的功能，有些还可直接成为糖尿病患者死亡的主要原因。糖尿病性心肌病临床症状多不典型，但以无痛性心肌梗死为多见，病死率高，占糖尿病总病死率的 50% 糖尿病性脑血管病是糖尿病致死、致残的主要原因之一，临床上易继发脑梗死和脑出血，常有运动障碍、言语功能障碍及认知功能障碍等。糖尿病视网膜病变最终将导致失明，占失明患者总数的9％。糖尿病肾病可发展为肾衰竭，占新发的终末期肾病的35％。糖尿病足如控制不好，最终的结局可导致慢性溃疡乃至截肢，占非创伤性截肢患者的50％以上。而糖尿病对性功能的影响将导致阳痿。此外，糖尿病本身也可影响记忆力、言语功能和认知功能。

六、健康教育

健康教育是糖尿病康复治疗成败的关键，良好的健康教育可充分调动患者的主观能动性，积极配合治疗，有利于疾病控制达标，防止各种并发症的发生和发展。糖尿病健康教育包括了知、信、行三个方面，知是掌握糖尿病知识，提高对疾病的认识；信是增强信心，坚信糖尿病通过科学合理的治疗是可以控制的；行则是通过认知行为治疗将健康的生活方式落实到患者的日常生活活动中去。通过健康教育使患者自觉地执行康复治疗方案，改变不健康的生活习惯（如吸烟、酗酒、摄盐过多、过于肥胖、体力活动太少等），控制危险因素和疾病的进一步发展。糖尿病康复教育的具体内容包括疾病知识、饮食指导、运动指导、药物指导、胰岛素使用方法、血糖的自我监测、糖尿病日记、糖尿病足等并发症的预防及应急情况的处理等。

对病程5年以上、血糖控制不佳的糖尿病患者或以往有足部溃疡史的患者，当发现足背动脉搏动减弱，或有下肢缺血、感觉迟钝、麻木、疼痛、间歇性跛行等症状时，应行相应的检查。即使无糖尿病足，也要坚持每年1次的足部检查。对拟诊或已确诊者，应选择合适的鞋袜，避免赤足行走或锻炼；注意保持足部的清洁、温暖、润滑，洗脚水的温度应低于37℃；取暖、热疗时要防止烫伤；小心修剪指甲，不要自行修剪胼胝；积极治疗足部皮肤破损；每天坚持直腿抬高、提脚跟、足趾的背伸跖屈运动等小腿及足部运动，改善下肢血液循环。

第二节　甲状腺功能亢进症

甲状腺功能亢进症简称甲亢，它是指多种原因导致的甲状腺激素分泌过多，引起以神经、循环、消化等系统兴奋性增高和代谢亢进为主要表现的一组临床综合征。可分原发性甲状腺功能亢进、继发性甲状腺功能亢进、高功能腺瘤三种。其病因主要是弥漫性毒性甲状腺肿、多结节性毒性甲状腺肿和甲状腺自主高功能腺瘤。

主要表现为心动过速、多食、消瘦、心跳加快、怕热、多汗、易激动和甲状腺肿大，严重病例可同时或先后出现突眼症状。

一、临床表现

（1）高代谢综合征　甲状腺激素分泌增多导致交感神经兴奋性增高和新陈代谢加速，患者常有疲乏无力、怕热多汗、皮肤潮湿、多食善饥、体重显著下降等。

（2）神经精神系统　多言好动、紧张焦虑、焦躁易怒、失眠不安、思想不集中、记忆力减退，手和眼睑震颤。

（3）心血管系统　心悸气短、心动过速、第一心音亢进、收缩压升高、舒张压降低，脉压增大。合并甲状腺毒性心脏病时，出现心动过速、心律失常、心脏增大和心力衰竭。

（4）消化系统　稀便、排便次数增加。重者可有肝大、肝功能异常，偶有黄疸。

（5）肌肉骨骼系统　主要是甲状腺毒症性周期性瘫痪。TPP 在 20～40 岁亚洲男性好发，诱因包括剧烈运动、高碳水化合物饮食、注射胰岛素等，病变主要累及下肢，有低钾血症，TPP 病程呈自限性，甲状腺功能亢进控制后可以自愈。

（6）造血系统　循环血淋巴细胞比例增加，单核细胞增加，但是白细胞总数减低，可以伴发血小板减少性紫癜。

（7）生殖系统　女性月经减少或闭经。男性阳痿，偶有乳腺增生（男性乳腺发育）。

（8）甲状腺肿大　多数患者有程度不等的甲状腺肿大。甲状腺肿为弥漫性、对称性，质地不等，无压痛。甲状腺上下极可触及震颤，闻及血管杂音，少数病例甲状腺可以不肿大。

二、功能障碍

（一）生理功能障碍

（1）运动功能障碍　由于分解代谢增强，以致肌肉等软组织过多的消耗而消瘦软弱，另外，甲状腺功能亢进可引起肌无力、肌病和周期性瘫痪，都可导致运动功能障碍。

（2）言语吞咽功能障碍　急性甲状腺功能亢进性肌病或甲状腺功能亢进伴急性延髓麻痹罕见，起病急，数周内可发生言语与吞咽困难，并可导致呼吸肌麻痹。

（3）心脏功能障碍　由于代谢亢进，甲状腺激素过多的毒性作用，以及心脏血管对儿茶酚胺的敏感性增强，患者感心悸、气急，活动后加重，老年人可出现心绞痛和心力衰竭症状。

（二）心理功能障碍

甲状腺功能亢进症患者易怒，好与人争吵，神经质、焦虑、失眠、猜疑，偶尔则可出现幻觉、躁狂或抑郁状态。

（三）日常生活活动能力受限

甲状腺功能亢进症多有运动功能障碍和心功能障碍，影响患者的行走、个人卫生及购物等日常生活能力。

（四）社会参与能力受限

上述的功能障碍最终会影响患者的生活质量、劳动、就业和社会交往等能力，使得患者不能正常扮演原有的社会角色。

三、康复评定

（一）生理功能评定

1. 运动功能评定

采用 MMT 和 ROM 方法。

2. 体格评定

甲状腺功能亢进患者采用身体质量指数（BMI）来评定患者的身体消瘦程度，$BMI=体重(kg)/[身高(m)]^2$。

3. 心功能障碍评定

甲状腺功能亢进性心脏病的心功能分级和代谢当量相对应，可以指导患者的日常生活和运动。

（1）心功能分级

① Ⅰ级：平时无自觉症状，可适应一般体力活动，仅在剧烈运动或过度疲劳时才有心悸和呼吸困难，代谢当量≥7。

② Ⅱ级：轻度活动无不适，中度活动时出现心悸、疲劳和呼吸困难，心脏常有轻度扩大，5≤代谢当量<7。

③ Ⅲ级：轻度活动时迅速出现心悸、疲劳和呼吸困难，心脏有中度增大，下肢水肿，2≤代谢当量<5。

④ Ⅳ级：静息时有呼吸困难和心悸，心脏明显扩大，水肿明显，代谢当量<2。

（2）主观劳累分级　现多用十级改良法（伯格测量表改良版），见表8-3。患者指导语："这是一个询问您气短程度的测量表，0 分代表呼吸时完全没有气短（呼吸困难）的感觉，随着分数增加，气短（呼吸困难）程度上升，10 分代表呼吸时气短程度达至最大极限，那么，现在您觉得呼吸有多困难？"

表 8-3　伯格测量表改良版

级别	程度		级别	程度
0	完全没有气短		5	严重
0.5	非常、非常轻微（刚发觉）		6	
1	非常轻微		7	非常严重
2	轻微		8	
3	中度	运动训练区域	9	非常、非常严重（几乎最大极限）
4	有点严重	运动训练区域	10	最大极限

（二）心理功能评定

对患者进行心理测查，了解其焦虑、抑郁、情感冲突等心理及情绪障碍的情况。参照第一章。

（三）日常生活活动能力评定

ADL 评定采用改良 Barthel 指数评定表，具体评定参照第一章。

（四）社会参与能力评定

主要进行生活质量评定、劳动力评定和职业评定。

四、康复治疗

甲状腺功能亢进的康复治疗原则应该是全面的治疗，包括临床抗甲状腺药物治疗、放射性[131]I 治疗、手术治疗、运动、心理、营养饮食、教育治疗，以及针对原发疾病的治疗。甲状腺功能亢进康复治疗的基本目标是改善甲状腺功能亢进患者的身心、社会、职业功能障碍，使患者能回归社会，劳动就业，经济自主，提高生活质量。由于其他治疗已经在内科学中阐述，本节重点介绍甲亢性心脏病的运动治疗及其相关问题。

（一）物理治疗

1. 物理因子治疗

甲状腺功能亢进性眼肌麻痹常与突眼并存，早期可用无热量超短波解除临床症状，15min，每日1次，10～15次为一疗程。对于甲状腺功能亢进引起肌无力、肌病和周期性瘫痪，可采用低频脉冲电、干扰电治疗，促进肌力恢复，减少肌肉萎缩，20min，每日1次，15次为一疗程。对于甲亢性局部黏液性水肿可采用红光、氦-氖激光、石蜡疗法、气泵压力疗法等，改善局部血循环，减轻局部的水肿。

2. 运动治疗

甲状腺功能亢进性心脏病的运动治疗应根据心功能的评定决定运动的方式和强度。但甲状腺功能亢进患者的心率本身就快，所以采用心率作为运动训练强度的指征不完全可靠，应联合采用代谢当量和主观劳累分级的方法比较合理。

（1）Ⅰ级　最大METs为6.5，主观劳累计分在13～15，可采用医疗步行、踏车、腹式呼吸、太极拳、放松疗法、医疗体操等活动方法。

（2）Ⅱ级　最大METs为4.5，主观劳累计分为9～11，可采用医疗步行、踏车、腹式呼吸、太极拳、放松疗法、医疗体操等活动方法，但活动强度应明显较小，活动时间不宜过长，活动时的心率增加一般不超过20次/min。

（3）Ⅲ级　最大METs为3.0，主观劳累计分为7，以静气功、腹式呼吸、放松疗法为宜，可做不抗阻的简单四肢活动，活动时间一般为数分钟。活动时心率增加不超过10～15次/min。每次运动的时间可以达到30min，每周至少活动3次。

（4）Ⅳ级　最大METs为2.5，只做不增加心脏负荷的静气功、腹式呼吸和放松疗法之类活动，可做四肢被动活动。活动时心率和血压一般应无明显增加，甚至有所下降。

（二）作业治疗

通过功能性作业、日常活动能力训练、适合患者能力的职业训练来提高患者生活质量，早日重返社会。

（三）康复辅具

对于甲状腺功能亢进性浸润性突眼，戴黑眼镜防止强光与尘土刺激眼睛，睡眠时用抗菌药物眼膏并且佩戴眼罩，以免角膜暴露而发生角膜炎。

（四）心理治疗

引起甲状腺功能亢进的原因是多方面的，但长期的情绪压抑或受到精神刺激容易诱发此病。因此，要保持乐观、豁达的心态对待周围的事物，应尽量保持工作环境的宽松，维持家庭生活的和匮，尽量给自己减压。通过心理治疗解除患者的症状，提供心理支持，重塑人格系统。

（五）药物及其他治疗

药物治疗是治疗甲状腺功能亢进症的主要治疗措施。甲状腺功能亢进症属于中医学"瘿气"范畴。中医认为本病的病因主要为剧烈的精神刺激，或长久的情志抑郁。必要时可用针灸疗法配合中药治疗。

（六）康复护理

1. 一般护理

为患者创造安静、舒适、和谐、卫生的休息环境，根据病情指导患者合理地活动与休息，充分休息，避免劳累，以降低机体代谢率，关心体贴患者，稳定情绪，防止病情加重。

2. 饮食护理

保证患者营养供应，促进体重恢复。给予高蛋白、高热量、富含维生素饮食，补充足量水分。

3. 对症护理

（1）甲状腺危象的护理 甲状腺危象是甲状腺功能亢进患者致命的并发症，护理时要严密观察病情变化，检测生命体征，评估意识变化，记录24h出入量，安置患者于安静、偏低温的环境，避免各种刺激。体温过高者应迅速物理降温，建立静脉通路，按照医嘱及时给予药物治疗。

（2）眼部护理 让患者佩戴有色眼镜以防光线刺激和灰尘、异物侵害，经常用眼药水湿润眼睛避免干燥，睡觉休息时抬高头部使眶内血液回流减少，减轻球后水肿。

五、功能结局

大部分甲状腺功能亢进患者经积极的康复治疗后对生理功能、心理功能、ADL能力及职业能力不会产生影响，预后良好。只有部分病例会遗留有视力障碍、心脏功能障碍而影响ADL能力。也有严重的患者发生甲状腺危象、心力衰竭造成死亡的结局。

六、康复教育

（一）饮食起居

饮食原则：三高一忌一适量，指高能量、高蛋白、高维生素饮食，忌碘饮食，适量给予钙、磷补充。

（1）11～17 岁　体重（磅）×11（9）＝基本热量（千卡）。

（2）18～30 岁　体重（磅）×7（6.5）＋680（450）＝基本热量（千卡）。

（3）31～60 岁　体重（磅）×5（4）＋830（830）＝基本热量（千卡）。

（4）60 岁以上　体重（磅）×6（5）＋490（600）＝基本热量（千卡）。

利用上述公式算出每天摄取热量，再根据日常食物所含热量规划每餐的分量，就可以有效控制体重。甲状腺功能亢进患者代谢率增高，能量消耗增多，应适当增加主食量，多吃瘦肉和鱼，每天一个鸡蛋，一杯牛奶（200mL）。出汗多时，应多饮水，每天宜 1500～2000mL。另外，还要多吃新鲜蔬菜、水果，戒烟酒，不喝咖啡、浓茶，应尽量少吃或不吃含碘食物，保证足够的休息。在疾病的急性期，最好能在家休息。在稳定期，可以在安静、舒适工作环境中从事轻工作。

（二）自我运动训练

为激发患者的情绪，鼓励患者多到户外参加文体活动，尤其是集体活动，如各种球类运动、交谊舞、扭秧歌等全身运动。

（三）休闲性作业活动

保持放松、愉快的心情。尽量做到遇事不怒，有苦闷心情时要及时向亲属、好友诉说，缓解紧张心情。也可以采用倾听舒缓的音乐及养花、刺绣等手工艺活动来控制易怒的情绪。

（四）注意事项

强调抗甲状腺药物长期服用的重要性，服用抗甲状腺药物者应每周查血常规一次。每日清晨卧床时自测脉搏，定期测量体重，脉搏减慢、体重增加是治疗有效的重要标志。

第三节　甲状腺功能减退症

甲状腺功能减退症，简称甲减，是由于多种原因引起的甲状腺激素的合成、分泌或生物效应不足而引起的一种综合征。

一、临床表现

（1）一般表现　易疲劳、怕冷、体重增加、记忆力减退、反应迟钝、嗜睡、精神抑郁、便秘、月经不调、肌肉痉挛等。体检可见表情淡漠，面色苍白，皮肤干燥发凉、粗糙脱屑，颜面、眼睑和手部皮肤水肿，声音嘶哑，毛发稀疏、眉毛外 1/3 脱落。由于高胡萝卜素血症，手脚皮肤呈姜黄色。

（2）肌肉与关节　肌肉乏力，暂时性强直、痉挛、疼痛，咀嚼肌、胸锁乳突肌、股四头肌和手部肌肉可有进行性肌萎缩。

（3）心血管系统　心肌黏液性水肿导致心肌收缩力下降、心动过缓、心输出量下降。ECG 显示低电压。由于心肌间质水肿、非特异性心肌纤维肿胀、左心室扩张和心包积液导致心脏增大，有学者称之为甲状腺功能减退性心脏病。冠心病在本病中高发，10%患者伴发高血压。

（4）血液系统　可导致贫血，常见原因如下：①甲状腺激素缺乏引起血红蛋白合成障碍。②肠道吸收铁障碍引起铁缺乏。③肠道吸收叶酸障碍引起叶酸缺乏。④恶性贫血与自身免疫性甲状腺炎伴发的器官特异性自身免疫病有关。

（5）消化系统　厌食、腹胀、便秘，严重者出现麻痹性肠梗阻或黏液水肿性巨结肠。

（6）内分泌系统　女性常有月经过多或闭经。长期严重的病例可导致垂体增生、蝶鞍增大。部分患者血清催乳素水平增高，发生溢乳。原发性甲状腺功能减退伴特发性肾上腺皮质功能减退和 1 型糖尿病者属自身免疫性多内分泌腺体综合征的一种，称为 Schmidt 综合征。

（7）黏液性水肿　表情淡漠、面容虚肿苍白，皮肤粗糙，少光泽，多鳞屑和角化。毛发干燥、稀疏、脱落。指甲生长缓慢，厚而脆，表面常有裂纹。眼裂狭窄，可伴有轻度突眼。鼻、唇增厚，发音不清，言语缓慢、语调低哑。黏液性水肿昏迷见于病情严重的患者，多在冬季较寒冷时发病。诱因为严重的全身性疾病、甲状腺激素替代治疗中断、寒冷、手术、麻醉和使用镇静药等。临床表现为嗜睡、低体温（<35℃）、呼吸徐缓、心动过缓、血压下降、四肢肌肉松弛、反射减弱或消失，甚至昏迷、休克、肾功能不全，危及生命。

（8）神经精神系统　轻者记忆力、注意力、理解力和计算力减退，反应迟钝、嗜睡、精神抑郁；重者多痴呆、幻想、木僵或惊厥。

二、功能障碍

（一）生理功能障碍

（1）运动功能障碍　患者共济失调，腱反射迟钝，肌肉软弱无力、疼痛、强直，可伴有关节病变如慢性关节炎。

（2）心功能障碍　患者心动过缓，心输出量减少，血压低，有时可伴有心包积液和胸腔积液。重症者发生黏液性水肿性心肌病，出现心功能障碍。

（二）心理功能障碍

患者记忆力减退，反应迟钝，智力低下，重者可痴呆，出现智力障碍。由于病程长，患者的心理承受能力下降，导致心理功能障碍。

（三）日常生活活动能力受限

运动功能障碍和心功能障碍，影响患者的行走、个人卫生及购物等日常生活能力。

（四）社会参与能力受限

上述的功能障碍最终会影响患者的生活质量、劳动、就业和社会交往等能力。

三、康复评定

（一）生理功能评定

（1）运动功能评定　采用 MMT 和 ROM 方法。
（2）心功能障碍评定。

（二）心理功能评定

对患者进行心理测查，了解其焦虑、抑郁、情感冲突等心理及情绪障碍的情况。

（三）日常生活活动能力评定

ADL 评定采用改良巴氏指数评定表。

（四）社会参与能力评定

人的社会功能是指人能否在社会上发挥一个公民应有的功能及其在社会上发挥作用的大小。为评定患者的社会功能，常需评定其社会生活能力、就业能力和生活质量。

四、康复治疗

甲状腺功能减退症康复治疗的基本目标是使患者能够生活自理，回归社会，劳动就业，经济自主。由于疾病严重，不能达到上述目标的，增进患者的自理程度，保持现有功能或延缓功能衰退。改善身心、社会、职业功能障碍，使患者能在某种意义上像正常人一样过着积极而有意义的生活。根据康复评定结果，首先确立临床诊断，甲状腺功能减退症是内科一种难治之症，应遵行在临床基础治疗的基础上，辅以对症治疗，早期介入康复治疗的原则。

（一）物理治疗

1. 物理因子治疗

对于甲状腺功能减退症出现的黏液性水肿可用无热量的超短波、红外线、弱红斑量紫外线照射治疗，促进血液、淋巴循环，减轻水肿。对于甲状腺功能减退症出现的肌肉与关节系统的症状可用调制中频、超声波、蜡疗、磁疗，解除肌肉、关节疼痛，促进关节腔积液的吸收。

2. 运动治疗

甲状腺功能减退症系甲状腺激素合成与分泌不足而致的全身性疾病，导致多系统的功能障碍。因此，适量合理的运动可改善疾病的临床症状，促进功能恢复。实施运动治疗可增强肌肉力量、肌肉耐力和肌肉协调性，保持及恢复关节的活动度，促进运动系统的血液和淋巴循环，消除肿胀和疼痛等。运动增进食欲，促进胃肠蠕动，防止便秘的发生，对精神、心理也有良好的作用。运动类型以步行、慢跑、伸展运动和健身操等方式为主。根据年龄、性别、体力等不同情况逐步增加运动时间和运动强度。一般采取中、低等运动强度，运动锻炼的时间从 $15 \sim 45 \text{min}$ 不等。

（二）作业治疗

通过有治疗目的的作业活动，改善躯体功能，改善心理状态，提高日常生活活动能力和生活自理程度，提高职业技能，达到自理、自立。提高患者生活质量，早日重返家庭和社会。根据病情，主要选择集体活动。休闲娱乐活动可克服孤独感，恢复社会交往，培养重返社会的意识。ADL训练：每日1次，每次每项目30min，每周4次，长期坚持。

（三）康复辅具

甲状腺功能减低患者肌肉软弱无力、疼痛、强直，可伴有关节病变如慢性关节炎，康复工程在甲状腺功能减低中的应用主要涉及矫形器和辅助具，具有固定止痛、防治和矫正畸形的作用。对下肢疼痛、行走困难的患者使用拐杖或轮椅可改善其步行功能和社会交往能力。

（四）心理治疗

甲状腺功能减低患者会出现人格的改变和社交障碍，不愿与人交往。在社交场所有局促不安感。关心患者，多与患者交谈，谈患者感兴趣的话题。鼓励患者参加娱乐活动，调动其参加社交活动的积极性。听活泼欢快的乐曲，使其心情愉快。嘱亲友来探视患者，使其感到温暖与关怀，以增强自信心。

（五）药物或其他治疗

甲状腺制剂终身替代治疗。早期轻型病例以口服甲状腺片或左甲状腺素为主。甲状腺片，开始剂量 20～40mg/d，每周增加 20mg/d，直至见效。一般先水肿消退，然后其他症状相继改善或消失。获满意疗效后，寻找合适的维持量，长期服用。中、晚期重型病例除口服甲状腺片或左甲状腺素外，需对症治疗如升压、给氧、输液、控制感染、控制心力衰竭等。

（六）康复护理

康复护理应注意针对甲状腺功能减低患者的共济失调、肌肉无力、疼痛等症状，嘱患者防跌倒、防撞击伤以及相应的疼痛护理措施。对于存在黏液性水肿的患者，促进水肿消退的护理措施也需教给患者，心理治疗也不容忽视。

五、功能结局

呆小病和幼年型甲状腺功能减低的预后不良，因此必须强调早期诊断和早期治疗，积极推广新生儿甲状腺功能普查可明显改善呆小病的预后。大部分成人型甲状腺功能减低患者经过积极的甲状腺制剂终身替代治疗，对生理功能、心理功能、ADL 能力及职业能力不会产生影响，预后良好。只有部分病例不遵守医嘱会引起甲减的症状加重，严重时可出现昏迷，最后导致多系统功能衰竭造成死亡的结局。

六、健康教育

（一）饮食起居

因甲状腺功能减低患者代谢率减慢，组织消耗减少，活动量减少，排便次数减少，每 2～3 日或更长时间排便一次，粪质干硬，常伴有排便困难感，可发生肛裂，同时可伴有排便时肛门疼痛，腹胀及下腹部疼痛。应鼓励患者进行活动，以刺激肠蠕动，促进排便。提高饮食中纤维素的含量，多吃含纤维素高的饮食，如玉米面、荞麦面、豆类、芹菜、蒜苗、萝卜、香蕉等。采用食疗方法，可用蜂蜜 60g，麻油

30mL，加糖或盐少许，开水冲服，早、晚各 1 次，或晨起空腹饮用白开水 500mL。

（二）自我运动训练

宜多到户外参加文体活动，如各种球类运动、跳舞、扭秧歌等全身运动。早晚按摩甲状腺，10min/次。

（三）休闲性作业活动

保持放松、愉快的心情，另外，要鼓励患者多参加社交活动，减少人格障碍的产生。也可以听听优雅动听的音乐，养养花等。

（四）日常生活活动注意事项

在治疗的过程中，要坚持服药，定期复查，以保证治疗效果。告诉患者，只要终身坚持服药，对其寿命、生活质量不会造成任何影响。消除患者的心理顾虑，促其全面康复，最后重返社会。

第四节　甲状腺炎

甲状腺炎是指甲状腺组织因变性、渗出、坏死、增生等炎性病理改变而导致的临床病症，可分为急性、慢性、亚急性三种类型，临床上较为常见的甲状腺炎有亚急性甲状腺炎和慢性淋巴细胞性甲状腺炎。

一、临床表现

1. 亚急性肉芽肿性甲状腺炎

多见于中年妇女，起病时患者常有上呼吸道感染。典型者整个病期可分为三期。早期，最为特征性的表现为甲状腺部位的疼痛和压痛，常向颌下、耳后或颈部等处放射，咀嚼和吞咽时疼痛加重，尚可伴有甲状腺功能亢进的常见表现。中期，当甲状腺腺泡内甲状腺激素由于感染破坏而发生耗竭时，可降至甲状腺功能减退水平，临床上也可转变为甲状腺功能减退表现。恢复期，症状渐好转，甲状腺肿或（及）结节渐消失，也有不少病例遗留小结节，以后缓慢吸收。本病病程长短不一，可自数周至半年以上，一般约为 2～3 个月，故称亚急性甲状腺炎。病情缓解后，尚可能复发。

2. 慢性淋巴细胞性甲状腺炎

本病多见于中年女性，表现为甲状腺肿，起病缓慢，常在无意中发现，体积约为正常甲状腺的 2～3 倍，表面光滑，质地坚韧有弹性如橡皮，明显结节则少见，无压痛，与四周无粘连，可随吞咽运动活动。晚期少数可出现轻度局部压迫症状。本病发展缓慢，有时甲状腺肿在几年内似无明显变化。初期时甲状腺功能正常。病程中有时也可出现甲状腺功能亢进，继而功能正常，甲状腺功能减低，再正常，其过程类似于亚急性甲状腺炎，但不伴疼痛、发热等，故称此状态为无痛性甲状腺炎。但当甲状腺破坏到一定程度，许多患者逐渐出现甲状腺功能减退，少数呈黏液性水肿。本病有时可并发恶性贫血及系统性红斑狼疮等自身免疫性疾病。

二、功能障碍

见本章第二节甲状腺功能亢进症。

三、康复评定

（一）生理功能评定

（1）疼痛评定　采用疼痛视觉模拟尺（VAS），随着 VAS 的广泛应用，人们把直线改为一个 100mm 长的直尺，尺子的零端为无痛，另一端为可想象的最严重的疼痛。检查时由患者移动表示疼痛程度的指针，指针所在处的数值（用 mm 表示）即为疼痛的量化值。VAS 是临床最常用最简单的疼痛评测方法。

（2）运动功能评定　具体评定参照第一章。

（二）心理功能评定

见本章第二节甲状腺功能亢进症。

（三）日常生活活动能力评定

具体评定参照第一章。

（四）社会参与能力评定

主要进行生活质量评定、劳动力评定和职业评定。

四、康复治疗

甲状腺炎康复治疗的基本目标是改善患者的身心、社会、职业功能障碍，提高生活质量。由于甲状腺炎是内科一种难治之症,其康复治疗原则是首先确立临床诊断,在临床药物治疗的基础上,根据康复评定结果辅以对症治疗,早期介入康复治疗。

(一)物理治疗

(1)物理因子治疗 超短波对于组织器官的亚急性或慢性炎症,可使局部组织血管扩张,血液、淋巴循环增强,血管和组织细胞通透性增高,局部组织营养代谢好转,促进炎症产物的吸收和组织再生。采用超短波治疗,甲状腺功能恢复速度较快,可很快由高功能状态降为正常,且有甲减趋势。

(2)运动治疗 见本章第二节和第三节。

(二)作业治疗

见本章第二节和第三节。

(三)康复辅具

见本章第二节和第三节。

(四)心理治疗

见本章第二节和第三节。

(五)其他治疗

(1)亚急性肉芽肿性甲状腺炎 肾上腺糖皮质激素对亚急性甲状腺炎有显著效果,用药1~2天内发热和甲状腺疼痛往往迅速缓解,一周后甲状腺常显著缩小,首选泼尼松治疗。合并甲状腺功能减低者,可加用甲状腺片剂。非甾体类消炎镇痛药对本病也有效。

(2)慢性淋巴细胞性甲状腺炎 早期患者,可临床随访观察,但若血清 TSH 增高,提示甲状腺功能已有一定不足,虽然症状不明显,也宜进行治疗,否则甲状腺可进一步肿大。一般均采用甲状腺制剂治疗,如甲状腺片或左甲状腺素,剂量视病情与反应而定。伴有甲状腺功能亢进的患者,应同时予以抗甲状腺药物治疗,但剂量一般宜小,否则容易出现甲状腺功能减退。一般不采用放射性碘或手术治疗,否则很容易出现严重黏液性水肿。一般不用肾上腺糖皮质激素,但如甲状腺迅速明显肿大或伴有疼痛、压迫症状者,可短期应用缓解症状。慢性淋巴细胞性甲状腺炎原则上不采用手术治疗。但如有明显压迫症状,经甲状腺制剂治疗后甲状腺不缩小,或疑有甲状腺癌者,可考虑手术治疗,术后仍应继续补充甲状腺制剂。

（六）康复护理

在急性期，强调休息为主，加强营养指导。避免过劳和精神紧张。培养患者自我调节情绪意识，预防上呼吸道感染。

五、功能结局

甲状腺炎如果治疗及时，患者大多可得以完全恢复，对患者的生理功能、心理功能、ADL 能力及职业能力不会产生影响。只有极少数患者变成永久性甲状腺功能减退症。需要甲状腺制剂终身替代治疗，但不影响患者的寿命。

六、健康教育

（一）饮食起居

亚急性甲状腺炎是由病毒感染后引起的变态反应，慢性淋巴细胞性甲状腺炎是一种自体免疫性疾病，因此，平时要预防感冒和肠道感染。做到合理平衡饮食，起居有律。

（二）自我运动训练

鼓励患者多到户外参加文体活动，积极锻炼身体，增加机体的抵抗能力。

（三）休闲性作业活动

经常参加休闲和社会交往活动，开阔视野，放松心情。减少人格障碍的产生。

（四）注意事项

在治疗的过程中，要坚持服药，定期复查，以保证治疗效果。对于甲低患者，应告知患者，消除心理顾虑，只要终生坚持服药，对其寿命、生活质量不会造成任何影响。

第九章
骨科常见疾病的康复

第一节 肩部损伤

一、锁骨骨折

锁骨呈S形管状骨，位于胸廓的顶部前方，连于胸骨和肩峰之间，是上肢带与躯干连接的骨性结构。锁骨位置表浅，易遭受外力发生骨折，锁骨骨折是常见的骨折之一，多见于青壮年及儿童。运动损伤导致的锁骨骨折，常见于体操、自行车及摔跤运动等运动项目。锁骨骨折以中外1/3连接处最多见。

伤后患者多用手托肘，头偏向患侧，下颏转向健侧，以减轻胸锁乳突肌牵拉骨折端而产生的疼痛。锁骨骨折后局部肿胀、疼痛，骨折近段上翘，可触到错位的骨折断端。

（一）康复治疗

1. 运动疗法

（1）非手术治疗的运动疗法　闭合复位后，双侧腋窝以棉垫适当保护，固定时固定物松紧要适度，太松无固定作用，太紧则可压迫神经血管引起并发症。早期开始关节活动度训练，包括肘、腕关节伸、屈活动及双手叉腰、后伸肩关节等活动；以及患侧上肢肌力训练，包括握拳训练、肘、腕部肌肉由等长收缩开始逐渐过渡至渐进抗阻训练。如卧床休息，将肩胛区垫高、不用枕头，保持双肩后伸位。

（2）手术后的运动疗法　手术后的运动治疗与骨折类型、损伤严重程度及手术方式密切相关。

① 锁骨中、外侧1/3骨折切开复位内固定术后：患肢固定6周。由于术中显露骨折时，已将三角肌和斜方肌从锁骨上分离，所以术后早期需要保护，减小三角肌和斜方肌的张力，保护相关组织愈合。术后即可开始肘关节、腕、指关节全范围功能活动，1周开始卧位下主动或助动的肩关节前屈、外旋和内旋练习。术后2周，开始三角肌和肩袖肌群的低负荷抗阻练习。术后3～6周，避免肩部用力活动。

② 锁骨远端切除术后：术后应立即鼓励患者进行肘、腕及手活动练习。术后1周，佩戴肩吊带制动，减轻疼痛，必要时可持续使用2～3周。在疼痛允许的范围内，开始肩关节钟摆运动练习。术后第2周，可逐渐开始肩关节的被动活动练习，包括肩关节内旋、外旋、前屈和后伸。术后4周，逐渐开始肩关节的主动活动练习和肩周肌的等长收缩练习。术后8周，进行肩关节活动度恢复正常的练习和肩袖肌、肩胛肌抗阻训练。ADL训练。通常在术后12周，患侧肩关节的活动度和力量恢复到健侧的80%～90%，才能恢复工作。

③ 锁骨干骨折切开复位内固定术后：术后可使用肩吊带托起上肢，肘、腕和手的主动屈伸练习。术后2周后去肩吊带。可在无痛范围内进行钟摆运动练习。进行肘、腕及手周围肌群的等长收缩练习，逐渐增加至抗阻训练。术后3周，可酌情开始肩袖肌、三角肌的等长收缩练习和肩关节主动活动度练习。术后6周，进行斜方肌、三角肌和肩袖的渐进性抗阻练习，并加强肩关节活动度训练。术后12周，肩关节正常活动，恢复正常的日常活动能力。

2. 物理因子疗法

具有改善局部血循环、减轻局部肿胀和疼痛、促进组织愈合的作用。经皮神经电刺激、半导体激光和红外线可改善组织血循环，加快代谢产物和致痛物质的排除，具有镇痛作用。

（二）康复教育

使患者了解锁骨骨折的发病特点、治疗方法和转归过程，增强患者信心、减轻焦虑、增加对治疗的依从性。教育患者自我练习，训练要循序渐进，从小到大逐步加大关节活动度，活动锻炼后应不增加关节疼痛。

二、肩锁关节损伤

肩锁关节由肩峰端和锁骨端关节面、关节滑膜及纤维关节囊构成，参与肩关节的联合运动。肩锁关节损伤多见于对上肢及肩关节活动与负重要求高的运动项目的运动员，如体操、排球、橄榄球和投掷等。由于肩锁关节属微动关节，当上肢超过120°上举运动时，肩锁关节外展、旋后运动对肩锁关节产生较强的挤压、分离和扭转等应力作用，使肩锁关节发生损伤。根据损伤的程度及类型，临床上分为6型，其中Ⅰ、Ⅱ型损伤以非手术治疗为主，Ⅲ型损伤以上应采取手术治疗。迄今为止，人们对Ⅲ型损伤是否采取手术治疗仍有争议。但对于肩关节活动与负重要求高的运动项目的高水平运动员，通常在4~8周的非手术治疗无效后，应考虑手术治疗。

（一）康复治疗

1. 运动疗法

（1）非手术治疗的运动治疗

① 休息和制动：Ⅰ、Ⅱ型肩、锁关节损伤肩吊带制动2周左右，缓解炎症和疼痛。Ⅲ型肩、锁关节损伤需要肩支具固定4周。

② 关节活动度训练：在无痛范围内尽早进行肩关节活动度练习，但需避免肩内旋、上肢交叉内收，肩前上举接近终末角度。逐渐进行肩胛回缩练习以提供肩锁关节的动态稳定性。早期从不引起患者症状加重的情况下进行肩胛闭链运动练习，如肩胛时钟训练，即将手撑于墙壁，根据指令将右上肢置于6:00~7:30位，或将左上肢置于4:30~6:00位，要求患者保持该位置10秒。受伤1周后，可在不引起肩锁关节局部不适的情况下进行日常生活活动练习。

③ 肌力训练：早期进行肩胛肌和肩袖肌闭链运动训练。如双上肢撑于墙壁进行肩胛骨的内、外旋抗阻训练。2周后，患者前屈无明显疼痛可以开始等张收缩和开链运动，先从肩胛肌、肩袖的等张训练开始，进行增强肩胛骨稳定性训练。可以使用弹力带进行抗阻训练，但6周内应避免宽距杠铃卧推以及撑双杠等动作。

（2）手术治疗的运动治疗

① 休息和制动：肩锁关节损伤术后需支具固定6~8周，以保证患肢的非负重状态，从而减少重建的肩锁韧带的压力。除患者自理活动（非负重）期间及规定的康复治疗时间外，均需佩戴支具。

② 关节活动度训练：术后1周内，可以进行肘、腕和手的主动活动训练，Codman钟摆运动。术后2周，肩关节被动关节活动度练习限制在前屈30°、外展和内旋均为80°、外旋0°。术后4周，活动度练习增加到前屈45°并开始辅助下主动外展。术后6周，肩关节活动度训练，前屈及主动外展限制在60°之内，由于肩内旋、上肢交叉内收和肩前屈上举接近终末角度等运动会增加肩、锁关节的压力，因此训练时应避免。

③ 肌力训练：术后4~6周，进行肩胛稳定肌群等长收缩训练，肩胛肌和肩袖

肌闭链运动训练。术后12周，可以逐渐开始肩胛肌、肩袖肌等张收缩和开链运动练习，进行增强肩胛骨稳定性训练。可以使用弹力带进行抗阻训练。术后16周，可以进行日常生活活动能力和恢复肩关节运动功能练习。

2. 物理治疗

可通过短波、超短波、微波、毫米波、激光疗法、磁疗、冷疗等物理因子疗法来达到改善血循环，消炎消肿、镇痛的作用。

（二）康复教育

使患者了解肩锁关节损伤的发病特点、持续时间和转归过程，增强患者信心，减轻焦虑，增加对治疗的依从性。教育患者自我练习，训练要循序渐进，从小到大逐步加大关节活动度，活动锻炼后应不增加关节疼痛。

三、肩锁关节骨性关节炎

肩锁关节骨性关节炎是肩、锁关节疼痛最常见的原因之一，其中随年龄增长而逐渐累积的退行性改变导致的原发性关节炎在老年人中较常见。肩锁关节由肩胛骨肩峰关节面与锁骨肩峰关节面构成，关节内有关节盘，肩锁关节囊和肩锁韧带对锁骨远端前后稳定性非常重要，喙锁韧带主要对于锁骨外侧向上稳定性较重要。因此，相关组织结构创伤或积累性损伤，可以使肩锁关节软骨损伤，逐渐引起创伤性关节炎。

（一）康复治疗

1. 运动疗法

（1）非手术治疗的运动治疗

① 休息和制动：急性疼痛患者早期短时间需使用肩吊带，保证患肢放松，减轻疼痛。

② 关节活动度训练：早期患者应避免患侧卧位，限制患肢上举过顶及内收过胸动作，限制近身上举重物，这对预防症状复发尤为重要。可以在不引起疼痛的情况下，进行肩关节的主动活动范围练习。

③ 肌力训练：疼痛缓解后可酌情进行提高肩胛带的力量和肩袖肌群的训练，重点应该放在胸小肌、斜方肌和三角肌，尽量减少关节的压力和张力。牵张、伸展治疗也具有潜在治疗作用。值得注意的是若患者急性期症状持续2~4周仍未缓解，应强调限制活动；对于顽固性疼痛患者，建议限制上举、伸展、推拉动作（硬推、仰卧举重、下拉动作必须停止）在不引起疼痛的范围内。

（2）手术治疗的运动治疗

① 休息和制动：肩锁关节损伤术后需支具固定 6～8 周，以保证患肢的非负重状态，从而减少重建的肩锁韧带的压力。除患者自理活动（非负重）期间及规定的康复治疗时间外，均需佩戴支具。

② 关节活动度训练：术后 2 周内，可以进行肘、腕和手的主动活动训练。术后 4 周，开始 Codman 钟摆运动。肩关节被动关节活动度练习限制在前屈 30°、外展和内旋均为 60°、外旋 0°。术后 8 周，活动度练习增加到前屈 45°并开始辅助下主动外展。术后 10 周，肩关节活动度训练，前屈及主动外展限制在 60°之内，由于肩内旋、上肢交叉内收和肩前屈上举接近终末角度等运动会增加肩锁关节的压力，因此应避免这些运动。

③ 肌力训练：术后 4 周，进行肩胛稳定肌群等长收缩训练，肩胛肌和肩袖肌闭链运动训练。术后 10 周，可以逐渐开始肩胛肌、肩袖肌等张收缩和开链运动练习，进行增强肩胛骨稳定性训练。可以使用弹力带进行抗阻训练。术后 12 周，可以进行日常生活活动能力和恢复肩关节运动功能练习。

2. 物理因子疗法

可定期冰敷以控制关节疼痛和肿胀；适当予高频电疗法、激光、磁疗、超声波等治疗缓解急性期疼痛。物理因子疗法对肩锁关节骨性关节炎治疗效果有效，对伴有肩峰撞击或肩袖损伤的患者都具有积极作用。

（二）康复教育

使患者了肩锁关节骨关节炎的发病特点、持续时间和转归过程，增强患者信心、减轻焦虑、增加对治疗的依从性。教育患者自我练习，训练要循序渐进，以关节镜下锁骨远端切除术为例，术后允许患者立即进行可耐受范围内肩关节活动度训练，当患者疼痛减轻、感觉舒适时即可重新开始日常生活活动。患者通常需要 3 个月才能感觉疼痛消失，并重新恢复所有活动。

四、肩胛喙突撕脱骨折

肩胛骨喙突骨折在临床上较少见，常发生于肩关节脱位或肩锁关节脱位的合并骨折。喙突起自肩胛骨，位于肩胛颈基底的上方，末端向外延伸形成钩状的骨性结构。喙突通过喙锁韧带、喙肩韧带、喙肱韧带与周围的锁骨、肩峰和肱骨等联系，起到稳定肩关节的作用。肩关节外伤致肩关节脱位时，由于肱二头肌短头和喙肱肌联合腱强力牵拉导致喙突骨折。肩锁关节发生脱位时，由于喙锁韧带强力撕脱致喙突骨折。

（一）康复治疗

1. 运动疗法

（1）非手术治疗的运动治疗　一般情况下肩吊带固定4～6周。3周后，在不引起疼痛的情况下，轻柔地进行肩关节钟摆运动。骨折有移位手法复位后固定患肢6周，可以开始肩关节钟摆运动。进行肩袖肌群和肩胛肌群等长收缩练习。进行肩胛肌和肩袖肌闭链运动训练。如双上肢撑于墙壁进行肩胛骨的内、外旋抗阻训练。伤后8周，进行肩袖肌群和肩胛肌群力量和肩胛骨稳定性训练。肩胛肌、肩袖的等张训练和增强肩胛骨稳定性训练。伤后12周，使用弹力带肩袖肌群和肩胛肌群可抗阻训练，肩关节各个方向正常活动范围的训练。

（2）手术后的运动疗法

① 肩支具固定6～8周。

② 关节活动度训练：术后2周，握拳练习，肘、腕及手指主动活动。术后4周，开始钟摆运动，肩关节被动活动，在无痛范围内。术后6周，继续进行肩关节被动活动训练，采用肩滑轮、肩梯或体操棒开始进行肩关节主动助力训练。术后8周，继续肩关节主动助力训练，逐渐进行肩关节主动活动练习。术后12周，逐渐恢复肩关节全范围活动度的训练。

③ 肌力训练：术后2周，进行肩周肌肌力等长收缩训练。术后4周，在不同角度进行肩周肌肌力等长收缩训练和肩周肌闭链练习。术后8周，进行三角肌、肩袖肌群、肱二头肌、胸大肌和背阔肌渐进性抗阻训练，不引起疼痛的内外旋肌力练习。术后12周，逐渐增加肩袖肌群、三角肌和肱二头肌力量训练的运动量。肩肱关节正常运动节律的练习。术后16周，加强肩关节本体感觉训练、关节的灵活性和协调性训练、运动能力训练。恢复正常的运动功能。

2. 物理因子疗法

急性复位后和手术后早期局部冷疗可以减轻疼痛和肿胀。小剂量的短波、超短波和磁疗早期治疗可以改善血循环，促进组织修复，但骨折内固定者不能使用。毫米波、半导体激光、紫外线和经皮神经电刺激等具有消炎止痛的作用。音频、超声波及离子导入疗法可以松解粘连，软化瘢痕。低中频电可以防止患肢肌肉萎缩。

（二）康复教育

使患者了解肩胛骨喙突骨折的治疗方法、康复持续时间和转归过程，增强患者信心、减轻焦虑、增加对治疗的依从性。应向患者反复强调，训练中应始终遵照指导、循序渐进地进行，要做到量力而行，避免因激进的训练影响到关节功能恢复，甚至引起更为严重的损伤。从小到大逐步加大关节活动度，活动锻炼后应不增加关节疼痛。

五、肩关节脱位

肩关节脱位是常见的肩部运动损伤之一，常发生于对抗性如足球、曲棍球、摔跤、高山滑雪、体操和排球等运动项目。多见于年轻的运动员，男性发病率较高，其中95%为肩关节前脱位。首次脱位后，如果治疗方式不恰当，肩关节稳定结构病理改变未得到良好修复，在较小的外力作用下或在某一特定位置使盂、肱关节发生再脱位，出现肩关节疼痛和功能障碍，且不能自行复位，称为复发性肩关节脱位，其中，复发性肩关节前脱位占很大比例。

（一）康复治疗

康复治疗目的：促进组织愈合，恢复肩关节动态稳定结构及正常运动功能。

1. 运动疗法

（1）非手术治疗的运动治疗　主要包括肩袖肌群和肩胛肌群（上斜方肌、中斜方肌、下斜方肌和前锯肌）的力量和肩胛骨稳定性训练。加强三角肌和冈上肌的激活训练，增强肩关节的前方稳定性。由于肱二头肌在肩关节前方不稳定中，通过代偿性的活动增加，有维持其前方的稳定性作用。因此，加强肱二头肌力量和耐力训练有重要的作用。加强前锯肌和背阔肌肌力训练，可以改善肩关节前屈、外展的运动功能。肩关节前方不稳定的复发与肩关节内、外旋肌群之间的失衡有关，通过训练盂肱关节周围肌群平衡及协调性，可以降低复发性肩关节脱位的再复发风险。

（2）手术后的运动疗法　术后运动治疗分3个阶段，每个阶段4~6周。

① 第Ⅰ阶段（术后第0~6周）制动阶段。

目标：减轻损伤部位的疼痛和水肿，保护修复的组织，增加关节活动度，防止肩关节周围组织粘连。

肩支具外展位固定6周左右。术后第1天开始进行肘、腕及手指关节的主动活动，握拳训练；术后3天开始上肢钟摆和画圈活动。开始逐渐进行Codman训练，包括钟摆运动、水平位运动及牵伸运动，在不同角度进行肩周肌肌力等长收缩训练和肩周肌闭链运动训练。术后第4周，进行肩关节被动活动，防止肩关节周围组织粘连，但肩关节活动限制外展、外旋至中立位、水平外展至肩胛骨平面以下，以保护前方关节囊，避免牵拉损伤部位。术后6周，进行肩关节被动活动训练，在无痛范围内，逐渐增加运动量。肩带肌力量训练，侧卧位手法稳定训练，耐受量治疗球闭链训练促进关节稳定性和本体感觉训练。在术后8周内，避免肩关节外展、外旋和后伸运动。

② 第Ⅱ阶段（术后第 6～12 周）保护性功能恢复阶段。

目标：促进修复组织愈合，增强肩袖肌和肩胛肌肌力，恢复肩关节的活动度。

第 7 周继续第Ⅰ阶段的基础康复治疗。术后 8 周，采用肩滑轮、肩梯或体操棒在肩胛骨平面以下的肩关节主动助力训练，继续限制肩关节外旋运动。术后 12 周，应用弹力带进行三角肌、肩袖肌群、肱二头肌、胸大肌和背阔肌肌力渐进性抗阻训练，亚极量内外旋力量训练，在肩胛骨平面以下进行肩胛骨运动控制训练，治疗球肩胛稳定训练，逐渐恢复肩关节全范围活动度的训练，但肩外旋活动限制在 45°，避免过度牵拉前关节囊。

③ 第Ⅲ阶段（术后第 12～16 周）。

目标：恢复肩关节正常活动度、肩肱节律和神经肌肉功能。恢复肩关节正常运动功能。

术后第 13 周，继续肩关节正常活动范围的训练。逐渐增加肩袖肌群、三角肌和肱二头肌力量训练的运动量。训练肩肱关节 2：1 的运动节律，恢复正常肩胛胸壁活动。加强肩胛肌群力量、神经肌肉控制能力和肩胛骨稳定性训练，恢复正常肩胛骨运动。

术后第 16 周，继续加强肩袖肌群、三角肌、肱二头肌、前锯肌、胸大肌和背阔肌的抗阻训练。采用本体感觉神经肌肉促进法（PNF）利用运动觉、姿势觉及视觉刺激等，以肌肉牵张和关节牵引挤压等促进对本体感受器的刺激而增强神经肌肉反应。重点加强肩关节本体感觉训练、关节的灵活性和协调性训练、运动能力训练。恢复正常的神经肌肉控制功能，进行运动功能的专项训练、负重上举、哑铃训练及投掷训练等。

2. 物理因子疗法

急性脱位复位后和手术后早期局部冷疗可以缓解肿胀和疼痛，减轻炎症反应。治疗时间每次 10～20min。小剂量的短波、超短波、磁疗、毫米波、半导体激光和紫外线等能改善血循环，促进组织修复。恢复期音频、超声波及离子导入疗法可以松解粘连，软化瘢痕。

（二）康复教育

肩关节初次脱位后，在 2 年内大多数患者存在肩关节复发性脱位的可能。肩关节脱位及复发性脱位早期治疗包括康复训练、早期再损伤的治疗保护和康复知识教育等。非手术治疗康复教育内容包括药物治疗作用，康复治疗的目的、治疗方法和避免肩关节再损伤活动动作等。手术康复教育内容：让患者了解术后康复过程所需的时间、康复目的、方法和对肩关节功能恢复的重要性，使患者积极进行康复治疗。

六、胸锁关节脱位

胸锁关节脱位在肩部运动损伤中比较少见，由于胸锁关节是一个双动关节，是由锁骨内侧端、胸骨柄锁骨切迹和第 1 肋软骨端组成的鞍状关节，其稳定性主要是由外部稳定结构如关节囊及前后方胸锁后韧带、锁骨间韧带、肋锁韧带提供，胸锁关节周围有坚韧的韧带包绕，因此多见于较大暴力才能导致胸锁关节损伤或脱位。胸锁关节损伤或脱位经常合并神经及软组织损伤。致伤原因以交通事故和运动损伤为主。

（一）康复治疗

目标是保护受损的胸锁关节，增强其稳定性，并重建肩胛带和颈椎的运动功能。

1. 运动疗法

（1）非手术治疗的运动治疗

① 休息和制动：肩肘吊带制动 2～4 周，缓解炎症和疼痛。

② 关节活动度训练：早期可鼓励患者练习肩关节前屈、外展至 90°，外展过程中应避免盂肱关节旋转。然后，在无痛前提下，可逐渐将前屈、外展活动度提高至 90°以上，甚至可进行过顶运动，此时外展过程中盂肱关节旋转可达 45°以上。可在不引起胸锁关节局部不适的情况下进行日常生活活动练习。

③ 肌力训练：早期肌力训练以等长收缩为主。随着症状的改善，可酌情开始肩周肌渐进抗阻训练，以增强肩胛、肩袖和颈椎的稳定性。当胸锁关节基本达到正常的运动功能后（与对侧相比，胸锁关节及组成肩胛带的其他所有关节达到正常、无痛范围），应进一步加强稳定和保护胸锁关节的肌肉力量训练，如胸大肌、胸小肌、上斜方肌、胸锁乳突肌等。受伤后 12 周，可开始渐进性肩关节复合体运动，包括上肢超等长收缩训练、举重训练等。举重训练包括上肢所有主要肌肉群的渐进抗阻训练，如胸大肌、肱三头肌、肱二头肌、斜方肌和肩胛肌群。加强肩关节本体感觉训练，包括关节位置觉和运动中的动态关节位置觉。以模拟在比赛中传递到上肢的力量，从而防止运动中再次受伤。运动员可以开始过顶运动练习。

（2）手术治疗的运动治疗

① 休息和制动：胸锁关节脱位术后需支具固定 4～6 周。

② 关节活动度训练：术后 1 周，可以进行肘、腕和手的主动活动训练。术后 4 周，Codman 钟摆运动训练，肩关节被动关节活动度练习范围：前屈 30°、外展和

内旋均为 60°、外旋 0°。术后 6 周，逐渐增加肩关节活动度范围练习（在无痛范围内），前屈及外展限制在 60°之内。术后 8 周，肩关节各个方向活动度练习，以不引起疼痛为宜。术后 12 周，肩关节活动恢复正常状态。

③ 肌力训练：术后 4 周，进行肩胛稳定肌群等长收缩训练，肩胛肌和肩袖肌闭链运动训练。术后 8 周，开始肩胛肌、肩袖肌等张收缩和开链运动练习，进行增强肩胛骨稳定性训练。加强稳定和保护胸、锁关节的肌肉力量训练，如胸大肌、胸小肌、上斜方肌、胸锁乳突肌等。术后 12 周，可以进行日常生活活动能力和恢复肩关节运动功能练习。术后 16 周，继续上述训练，加强关节位置觉和运动中的动态关节位置觉训练，运动员可以开始过顶运动训练。

2. 物理因子疗法

可通过短波、超短波、微波、毫米波、激光疗法、磁疗、冷疗等物理因子疗法来达到改善血循环，消炎消肿、镇痛的作用。术后患者应用物理因子疗法时需注意相关禁忌证。

（二）康复教育

让患者了解胸锁关节损伤或脱位的发病特点、持续时间和转归过程，增强患者信心、减轻焦虑、增加对治疗的依从性。教育患者自我练习，训练要循序渐进，早期锻炼注意保护胸锁关节的稳定性，活动锻炼后应不增加关节疼痛。

七、肩关节后部软组织炎

肩关节后部软组织炎在临床上较为少见，多发生在棒球运动员中的运动损伤，一旦发病，应停止专项训练。属特殊损伤。

（一）康复治疗

（1）运动治疗　疼痛明显减轻或消失后，可以开始肩袖肌、肩胛肌和肱二头肌抗阻训练，维持肩胛骨的稳定和肩胛骨正常运动训练，恢复正常肩肱的节律性运动，改善肩关节功能。

（2）物理因子疗法　可以采用无热量的短波、超短波治疗可以改善血循环、减轻炎症。磁疗、半导体激光和经皮神经电刺激等可缓解疼痛，帮助患者更好地完成康复训练。

（二）康复教育

使患者了解肩关节后部软组织炎发病特点、持续时间和转归过程，增强患者信心、减轻焦虑、增加对治疗的依从性。教育患者自我练习，训练要循序渐进，疼痛明显时要停止训练。

八、肩关节周围炎

肩关节周围炎是肩关节一种特发的病变，又称冻结肩、五十肩等。常见于中、老年人群，尤其是女性。主要表现为肩关节慢性疼痛及运动功能障碍，分为原发性和继发性两类。原发性（特发性）冻结肩病因尚未明确，继发性冻结肩常见于慢性劳损和手术后肩关节僵硬。主要病理为盂肱关节僵硬的粘连性关节囊炎。本病为自限性疾病，症状完全恢复，需要 1～3 年。

（一）康复治疗

1. 运动疗法

（1）非手术治疗的运动治疗　关节松动术可以松解关节粘连，增加软组织的弹性，缓解肌肉痉挛。疼痛期采用Ⅰ级手法，僵硬期疼痛明显时采用Ⅱ、Ⅲ级手法，疼痛不明显时采用Ⅳ级手法。关节松动治疗后应进行主动关节运动以恢复关节活动度。主动或主动助力关节活动度训练包括：钟摆运动，弯腰 90°，手臂自然下垂，利用手臂的重力，在肩关节无任何张力的情况，做前后、左右方向的摆动和画圈运动，逐渐增大运动幅度。利用肩梯或爬墙运动训练肩关节主动助力的前屈、外展活动。在肩滑轮辅助下进行肩关节的外旋、内旋、外展和上举活动训练。肌力训练：疼痛减轻后，可以开始进行肩周肌群的等长收缩训练。疼痛不明显后，可以选用弹力带、哑铃、拉力器及上肢、臂部肌力训练器进行抗阻肌力训练，低负荷、高重复、循序渐进。对综合治疗效果不佳且一般状况较好患者，可进行麻醉下关节松动术，进行肩关节外展、内收、内旋、外旋及上举等各个方向的手法松动，手法要轻柔，逐步扩大活动范围，松解术后应即行冰敷，以消肿止痛。术后鼓励患者进行主动训练，尽量达到麻醉后松解时的关节活动范围。

（2）手术后的运动疗法

① 目的：减轻炎症和水肿，缓解疼痛，防止肩关节及周围组织粘连，恢复肩关节的正常功能。

② 关节活动度训练：术后第 1 天，开始在无痛范围内做患肩的 Codman 钟摆式训练，以减轻疼痛，改善肩关节的活动度。术后 1 周，开始做各个方向被动活动肩关节无痛范围内训练，侧卧位进行肩胛松动和肩胛骨被动活动。侧卧位肩胛抬高、降低、前伸和后缩等主动运动，以保持肩胛骨的正常功能。术后 2 周，可以采用滑轮、棍棒、滑车等器具进行肩关节的主动助力训练，逐渐开始肩关节各个方向

的主动活动。术后 4 周，开始各个方向的肩关节主动运动在无痛范围训练，继续进行肩胛骨稳定性、ADL 无痛范围内训练。

③ 肌力训练：术后 1 周，开始在改良的中立位上进行耐受量的肩周肌等长收缩训练。术后 2 周，进行肩袖肌群、三角肌和肩带肌耐受量的等长收缩训练。术后 4 周，使用弹力带或哑铃进行肩袖肌群、三角肌和肩带肌群渐进性抗阻训练。增加前锯肌、上斜方肌、下斜方肌和背阔肌的肌力及协调性的训练，恢复肩胛骨稳定、正常的肩肱节律和肩关节的柔韧性。术后 6 周，增加肱二头肌、肱三头肌的渐进性抗阻训练，肱二头肌与肩袖肌群协同稳定盂肱关节和肱骨头下移。

2. 物理因子疗法

具有消肿止痛，消除炎症，改善局部血循环，分解粘连等作用。在肩周炎的早期及时应用物理治疗，不仅能缓解症状，而且还能控制损伤发展或缩短病程；在中晚期应用，先用局部热疗，局部热敷或敷药、红外线局部照射、高频透热治疗，可明显增加组织延展性，牵伸运动治疗效果较好。用以配合关节粘连的关节手法松解术，扩大关节活动范围。磁疗、中频电刺激、超声波与药物离子导入等。短波透热治疗有加重粘连的趋向，疗程不宜过长。少数患者有时在热疗后疼痛反而加重，则可试用局部冷疗。

（二）康复教育

患者需要了解冻结肩的发病特点、持续时间和转归过程，增强患者信心、减轻焦虑、增加对治疗的依从性。教育患者坚持自我训练，循序渐进性增加关节活动度。

九、肩峰下撞击综合征

肩峰下撞击综合征是肩关节前屈、外展或内旋时肱骨大结节与喙肩弓反复撞击，导致喙肩弓的炎症及肩峰的前 1/3 处的骨赘和增生，在肩关节上举过程中可以引起肩袖肌腱的撞击和损伤，导致肩峰下滑囊炎症、肩袖组织退变甚至撕裂而引起肩痛、活动障碍。撞击原因可以是与解剖因素相关的原发性撞击，也可以是与肩袖肌力下降、盂肱关节不稳和年龄增长等因素引发的继发性撞击。多见于年轻运动员和中年人。从事频繁地肩关节上举并外展、内收和内旋等上肢过头顶运动（过顶运动）项目如游泳、棒球、排球和网球等运动员和体育爱好者。

肩峰下撞击综合征是以慢性进行性损伤为特征，分为 3 期：①第 1 期，以肩峰下滑囊炎及肩袖组织出现水肿、出血为特征。②第 2 期，肩袖肌腱无菌性炎症，肩峰下滑囊和肩袖肌腱出现软组织纤维化变性并增厚。③第 3 期，肩袖组织撕裂损伤期，患者可出现肩袖全层撕裂。

（一）康复治疗

康复治疗目的：改善局部组织的血循环、减轻炎性反应、减轻关节及周围组织粘连、恢复肩关节正常功能。

1. 运动疗法

（1）非手术治疗的运动治疗　非手术治疗的运动疗法主要包括肩袖肌群和肩胛肌群，如上斜方肌、中斜方肌、下斜方肌和前锯肌的闭链训练。以增强参与运动链的肩袖肌群力量及神经肌肉的协调性。

在亚急性期后，肩关节无明显疼痛，可以进行保持肩关节活动度和增强肌力的训练，被动活动训练为主以增加关节活动范围。肩部肌肉以等长收缩为主。肩袖肌群和肩胛肌群的渐进性抗阻训练，在动态稳定肩胛骨和盂肱关节的基础上，恢复肩胛胸壁关节，盂肱关节，肩、锁关节和胸、锁关节的最大功能和整体协调性，恢复正常肩肱的节律性运动，减少肩峰下撞击的发生。

加强肩关节外旋肌力训练以减轻肩峰下间隙的压力。肩袖肌群初始力量、机械性撞击角度以外范围的运动和肩胛骨周围肌力，对维持肩胛骨的稳定和肩胛骨正常运动有重要作用。采用模拟正常活动的离心式肌肉力量训练和超等长收缩训练，恢复肩胛骨正常运动功能。肩部本体感觉的训练可以纠正肩胛骨的运动障碍，增加肩袖肌群的神经运动控制能力，增强肩关节的稳定性，减少继发性肩峰下撞击的发生。

（2）手术后的运动疗法　运动治疗的方案根据手术的方式、损伤程度和患者的具体情况制定，关节镜下肩峰下间隙减压术后康复通常分 4 个阶段，每个阶段 4 周，如合并肩袖损伤，同时进行肩袖修补手术后，运动训练进程相应的会延长 1~2 周。

治疗目的是减轻肩峰下组织水肿及炎症，缓解疼痛，预防肩关节及周围组织粘连，促进组织修复，恢复肩关节的正常功能。

① 第 I 阶段：术后第 0~4 周，制动阶段。

A. 目标：减轻肩峰下滑膜、关节囊、韧带、肩袖及肱二头肌肌腱局部组织水肿和炎症反应，缓解疼痛，如同时进行肩袖修补术，应避免牵拉修补的肩袖组织，促进肩峰下及其周围组织愈合。

B. 支具：单纯的肩峰下间隙减压术支具固定 1 周，如合并有肩袖损伤，进行肩袖修补手术的患者，肩关节外展位（上肢外展 60°、前屈 30°、屈肘 90°），固定 2~4 周。

C. 关节活动度训练：术后第 1 天，可以做患侧肘关节、腕关节及手指关节的主动活动训练，前臂的旋前、旋后训练。使用治疗球进行手的抓握训练。术后3天，开始在无痛范围内做患肩的Codman钟摆式训练，以减轻疼痛，改善肩关节的活动。术后2周，开始做各个方向被动活动肩关节（无痛范围内）训练，侧卧位进行肩胛松动和肩胛骨被动活动。侧卧位肩胛抬高、降低、前伸和后缩等主动运动，以保持肩胛骨的正常功能。术后4周，逐渐开始肩关节各个方向的主动活动，如进行肩袖修复术者，应避免进行前屈及外展等主动活动。

D. 肌力训练：术后2周，开始在改良的中立位上进行耐受量的肩周肌等长收缩训练，继续肩部肌肉等长收缩训练，逐渐增加训练量，开始在肩胛骨平面内进行肩带肌肌力训练，促进肩胛骨稳定，治疗后冰敷15～20分钟。

② 第Ⅱ阶段：术后第4～8周，保护性阶段。

A. 目标：促进肩峰下组织、肩袖肌腱组织愈合，防止肩关节及周围组织粘连，促进肩袖肌群和肩胛肌群肌力恢复。

B. 支具：肩袖撕裂大于3cm者，继续使用肩支具保护。

C. 关节活动度训练：此阶段重点是肩关节前屈、内外旋和后关节囊的柔韧性训练和肩胛骨位置及稳定性训练。术后4周，可以采用滑轮、棍棒、滑车等器具进行肩关节的主动助力训练，逐渐增加肩关节活动的范围，如有肩袖损伤者避免主动外展运动。术后8周，开始各个方向的肩关节主动运动训练（在无痛范围），继续进行肩胛骨稳定性训练，逐渐开始ADL无痛范围内训练。

D. 肌力训练：重点进行肩肱关节和肩胛胸壁关节的肌肉平衡训练，肩关节的柔韧性、肩肱节律和姿势影响着肩关节的活动功能。肩胛有正常的稳定后再增加肩袖肌力的训练。术后4周，进行肩袖肌群、三角肌和肩带肌群等长收缩训练。术后8周，使用弹力带或哑铃进行肩袖肌群、三角肌和肩带肌群渐进性抗阻训练。增加前锯肌、上斜方肌、下斜方肌和背阔肌的肌力及协调性的训练，恢复肩胛骨稳定、正常的肩肱节律和肩关节的柔韧性。由于肱二头肌与肩袖肌群协同稳定盂肱关节和肱骨头下移动作，增加肱二头肌、肱三头肌的渐进性抗阻训练，对肩关节的稳定性也有重要的作用。

③ 第Ⅲ阶段：术后第8～12周，功能恢复阶段。

A. 目标：恢复肩关节正常活动范围，正常的肩肱节律运动，恢复正常肩周肌力量和运动控制能力。

B. 关节活动度训练：术后8周，进行肩关节各个方向的主动活动训练，可以使用滑轮、肩梯和肩关节训练器械进行训练，仍限制肩关节外展活动的范围。采用关节松动术和软组织牵伸技术，对活动受限的关节进行后关节囊的牵伸。术后12周，继续肩胛骨稳定性训练，闭链肩胛牵伸训练可以采用推墙训练，肩胛闭链训练从前臂抬高60°双手控制治疗球在支撑板上运动，逐渐增加至90°。肩胛肌力量和运动控制能力提高后可以进展为单臂支撑。肩关节本体感觉训练和动态稳定性的闭链运动训练，以增加肩关节的动态稳定性。

C. 肌力训练：重点为肩带肌力量训练，肩袖肌群和肩带肌群协调性训练，神经肌肉训练包括开闭链训练和高级本体感觉训练。强化肩袖力量训练，尤其是冈上肌肌力训练，冈上肌作为肩运动的拮抗肌，对肩旋转运动的稳定性起重要作用，如果冈上肌力量较弱，而三角肌力量强大就会增加肩部撞击的机会。术后 8 周，继续进行最大负荷量的肩袖肌肌力和肱二头肌肌力抗阻训练，进行肩前屈、后伸、外展、内收、内旋、外旋和提肩胛肌肌力抗阻训练。肌力训练应强调高重复、低负荷和循序渐进的原则。同时要进行姿势矫正教育和肌肉的耐力训练，促进肩关节周围组织协调性的恢复。

④ 第Ⅳ阶段：术后第 12～16 周，运动功能恢复阶段。

A. 目标：恢复肩关节日常生活能力和功能性运动能力。

B. 肌力训练：继续肩周肌肌力的渐进性抗阻训练，肩袖肌群、肩胛带肌群、三角肌、肱二头肌、肱三头肌等进行高级形式的抗阻训练，肌肉从离心到向心的快速收缩，通过牵伸肌梭及肌腱中的本体感受器以增强神经肌肉控制运动的能力。

C. 运动功能的训练，肩关节灵活性的训练、姿势矫正训练等。动力性力量训练、功能性反复运动和专项运动活动，运动感知的本体感觉训练。

2. 物理因子疗法

急性期肩峰下滑囊炎或术后早期，局部冷疗可以减缓细胞代谢，减轻炎症反应，缓解局部组织肿胀和疼痛，治疗时间每次 10～20min，每隔 10min 行 10min 治疗，局部冷疗的间断性应用较持续性应用 20min 临床效果更好。小剂量的短波、超短波、磁疗、毫米波、紫外线和半导体激光等治疗能减轻疼痛和肿胀、改善血循环、减轻炎症、促进组织修复。可应用音频、超声波以及离子导入疗法以分解粘连，软化瘢痕。经皮神经电刺激可以控制疼痛。

（二）康复教育

对接受非手术治疗的患者，康复教育主要包括：药物的作用、康复治疗目的、方法和日常生活活动中应注意避免再次损伤的动作等。手术患者的康复教育包含术前康复教育和术后康复教育。术前康复教育内容主要包括：让患者了解术后康复过程所需的时间，肩关节各方向活动的限制时间，术后冷疗的作用和使用方法介绍，术后早期恰当的姿势和睡觉的体位，肩支具的使用。术后康复教育，包括向患者说明康复目的、目标和方法，使其了解康复治疗可以明显减少和防止术后并发症，大大缩短术后患者恢复的时间及对肩关节功能恢复的重要性，以调动患者的主动性和自觉性。此外，教育患者家庭康复计划完成的重要性，让患者积极参与到全程康复中。

十、肩袖损伤

肩袖是由冈上肌、冈下肌、肩胛下肌和小圆肌组成的肌群。肩袖肌群起自肩胛骨的不同部位，经盂肱关节的前、后、上、下，止于肱骨近侧的大、小结节部位，冈上肌从上面，冈下肌和小圆肌从后面，肩胛下肌从前面形成袖套样结构。肩袖的主要功能是在肩关节运动中对盂肱关节起着支持和稳定的作用，其中冈上肌与三角肌共同作用使臂外展，并使肱骨头稳定在关节盂内。冈下肌和小圆肌可使臂外旋，肩胛下肌使臂内旋，是增强盂肱关节稳定的重要结构，使盂肱关节成为运动的支点和旋转轴心维持上臂完成各种运动，是盂肱关节最主要的动态稳定结构。

肩袖损伤指肩袖肌腱和肩部滑囊（包括肩峰下滑囊、三角肌下滑囊、肩胛下肌腱下滑囊）的创伤性炎症和撕裂伤，冈上肌和肩胛下肌最易发生损伤。运动性肩袖损伤多见于上肢过顶类运动项目如网球、棒球、排球、游泳等，多因过度使用导致疲劳性损伤。肩袖损伤后主要表现为肩关节疼痛、无力和活动受限。肩关节解剖特点是肩袖容易产生损伤的一种内在因素，当肩关节在进行外展上举时，肩袖肌肉收缩能够将肱骨头牢固固定在肩盂中心，并使肩关节以此中心作运动轴，行前屈和后伸，以及旋转等多方位活动，防止三角肌强收缩导致肱骨头撞击于肩峰等处。运动员在进行过肩运动训练时，肩关节周围结构的运动量明显增大，易出现肩部运动损伤。此外肩袖也存在退行性改变的过程，肩袖慢性退变性撕裂的患者，通常年龄在60岁以上，没有明显的外伤史，肩袖撕裂大多数位于冈上肌腱的关节侧，这与冈上肌腱止点的最外部分缺乏血供有关，同时也与包括创伤、盂肱关节不稳和机械性撞击等外源性因素有关。肩袖部分撕裂后改变了周围正常肌腱的应力分布，通常部分撕裂部位应力分布增加，尤以关节侧应力分布最为集中。肩袖部分撕裂是肩关节疼痛和活动障碍最常见的原因。

（一）康复治疗

轻度外展位上肢固定4～6周可促进肩袖的血供，降低肌腱的张力，改善修复肌腱的质量和黏弹特性。术前的康复教育可以显著影响患者对术后治疗效果的认识。从而对康复治疗持积极态度，对肩关节疼痛、功能、生活质量等改善均有帮助。患者因素包括吸烟习惯、使用 NSAID、年龄、性别、伴发病、工伤赔偿和肩袖撕裂的相关解剖因素都可以影响肩袖术后治疗效果。

吸烟、NSAID 使用、年龄大可影响肩袖术后肌腱的愈合。术后限制 NSAID 的使用可能会改善肌腱的愈合和治疗效果。年龄大的患者和女性患者术后疼痛、肩袖肌力量和主动活动度较差。肩袖撕裂的大小及部位与术后功能恢复直接相关，术后康复计划的设计主要根据撕裂的大小、部位和手术方式制定。

康复治疗目的是改善肩袖损伤部位局部组织的血循环、减轻组织肿胀和疼痛、加速组织愈合；减轻或防止关节及周围组织粘连；加强对损伤的肩袖肌腱及静力性稳定结构的保护；加强盂肱关节的神经肌肉控制能力；增加动力性稳定结构的强度；建立肩关节正常的稳定性。

1. 运动疗法

（1）非手术治疗的运动治疗 主要包括肩关节主动、被动关节活动、软组织牵伸、肌力、耐力和神经肌肉运动控制训练等。早期进行肩关节各个轴向的主动、被动活动，控制外展、外旋。恢复期进行肩关节各个轴向的主动活动范围达到正常。增加三角肌前中后束、肩袖肌群的力量，肩关节体侧抗阻内外旋训练、肩关节抗阻后伸训练、肩关节抗阻前屈训练。Meta 分析显示功能训练对肩关节短期恢复和长期功能都有益处。训练重点在于增强肩袖的动力性稳定作用，控制肩胛骨异常运动，恢复正常肩关节功能。

① 肩关节活动范围训练：由于肩袖损伤后，影响肩关节上举的力学特征的后部肩袖和后关节囊挛缩，因此肩关节后关节牵拉和松解是治疗的重点。

② 肌力训练：上肢的位置和肩袖肌力会影响肩峰下间隙的压力。肩部运动时外旋肌力强，肩峰下间隙的压力较低，体侧外旋肌力可以减少肩峰下间隙的压力，减轻疼痛，增加肩关节外展时肩袖压抑肱骨头的能力，使前后部肩袖肌力保持平衡。增加肩袖肌群初始力量训练、机械性撞击角度以外范围的运动和稳定肩胛肌力训练，对于恢复肩胛骨正常运动非常重要。弹力带渐进性抗阻肌力训练，以增强肩袖肌群和稳定肩胛骨肌肉的力量和耐力。前锯肌和背阔肌力量及耐力是维持肩肱节律正常的因素之一。本体感觉训练纠正肩胛骨的运动障碍，减少继发性肩峰下撞击的发生，恢复运动功能，模拟正常活动的离心式肌肉力量训练和超等长收缩训练，帮助恢复肩胛骨正常运动功能。

（2）手术后的运动治疗 运动治疗的方案根据肩袖撕裂程度、手术方式、修补质量及患者自身情况制定。目的在于消除疼痛、促进修复后的肩袖组织愈合，增强肩袖肌群的肌力和运动控制能力，恢复肩关节的正常功能。术后早期运动训练时，应注意保护修复的肩袖组织，术后 2～4 周，增加肩关节活动范围，注意控制与修补肩袖相关的运动，避免加大肩袖肌牵拉力，影响修复的肌腱组织愈合。肩袖修补术后康复通常分 4 个阶段，每个阶段 2～4 周，巨大肩袖损伤修补手术后，康复计划进程根据患者的具体情况相应延后。

① 第Ⅰ阶段：术后第 0～4 周，制动阶段康复。

康复目标为控制肩袖修补肌腱组织疼痛和肿胀，减小肩袖修复肌腱组织的张力。

肩关节支具或肩前臂吊带休息位固定。术后第 1 天，患侧肘关节、腕关节及手指关节的主动屈伸训练，前臂的旋前、旋后训练。肘关节的伸直训练尤为重要，避免因悬吊制动继发的屈曲挛缩。手的抓握运动，以及在不引起疼痛的状态下，做患肩的 Codman 钟摆式训练，以减轻疼痛，改善肩关节的活动。

术后 2 周，开始在改良的中立位上进行耐受量的肩周肌等长收缩训练，如冈上肌撕裂程度和范围都较小，可以做肩关节内、外旋等长收缩训练，这种体位既可以减少冈上肌张力，又能改善血循环。应避免过度用力，避免引起疼痛，延缓康复进程。在无痛范围内进行肩关节各个方向的被动活动，肩周肌等长收缩抗阻训练。每组 10 下，治疗 1～2 组，逐渐增加训练量，每日 2 次。术后 3 周，进行肩关节前后、左右的钟摆训练和作顺时针和逆时针画圈训练，逐渐增大活动范围和训练量。关节松动术（Ⅰ、Ⅱ级）被动活动肩关节促进被动活动度的恢复。治疗后冰敷 15min。

② 第Ⅱ阶段：术后第 4～8 周，保护性阶段康复。

康复目标为促进肩袖组织愈合，防止肩袖肌萎缩和关节及周围组织粘连。

肩袖撕裂大于 1cm，用肩关节支具或肩前臂吊带固定。侧卧位进行肩胛稳定性训练逐渐增加徒手阻力。进行不同角度肩周肌肌力等长收缩训练。

术后 4 周，在不引起疼痛的情况下，进行肩关节最大范围内的被动活动。

使用体操棒进行仰卧位肩胛骨平面内上举的主动辅助性训练。开始进行肩周肌闭链抗阻训练，闭链训练从肩外展 45°或肩前屈 60°开始，如手触桌子、墙壁或体操球进行抗阻训练。耸肩、向前和向后动肩等缓慢地做肩胛带运动。闭链运动训练能较好地模仿肩关节正常的生理运动类型和功能，减少通过关节的剪切力，稳定肩关节，促进本体感觉，是安全有效的肌力训练方法。术后 6 周增加关节活动度，采用滑轮、体操棒、滑车等器具辅助训练，进行肩关节的主动助力训练，主动肩外展运动应控制在肩平面以下。进行爬肩梯训练，开始肩胛肌、冈上肌、背阔肌、三角肌、前锯肌、背阔肌肌力训练，但应避免做肩外展抗阻训练。

撕裂大于 5cm 用肩关节支具固定。术后 6 周开始，应用关节松动术（Ⅲ级和Ⅳ级）缓解关节囊的紧张和粘连，仰卧位后侧关节囊牵伸，由于术后关节囊紧张容易导致肱骨头前上移位，影响肌腱愈合。继续使用体操棒进行肩关节前屈、内外旋训练，恢复盂肱关节全范围的被动活动。

③ 第Ⅲ阶段：术后第 8～16 周，功能恢复阶段康复。

康复目标为加强肩袖肌主动活动和肌肉力量，促进肩关节的稳定，恢复肩关节正常活动范围。

术后 8 周开始，逐渐增加肩关节主动活动范围的训练，在不引起肩关节疼痛的情况下，尽可能完成所有平面的肩关节最大范围的运动。可以用肩滑轮、肩梯及肩关节训练器械辅助训练，每日2次，逐渐增加运动量。继续肩袖肌群抗阻训练，如肩袖撕裂累及冈下肌和小圆肌或肩胛下肌，应延缓相应的肌群的力量训练。重点加强冈上肌力量和运动控制训练。术后10周，进行肩关节的外展和内、外旋肌力抗阻训练，继续肩袖肌群抗阻训练。术后12周，重点为肩胛骨正常运动及控制训练、姿势矫正训练，增强肩关节的稳定性。由于肩胛是肩袖活动的基础，肩胛骨稳定性是使用弹力带进行肩胛后缩训练和肩关节伸展训练以增强三角肌后群、菱形肌、斜方肌中间群和背阔肌的力量，加强肩带肌力量对恢复正常肩胛功能和肩肱运动节律有重要的作用。

肩关节损伤后，前锯肌和斜方肌下部肌肉抑制，影响肩关节周围运动的控制，抗重力仰卧弓背能等长训练前锯肌力量。肌肉的等张抗阻训练遵循低负荷、高重复的原则，以增强肩袖肌群的耐力。当肩袖肌力量和肩胛骨控制力基本正常时，使用治疗球进行闭链训练，从双上肢支撑逐步到患侧上肢单侧支撑，从水平面逐渐进展到肩关节平面。增加肱二头肌、肱三头肌、前臂及腕部肌群渐进性抗阻训练，以改善上肢远端肌群的力量。肩肱运动节律的训练和肩带肌群的运动控制训练。

④ 第Ⅳ阶段：术后第16～24周，运动功能恢复阶段康复。

康复目标为恢复肩周肌群正常的肌力、运动控制能力和柔韧性及协调性，恢复肩关节正常运动功能和日常生活活动能力。

术后16周开始，重点进行重建正常的肩肱节律的训练。应用推胸机、划船机和等速的内外旋训练以增强肩袖肌群的强度和耐力。增强斜方肌下部和前锯肌肌力和耐力的训练如俯卧抬臂、动态拥抱动作和对角线训练。术后20周，对于重返过头或投掷运动的体育爱好者或运动员开始进行肩关节水平面以下的功能性往复运动，如使用哑铃、杠铃进行负重上举训练，逐渐增加上举次数和负荷重量。可以进行反复投掷动作训练，以提高肩关节运动的力量和灵活性与协调性。普通患者应强调在日常生活活动中不断的进行肩关节的力量和灵活性及协调性训练。在康复计划设计和实施过程中应注意的事项是肌力训练应遵循低负荷、高重复的原则，术后早期应限制肩关节外展、外旋运动，肩胛骨稳定性训练非常重要，个性化和循序渐进原则掌握好肩关节活动度-肌力恢复程度-耐受量-训练量之间的协调关系适时调整训练强度和进度。

2. 物理因子疗法

物理因子是肩袖损伤重要的治疗方法之一。其作用机制主要是通过改善局部组织微循环，促进物质代谢、生物膜活性及调节信号转导等作用，可加速组织的再生与修复功能，如加速皮肤和黏膜上皮的修复，加速血管内皮细胞的再生、周围神经组织再生及肌腱、韧带和软骨组织的修复等。急性期肩关节滑囊炎或术后早期局部冷疗可以减缓细胞代谢，减轻炎症反应，缓解局部组织肿胀和疼痛，治疗时间每次

10～15min，或者待局部恢复正常温度后再行10min局部冷疗，间断性应用较持续性应用冷疗临床效果更好。小剂量的短波、超短波、磁疗、毫米波、紫外线和半导体激光等物理因子疗法能降低感觉神经兴奋性、改善血循环、加速镇痛物质释放、促进组织修复、从而有减轻疼痛和肿胀，缓解肌肉痉挛等作用。恢复期可采用超声波药物离子导入、半导体激光、低频脉冲电疗法、蜡疗和红外线等以松解粘连、软化瘢痕和增强肌力及神经肌肉功能以促进肩关节功能的恢复。

水疗在术后恢复期非常重要，因为水疗过程中组织应力很小。水疗的益处与浮力效应相关。在外展90°和前屈90°时，浮力可以将手臂的重力减少到原来的1/8。在水疗过程中活动肩关节可以避免发生组织损伤。近年来，体外冲击波在治疗钙化性肩袖损伤方面有显著疗效，体外冲击波，可以帮助组织间松解，促进微循环，压应力可促使细胞弹性变形，改善细胞携氧能力，达到治疗目的。此外由于体外刺激较强，局部可对神经末梢产生超强刺激，降低神经敏感性，减慢传导，缓解疼痛。肌内效贴治疗技术，因其材质上具有伸缩性，可促进皮肤下的血液和淋巴液的回流，减轻水肿，协助三角肌收缩，放松肩袖肌，保护软组织，缓解疼痛，促进损伤恢复，并可在康复期增加关节活动度，加强目标肌的肌力，帮助患者更好地完成康复训练。

（二）康复教育

对接受非手术治疗的患者，需要告知药物的作用、康复治疗目的、方法和日常生活活动中应注意避免再次损伤的动作等。对手术患者要告知术前康复和术后康复相关问题。让患者了解术后肩关节各方向活动的注意事项，物理因子疗法作用和使用方法，术后早期姿势和睡觉的肩部摆放及肩支具的使用方法。告知患者康复目的和方法，调动患者的主动性和自觉性。

第二节　上臂损伤

一、肱骨干骨折

肱骨外科颈以下至肱骨髁上为肱骨干。骨折发病率占全身骨折3%～5%，多发于30岁以下成年人。按发生部位可分上、中、下1/3。中下1/3骨折易合并桡神经损伤，下1/3骨折易发生骨不连。

肱骨骨折一般需要6～8周才能愈合。肱骨骨折的严重程度不同，会影响愈合的时间和修复后的稳定性，如粉碎性骨折，可适当延迟制定康复方案。

1. 第Ⅰ阶段

0～4周。

（1）目标　控制上肢肿胀、瘢痕，维持非受累关节力量和活动范围，保护受伤组织。

（2）制动　使用吊臂带制动，并佩戴支具，将肘关节固定在90°位，肩关节外展15°位。除了治疗和洗澡外，不得脱卸。告知患者，术后早期可能存在肩肘关节活动受限。

（3）注意事项　不得进行力量训练和牵伸，减少肩关节旋转运动，并避免受到横向切力。如使用外固定支架，注意对针道进行消毒。

（4）治疗方案　可进行手部力量训练，维持肘部和手部关节的活动范围，肩关节可进行钟摆运动训练。所有肩关节的训练必须在可耐受的范围内进行。未拆线前，注意保护伤口，预防感染。拆线后可进行瘢痕按摩，按摩瘢痕时可以使用一些润肤乳和芦荟胶作为按摩介质，手法轻柔，防止应力性水疱产生。2周内，进行肘关节被动活动，每天2～3组，每组全范围活动5次，训练后继续支具固定。2周后可在耐受范围内主动运动。

2. 第Ⅱ阶段

5～8周。

（1）目标　恢复全部关节活动范围，增加力量训练。

（2）制动　可间歇性脱卸支具和吊臂带。

（3）注意事项　根据骨折愈合程度，可逐步进行力量训练，必要时使用弹性绷带加压包扎，增加骨折处的稳定性。任何引起疼痛和不适的运动都应该被禁止。

（4）治疗方案　逐步进行增加关节活动范围的训练，如果存在关节活动范围受限，可使用手法或者器械牵伸，注意患者的耐受程度，牵伸时，力量不作用在骨折端。手法治疗或者运动后可使用冷敷。通过上肢支撑的闭链运动增加关节活动范围并给予骨折端应力刺激。外出或使用交通工具时仍建议使用支具保护。

3. 第Ⅲ阶段

9～12周。

（1）目标　恢复并维持全部关节活动范围，根据个性化需求，针对性训练。

（2）制动　可不使用吊臂带制动。

（3）注意事项　力量训练和关节活动范围训练必须循序渐进，注意患者的耐受程度，尤其是肩关节内外旋训练的强度，主动运动不受限制，但抗阻训练时，不得超过20°。

（4）治疗方案　9周后，肩关节可完成全范围的被动运动和主动运动。力量训练从等长运动开始，逐步增加强度。对于活动受限的方向可使用 PNF 中收缩-放松技术，牵伸前可使用蜡疗等温热理疗方式，放松肌肉。

12周后，根据骨折愈合情况，开始增加肩袖肌群的力量训练，尤其是内外旋训练。

4. 运动疗法注意事项

（1）瘢痕按摩　拆线早期，不得在瘢痕处直接按摩，容易引起水疱，可采取以下 3 种按摩方式。

在瘢痕两端，横向牵拉，每次牵拉 15～20 秒，牵拉 5～10 次，力度以使瘢痕组织变白和患者耐受为准。

在瘢痕两端以螺旋方向进行牵拉，不直接接触瘢痕组织。每次按摩来回旋转 20 次，力度以使瘢痕组织变白和患者耐受为准。

提起瘢痕两端，向左右方向移动各 20 次。

（2）手部力量练习　训练时使用握力器，每小时完成 20 次即可。也可在上肢举高的情况下完成，类似"踝泵运动"促进消肿。

（3）向心性按摩　存在上肢肿胀的患者，可进行徒手按摩，按摩时沿淋巴管和静脉回流走向，沿指端两侧向上，经过前臂两侧和肱二头肌内侧，推向腋窝。局部肿胀位置可增加按摩时间。

（4）牵伸练习　肘关节牵伸可使用器械或徒手进行，早期建议徒手牵伸，牵伸时要求患者仰卧位，先沿前臂方向拉开关节后，进行屈曲或伸直牵伸，有利于减少关节腔内压力。

（5）力量训练　力量训练可借助弹力带、哑铃或自身体重完成，目的不在于快速提高肌力，更重要的是维持关节稳定和增加肌肉耐力。可多采用离心收缩的方式进行，增加运动控制。

以上训练方案和注意事项同样适用于关于肘关节损伤的运动康复方案。

（6）物理因子疗法

① 直流电疗法：使用对置法或者并置法，将阴极电极片置于骨折端，有利于促进骨折愈合。

② 经皮电神经刺激疗法：主要作用是刺激感觉纤维，通过闸门理论，产生镇痛效果，另外也有助于改善血循环。

③ 音频电疗法：在没有金属异物的瘢痕和关节部位可使用音频电疗法，以达到镇痛、消炎和瘢痕松解的作用，并置法和对置法均可。

④ 红外线疗法：对于伤口处可使用红外线照射，有助于促进伤口愈合，加速炎症吸收。

⑤ 超声波疗法：小剂量的超声波有助于骨痂形成，骨折端可以使用，另外瘢痕和关节粘连处也可以使用，松解粘连。也可使用双氯芬酸钠（扶他林）作为耦合剂使用，有助于消除炎症。

⑥ 热疗：在进行关节松动和牵伸之前，可以采用热敷的方式，改善组织营养和降低张力。

⑦ 磁疗：磁疗作用广泛，且无绝对禁忌证，有助于创面愈合，软化瘢痕和促进骨折愈合。

⑧ 冷敷：在进行关节松动和牵伸之后，可以采用冷敷治疗，降低肌肉的兴奋性，减少炎性物质渗出。

二、肱骨髁上骨折

肱骨髁上骨折系指肱骨远端内、外髁上方的骨折。以小儿多见，占小儿四肢骨折的3％～7％，肘部骨折的30％～40％，其中伸直型占90％左右，多发年龄为5～12岁。

康复治疗方法如下。

1. 第Ⅰ阶段

0～4周。

（1）目标　控制肿胀、瘢痕，维持非受累关节力量和活动范围，保护受伤组织。

（2）制动　使用支具制动，将肘关节固定在90°。早期可使用吊臂带，减少对肩关节的压力，除了治疗和洗澡外，不得脱卸。对于儿童伸展型肱骨髁上骨折，应使用伸直位旋后石膏。

（3）注意事项　不得进行力量训练和牵伸，此部位的骨折容易造成神经损伤，正中神经、尺神经和桡神经损伤皆有报道，治疗前应提前诊断。存在神经损伤的患者需要早期佩戴手部功能型支具，防止畸形产生。

（4）治疗方案　可进行手部力量训练，维持肩关节和手部关节的活动范围，早期肩关节可进行钟摆运动训练。可使用自粘绷带进行向心性缠绕，防止过度肿胀，在治疗时，如果手部也存在肿胀，缠绕时要从指端开始。采用切开复位内固定的患者，更容易产生骨筋膜间隔综合征，采用闭合克氏针固定的患者，要注意防止针道感染。2周后可进行轻微的主动或助动运动，活动范围80°～100°，要求运动中不产生任何疼痛和不适，训练后立即佩戴支具。拆线后可进行瘢痕按摩，允许无痛范围内前臂主动内外旋运动。

2. 第Ⅱ阶段

5～8周。

（1）目标　恢复全部关节活动范围，增加力量训练。

（2）制动　使用肘关节动力性支具，关节活动范围可调节，洗澡或手法治疗时可脱卸。

（3）注意事项　根据骨折愈合程度，可逐步进行力量训练。任何引起疼痛和不适的运动都应该被禁止。检查神经肌肉功能。

（4）治疗方案　逐步进行增加关节活动范围的训练，屈伸活动范围以每周增加20°为宜，旋前旋后训练在无痛范围内，不受限制。如果存在关节活动范围受限，可使用手法或者器械牵伸，注意患者的耐受程度和力量，骨折端靠近关节处，牵伸前可借助理疗或者按摩充分放松周围组织。手法治疗或者运动后需使用冷敷。

3. 第Ⅲ阶段

9～12周。

（1）目标　恢复全部关节活动范围，根据个性化需求，针对性训练。

（2）制动　根据骨折愈合情况，可间断性脱卸支具，当患者产生不适，或者较大复合训练时，建议支具保护。

（3）注意事项　力量训练和关节活动范围训练必须循序渐进，注意患者的耐受程度。

（4）治疗方案　肘关节可以完成全范围的被动运动和主动运动。力量训练从等长运动开始，逐步增加强度。对于活动受限的方向可多使用 PNF 中收缩-放松技术，牵伸前可使用蜡疗等温热理疗方式，放松肌肉。训练过程中如果存在不适，可继续使用支具保护。

三、肱骨髁间骨折

肱骨髁间骨折是肘关节的一种严重损伤，好发于青壮年，骨折常呈粉碎性，闭合复位困难，开放复位缺乏有效的内固定从而造成肘关节功能障碍、骨不连或畸形愈合者并不少见，无论采用闭合手法复位，还是手术开放复位，其最终效果都不十分满意，是很难处理的少数几种骨折之一。

康复治疗方法如下。

1. 第Ⅰ阶段

0～4周。

（1）目标　控制肿胀、瘢痕，维持肩关节和手部关节的力量和活动范围，保护受伤组织。

（2）制动　使用支具制动，将肘关节固定在90°。早期可使用吊臂带，减少对肩关节的压力，除了治疗和洗澡外，不得脱卸。

（3）注意事项　不得进行力量训练和牵伸。可使用自粘绷带进行向心性缠绕，防止过度肿胀。

（4）治疗方案　可进行手部力量训练，维持肩关节和手部关节的活动范围，早期肩关节可进行钟摆运动训练。为了防止肿胀，减少手臂下垂的时间。稳定固定后，2周内每日进行无痛范围内被动活动3组，每组5～10次，活动后继续支具固定。2周后可进行轻微的主动或助动运动，活动范围80°～100°，要求运动中不产生任何疼痛和不适，训练后立即佩戴支具。拆线后可进行瘢痕按摩，允许无痛范围内前臂主动内外旋运动。

2. 第Ⅱ阶段

5～8周。

（1）目标　恢复全部关节活动范围，逐步增加肘关节力量训练。

（2）制动　使用肘关节动力性支具，关节活动范围可调节，洗澡或手法治疗时可取下。

（3）注意事项　根据骨折愈合程度，可逐步进行力量训练。任何引起疼痛和不适的运动都应该被禁止。累及关节面的骨折容易诱发骨化性肌炎，早期制动不完全也容易引发骨不连，治疗过程中，如果遇到治疗瓶颈期，一定要进行X线片或者CT检查，判断关节面状况。

（4）治疗方案　逐步进行增加关节活动范围的训练，屈伸活动范围以每周增加20°为宜，前臂旋前旋后训练在无痛范围内不受限制。如果存在关节活动范围受限，可使用手法或者器械牵伸，注意患者的耐受程度。手法治疗或者运动后可使用冷敷。

3. 第Ⅲ阶段

9～12周。

（1）目标　恢复全部关节活动范围，根据个性化需求，针对性训练。

（2）制动　根据骨折愈合情况，可间断性脱卸支具。

（3）注意事项　力量训练和关节活动范围训练必须循序渐进，注意患者的耐受程度。

（4）治疗方案　肘关节完成全范围的被动运动和主动运动。力量训练从等长运动开始，逐步增加强度。推荐使用闭链运动和离心训练来增加肘关节稳定性。对于活动受限的方向可多使用PNF中收缩-放松技术，牵伸前可使用蜡疗等温热理疗方式，放松肌肉。

四、肱骨远端骨骺分离

肱骨远端骨骺分离是儿童肘关节比较少见的骨骺损伤。该部骨骺的骨化中心尚未完全出现之前发生骨骺分离，极易与肱骨外髁骨折和肘关节脱位相混淆；骨化中心全部出现后的全骨骺分离则容易误诊为经髁骨折。

康复治疗方法如下。

1. 第Ⅰ阶段

0～4周。

（1）目标　控制肿胀、瘢痕，维持肩关节和手部关节的力量和活动范围，保护受伤组织。

（2）制动　由于儿童的依从性受到限制，一般建议使用管型石膏，将肘关节固定在80°位，儿童几乎都是闭合复位克氏针简单固定，里面的压力比较大，过度屈曲容易导致骨筋膜间隔综合征。在3周后可改为铰链支具，并且使用弹性绷带缠绕固定，保持护具的稳定性。

（3）注意事项　不得进行力量训练和牵伸。可使用自粘绷带进行向心性缠绕，防止过度肿胀。骨骺端骨折制动不完全容易造成关节畸形或者骨短缩，必须叮嘱患儿家属，避免危险性运动。

（4）治疗方案　鼓励患者在石膏或者支具的保护下，使用玩具，增加上肢循环，维持肩关节和手部关节的活动范围，早期需辅助患者肩关节进行钟摆运动训练。为了防止肿胀，减少手臂下垂的时间。3周后可进行轻微的主动或助动运动，活动范围60°～100°，要求运动中不产生任何疼痛和不适，训练后立即佩戴支具。拆线后可进行瘢痕按摩，允许无痛范围内前臂主动内外旋运动。

2. 第Ⅱ阶段

5～8周。

（1）目标　恢复全部关节活动范围，逐步增加肘关节力量训练和抓握训练。

（2）制动　使用肘关节动力性支具，关节活动范围可调节，洗澡或手法治疗时可取下。

（3）注意事项　根据骨折愈合程度，可逐步进行力量训练。任何引起疼痛和不适的运动都应该被禁止。如关节活动范围在一段时间内为进步，或者出现卡顿，一定要进行X线片或者CT检查，判断骨折面状况。

（4）治疗方案　逐步进行增加关节活动范围的训练，屈伸活动范围以每周增加20°为宜，旋前旋后训练可相对尽早进行。如果存在关节活动范围受限，可使用手法或者器械牵伸，注意患者的耐受程度。开始进行抓握训练，以满足日常生活需要。手法治疗或者运动后可使用冷敷。儿童训练时可多使用玩具辅助，增加其依从性。

3. 第Ⅲ阶段

9～12周。

（1）目标　恢复全部关节活动范围，根据个性化需求，针对性训练。

（2）制动　根据骨折愈合情况，可间断性脱卸支具。

（3）注意事项　力量训练和关节活动范围训练必须循序渐进，注意患者的耐受程度。儿童不建议进行超声波治疗。

（4）治疗方案　肘关节完成全范围的被动运动和主动运动。肘关节力量训练从等长运动开始，逐步增加强度。对于活动受限的方向可多使用 PNF 中收缩-放松技术，牵伸前可使用蜡疗等温热理疗方式，放松肌肉。手部训练也可尝试无痛范围内的最大握力训练。

五、肱骨内上髁骨折

肱骨内上髁骨折在肘部运动损伤中较常见，约占肘关节骨折的 10%，仅次于肱骨髁上骨折与肱骨外髁骨折，占肘部损伤的第 3 位。骨折多发生在少年和儿童。这个年龄组，肱骨内上髁系属骨骺，尚未与肱骨下端融合，故易于撕脱，通称肱骨内上髁骨骺撕脱骨折。

康复治疗方法如下。

1. 第Ⅰ阶段

0～4周。

（1）目标　控制肿胀、瘢痕，维持肩关节和手部关节的力量（除抓握力量）和活动范围，保护受伤组织。

（2）制动　使用支具制动，将肘关节固定在 90°早期可使用吊臂带，减少对肩关节的压力，除了治疗和洗澡外，不得脱卸。

（3）注意事项　不得进行力量训练和牵伸。可使用自粘绷带进行向心性缠绕，防止过度肿胀。此部位的骨折容易引起尺神经损伤，治疗前需要评估神经肌肉功能，如果存在手部畸形，需要使用矫形支具。

（4）治疗方案　进行手部力量训练时，以伸腕伸指为主，不得进行抓握和旋前训练，维持肩关节和手部关节的活动范围，早期肩关节可进行钟摆运动训练。为了防止肿胀，减少手臂下垂的时间。2 周后可进行轻微的主动或助动运动，活动范围 80°～100°，要求运动中不产生任何疼痛和不适，训练后立即佩戴支具。拆线后可进行瘢痕按摩，允许无痛范围内前臂主动内外旋运动。

2. 第Ⅱ阶段

5～8周。

（1）目标　恢复全部关节活动范围，逐步增加肘关节力量训练和抓握训练。

（2）制动　使用肘关节动力性支具，关节活动范围可调节，洗澡或手法治疗时可取下。

（3）注意事项　根据骨折愈合程度，可逐步进行力量训练。任何引起疼痛和不适的运动都应该被禁止。累及关节面的骨折容易诱发骨化性肌炎，在治疗的过程中，如果遇到治疗瓶颈期，一定要进行 X 线片或者 CT 检查，判断关节面状况。另外肱骨内上髁为屈肌腱止点，过度的抓握和旋前训练容易影响预后，抓握训练一般在 4 周后开始。

（4）治疗方案　逐步进行增加关节活动范围的训练，屈伸活动范围以每周增加 20°为宜，旋后训练可相对尽早进行。如果存在关节活动范围受限，可使用手法或者器械牵伸，注意患者的耐受程度。开始进行抓握训练，以满足日常生活需要。手法治疗或者运动后可使用冷敷。

3. 第Ⅲ阶段

9～12 周。

（1）目标　恢复全部关节活动范围，根据个性化需求，针对性训练。

（2）制动　根据骨折愈合情况，可间断性脱卸支具。

（3）注意事项　力量训练和关节活动范围训练必须循序渐进，注意患者的耐受程度。

（4）治疗方案　肘关节完成全范围的被动运动和主动运动。肘关节力量训练从等长运动开始，逐步增加强度。对于活动受限的方向可多使用 PNF 中收缩-放松技术，牵伸前可使用蜡疗等温热理疗方式，放松肌肉。手部训练也可尝试无痛范围内的最大握力训练。关节松动手法以附属运动为主。

六、肱二头肌腱断裂

肱二头肌是强有力的屈肘肌，也是前臂的旋后肌。在遭受外伤或肌腱退变的基础上可发生断裂。长头腱断裂的部位多为肌腱穿出关节囊处，其次为肌腱肌腹结合部位。其主要临床特征为突发肩痛及屈肘功能减弱。

康复治疗方法如下。

1. 第Ⅰ阶段

0～2 周。

（1）目标　保护术后肩关节和伤口，维持非受累关节活动范围。

（2）注意事项　使用吊臂带制动，保持伤口处清洁干燥，预防腋神经的高敏感性，肩关节外旋的角度不超过 40°，不进行肩关节后伸和水平后伸运动。

（3）治疗方案　可以对肘关节进行轻微的被动运动，活动范围 90°～120°，在无痛范围内进行肩关节的被动运动，主要方向为屈曲、内收和内外旋。推荐的训练：手部力量训练，颈椎和肩胛骨活动度训练。为了维持心肺功能可以在安全区域内步行，不能使用跑步机或者游泳，禁止大强度的跑跳训练。

2. 第Ⅱ阶段

3～6 周。

（1）目标　保护术后肩关节，维持肩关节周围肌肉的力量和灵活性，预防瘢痕粘连。

（2）注意事项　继续使用吊臂带制动，预防腋神经的高敏感性，6 周内不能让肱二头肌受到牵拉力，也不能进行抗阻运动，包括肘关节屈曲、前臂旋后和肩关节屈曲。肩关节外旋的角度不超过 40°，4 周内不进行肩关节后伸和水平后伸运动。

（3）治疗方案　可以对肘关节和腕关节进行轻柔的主动运动或者被动运动，在无痛范围内进行肩关节的被动运动，主要方向为屈曲、内收和内外旋。推荐进行以下训练：3 周后可进行亚极量的肩关节等长训练，内收外展和内外旋；手部力量训练；颈椎和肩胛骨活动度训练；腋神经脱敏训练；拆线后开始瘢痕按摩；步行或在吊臂带制动的情况下使用静止踩车训练；不能使用跑步机或者游泳；禁止大强度的跑跳训练。

3. 第Ⅲ阶段

7～8 周。

（1）目标　恢复全范围的主动活动，在中立位情况下进行肩袖肌群的力量训练。

（2）注意事项　肩关节的力量训练要循序渐进，可进行肩关节外展、外旋和后伸训练。

（3）治疗方案　肩关节全范围主动训练，如果存在活动受限，可使用被动牵伸。

4. 第Ⅳ阶段

9～12 周。

（1）目标　完成所有平面的全范围主动活动，肩关节外展 90°时，肩袖肌力量正常，肩胛骨周围肌肉肌力正常。

（2）注意事项　禁止进行任何引起疼痛的动作或过度负荷，活动时速度不能过快。不能进行投掷类运动。

（3）治疗方案　检查肩肘关节各方向的运动是否受限，同时也需要评估肩胛骨活动范围，必要时手法松动。使用训练器械进行力量和耐力训练，包括弹性训练带、瑜伽球和划船机等以及 PNF 模式训练。有氧训练可采用徒步、自行车、跑步等，12 周后可进行游泳训练。

七、肱三头肌腱断裂

肱三头肌腱是伸肘装置，断裂后将导致主动伸肘功能丧失，影响肘关节伸屈活动，降低患者生活质量。肱三头肌损伤在所有的肌腱损伤中发生率较低。

康复治疗方法如下。

1. 第 I 阶段

0～2 周。

（1）目标　控制疼痛和炎症反应，保护损伤组织，促进愈合。

（2）注意事项　使用支具将肘关节置于屈曲 60°位制动。6 周内肘关节不可进行主动伸展运动。

（3）治疗方案　在支具保护下，进行肩关节活动范围训练，要求循序渐进，其间不诱发肩关节主动后伸运动。另外维持手部关节的全活动范围。允许进行肩胛骨周围的力量训练和耐力训练。使用弹性绷带进行加压包扎，缓解上肢肿胀。

2. 第 II 阶段

3～6 周。

（1）目标　保护损伤组织，循序渐进增加活动范围，周围肌肉进行力量训练，增加肩胛骨稳定性。

（2）注意事项　使用可调节支具，肘关节可在无重力范围内进行 30°～60°的运动，支具必须全天佩戴，4 周内，不得主动伸肘运动。

（3）治疗方案　在支具保护下，肘关节活动范围逐渐增加，2～3 周为 30°～60°；4～5 周为 15°～90°；6～7 周为 10°～110°；8 周为 0°～125°。开始进行前臂旋前、旋后助动训练，4 周后开始主动训练。评估肩关节功能，如存在受限，在支具的保护下，继续进行训练。另外，肩胛骨训练，手部肌肉力量训练和肱三头肌的等长训练，可以在无痛范围内进行。拆线后可进行使用超声波治疗和瘢痕按摩，减少粘连。

3. 第 III 阶段

7～12 周。

（1）目标　无痛全范围活动，上肢肌力正常，神经控制正常，开始接受运动训练。

（2）治疗方案　到第 8 周时，应恢复肘关节全部活动范围，可使用训练带或哑铃进行轻微抗阻训练，肩关节力量和稳定训练。肘关节如果存在伸直受阻，可以进行牵伸和手法松动。

八、胸大肌损伤和断裂

胸大肌呈扇形排布，分上、中、下三束肌群，位于胸廓的前上部。由于特殊的解剖结构，胸大肌断裂在一般创伤中并不常见。

康复治疗方法如下。

注意事项为在术后 0～4 周，使用吊臂带制动。12 周内不能进行大阻力的肩关节内旋、内收训练。9 周内不在后背平面进行内收训练，外展不可超过 60°，外旋不得超过 45°。

1. 第 I 阶段

0～4 周。

（1）目标　最大程度减少关节僵硬，保护损伤组织，完成肩关节助动前屈 90°。

（2）治疗方案　练习肩关节钟摆运动，维持肘关节和腕关节的活动范围，维持手部力量练习。检查上肢是否肿胀，使用促淋巴回流手法和自粘绷带缠绕消肿。拆线后，可对瘢痕处进行按摩，防止产生粘连。在支具保护的情况下，要求患者完成肩关节前屈、后伸和外展的等长收缩。

2. 第 II 阶段

5～8 周。治疗方案：可以间歇性脱卸吊臂带。仰卧位，可在治疗师的帮助下，完成肩关节前屈 90°的主动训练。开始肩胛骨稳定训练，要求患者完成肩胛胸壁关节的全范围活动，评估时可两侧对比。到第 7～8 周时，要求患者可以主动完成 75％左右范围内的运动，主要是前屈至 140°、外旋至 45°、外展至 60°。

3. 第 III 阶段

9～12 周。治疗方案：要求恢复肩关节全范围主动运动，并进行抗阻训练。如果存在肩关节活动受限可进行手法松动和牵伸治疗，尤其需要注意的是在改善肩关节外旋和外展角度，一定要充分考虑患者的耐受程度，治疗前可在胸大肌处进行热敷，放松肌肉。外展、外旋的力量训练也不适合使用最大强度。

第三节　髋部和骨盆损伤

一、骨盆骨折

骨盆骨折是指人体骨盆壁的若干处连续性中断，属于高能量损伤中较为严重的类型，占全身骨折的 0.3%～0.6%。骨盆骨折虽然不是常见的运动损伤，但由于高能量损伤导致的骨盆骨折常伴有其他组织损伤，其损伤程度非常严重，通常会有生命危险。早期容易出现失血和不可逆的休克，晚期则容易出现败血症和多器官功能衰竭，死亡率和致残率高，据统计在交通创伤常见致死原因中列第 3 位，应引起重视。

运动中发生的骨盆骨折多为髂骨翼骨折和骨盆部的撕脱骨折。前者多为直接暴力打击所致，多见于马术运动，运动员从马背上摔下所致；后者多发生在髂前上棘、髂后上棘和坐骨结节等部位，多由附着点的肌肉剧烈收缩所致。

（一）康复治疗

1. 运动疗法

（1）非手术治疗的运动疗法　下肢牵引治疗者进行简单的肌力训练，加强髋部外展肌和股四头肌的训练。同时加强健侧下肢的力量和双上肢的力量训练。

（2）内固定术后的运动疗法

① 第 I 阶段（第 0～2 周）：术后立即用枕头或沙袋固定患髋外展 15°，屈曲 30°位。在骨折与内固定情况下确定患者术后坐起的时间。抬高患肢，下肢肌肉等长收缩，消除肿胀。指导患者进行双上肢扩胸及深呼吸运动，用拉环让患者进行训练，20 次/组，3 组/日。伸展扩胸运动及深呼吸运动可预防肺部并发症。

② 第 II 阶段（第 2～4 周）：应用关节持续被动运动机（CPM）做下肢持续被动运动，根据损伤部位情况，确定是否达到关节最大活动范围，或者从 30°开始，2 次/日，每次 60min，隔日增加 5°，防止膝关节僵硬。指导患者进行股四头肌等长收缩训练，每次收缩保持 10 秒，放松 5 秒，重复训练 20 次/组，3 组/日。同时进行患侧踝关节主动背屈跖屈活动，每个动作保持 10 秒，重复训练 20 次/组，3 组/日。可以促进下肢静脉回流，有效预防下肢静脉血栓形成。开始主动髋关节内收外展运动训练。

③ 第 III 阶段（第 5～8 周）：指导患者进行患侧臀大肌、腘绳肌收缩训练，每次收缩保持 10 秒，重复训练 20 次/组，3 组/日。患者做三点支撑（双肘、健足）弓体抬臀运动及髋部肌肉训练，做伸髋和外展的抗阻运动，逐渐加大髋、膝关节主动屈伸运动，2～3 次/日。防止髋关节僵硬，逐步增大主动运动幅度，避免引起明显疼痛。患肢主动直腿抬高训练，15～20 次/日。扶拐下地部分负重行走。

④ 第 IV 阶段（第 8～12 周）：让患者在床边坐起，在患者可以耐受的情况下，协助患者站起。患者双上肢扶拐杖，利用健腿和双上肢的支撑力挺髋站起，活动时间以患者耐受和感到舒适为限。依据损伤恢复情况可扶拐部分负重行走。

⑤ 第 V 阶段（第 12～14 周）：根据骨折类型、固定坚固程度逐渐开始部分负

重行走。术后 12～14 周后完全负重行走。从扶双拐步行逐渐到扶单拐步行，最后过渡到脱拐步行。

（3）外固定术后的运动疗法

① 第Ⅰ阶段（第 0～1 周）：床上翻身或坐起。鼓励患者进行上肢主动功能训练和下肢肌群的等长等张收缩训练。指导早期床旁进行双髋、膝关节周围肌肉等长收缩训练、踝关节主动伸屈活动。对于稳定型骨盆骨折，术后 3～7 天即可扶双拐或助行器下地负重，并可安排水疗、减重训练等早期功能康复训练。

② 第Ⅱ阶段（第 2～4 周）：逐渐过渡到髋膝关节的主动活动、抗阻肌力训练等，同时应用持续被动运动机训练，保持髋、膝关节活动度。

③ 第Ⅲ阶段（第 5～8 周）：开始行斜床站立训练，倾斜 30°～90°，时间为 5～20 分钟，连续治疗 5 周后开始在平行杠内进行双手支撑、站立，双手支撑的力量逐步减弱，并逐渐过渡到用步行架站立、行走，直至完全负重行走。

④ 第Ⅳ阶段（第 8～12 周）：骨折有明显愈合证据后，可先松开外固定支架各个关节，但连接杆和螺纹针仍保留在原位，下床负重训练。临床观察 1 周及术后 3 个月骨折愈合后，如无不适主诉，可拆除外固定架。

2. 物理因子治疗

（1）冰敷　在术后早期或局部肿胀和疼痛可行冰敷，每次运动训练后冷敷，每次 15 分钟，可以间隔 1～2h 重复。可以缓解避免运动后肿胀。

（2）压力治疗　下肢肿胀严重可行压力治疗，不超过 40～70mmHg，下肢严重肿胀首先要除外深静脉血栓的介入时间至少为 2～4h，但治疗时间需因水肿原因而定。

（3）激光　有镇痛、改善代谢、促进组织修复等作用。

（4）超短波　有抗炎、消肿、镇痛等作用。局部有金属内固定禁用。

（5）超声波　有松解组织粘连、抗炎、镇痛等作用。

（二）康复教育

（1）早期使用正确体位，鼓励患者 24～48h 坐起。

（2）早期鼓励患者做股四头肌、臀肌的等长肌力训练，不要坐低椅凳、沙发及马桶。

（3）髋、膝关节主动屈伸运动，防止关节僵硬。

（4）康复训练中勿对正在愈合的组织施加过大的压力。

骨盆骨折的预后与骨折的程度及残留的畸形有关，残留的问题主要集中在性功能障碍、疼痛及职业、社会适应性的改变。

二、股骨颈骨折

股骨颈骨折是老年人较为常见的骨折，健身运动中时有发生。由于老年人骨质疏松，肌力下降，稳定性差，常因为跌倒、坠落等导致骨折。运动员和新兵可见股骨颈应力骨折。应力骨折可分为张力性骨折和压缩骨折，张力性骨折多发生在股骨颈的上部，压缩骨折多发生在股骨颈下部，后者较前者稳定。股骨颈骨折的常见并发症是骨折不愈合与股骨头缺血性坏死，部分患者最终发生髋关节骨性关节炎。股骨颈骨折后由于局部血运的破坏骨折愈合较困难，早期康复治疗更为重要。

（一）康复治疗

髋部骨折的致残率和致死率较高。伤后卧床时间较长，为预防并发症、促进骨折愈合和避免功能障碍，应早期开始功能训练。康复治疗要求循序渐进和多种方法综合应用。①正确肢位摆放，预防人工关节松动、脱位。对于髋关节置换术，根据手术入路不同，体位限制有所不同：后外侧入路手术后应避免屈曲超过90°、过度内旋和内收。前外侧入路手术后应避免外旋，在患者休息时可用梯形枕隔开双下肢，保持术侧髋关节外展中立位。②防治并发症，特别是肺部感染和下肢深静脉血栓形成。③控制并发症，对并发的高血压、冠心病、糖尿病等慢性基础疾病要积极控制。④手术部位物理因子疗法。⑤运动治疗综合应用。

1. 运动疗法

（1）术前训练

① 向患者解释、宣传功能训练的意义，使患者能够认识到功能训练的重要性，消除思想顾虑，积极康复训练。

② 患肢牵引时，教患者做卧位保健操，尽量活动健康肢体，维持心肺活动水平。

③ 指导患者做患肢股四头肌的等长收缩训练，收缩时要求保持10～15秒，共做15次，同时配合双上肢及健侧下肢的屈伸活动，3次/日。双上肢可利用床上吊环进行引体向上运动。

④ 体位指导，患肢置于外展10°～15°中立位，使踝关节保持在90°背屈位，注意保护足跟部。避免侧卧、盘腿、负重及主动抬腿。

⑤ 非手术治疗一般需持续牵引8周或大于8周以上，手术治疗术前通常也需牵引1～2周。

（2）术后康复

① 第Ⅰ阶段（第0～1周）：术后第1天指导患者取半卧位，髋关节屈曲<45°，

进行深呼吸训练，10次/组，3组/日；患侧踝关节及股四头肌进行主动屈伸及等长收缩训练，并进行膝关节及髋关节屈曲主动训练，10～20次/组，3组/日。

术后第2天，重复第1天内容，并进行髂腰肌及臀大肌等长收缩训练，10～20次/组，3组/日；鼓励患者患肢足、踝、膝关节主动运动。其间可用CPM做髋、膝关节的被动功能训练，从30°开始逐渐增加到90°，10～20次/组，3组/日。还可进行抬高臀部运动、扩胸运动等，开始定时给患者行由下肢足趾远端向近端轻揉按摩。

术后3～5天，继续第2天动作，仰卧位进行髋、膝关节屈伸主动训练，0°～30°，10～20次/组，3组/日；膝关节等张伸直训练，末端保持10秒，放松5秒。忌屈髋＞90°，重复10～20次/组，2～3组/日。让患者半卧位或端坐，以防坠积性肺炎及心肺功能障碍，每次20～30min，2～3次/日，注意监测血压、心率和呼吸频率。

术后6～7天，外展训练，由被动-助力-完全主动。注意不可髋内旋，末端保持10秒。屈髋、屈膝训练，注意身体直立，屈髋＜90°，不可内旋。髋后伸训练，注意身体直立，不可内旋，末端保持10秒。

② 第Ⅱ阶段（第2～4周）：改以主动活动为主，活动范围逐渐增大，术后4周时接近正常活动范围。继续肌力及步行训练及日常生活训练（如厕、穿衣、上、下楼梯等）。根据骨折愈合和内固定情况，鼓励患者使用助行器，不负重行走，宜采用渐进式，早期不易久站，下肢使用弹性绷带包扎。应做到三不——不充分负重、不盘腿、不内收腿。待X线摄片显示骨折已愈合，无股骨头坏死，方可弃杖行走。

③ 第Ⅲ阶段（第5～12周）：训练屈髋，控制屈髋＜90°，进行髋关节周围肌力训练、关节活动范围训练、步态训练及生活自理能力训练。进行渐进抗阻运动，做双小腿下垂坐姿训练。

④ 第Ⅳ阶段（第12～24周）：逐渐负重。内固定术后3个月逐渐增加下肢内收、外展的主动运动，股四头肌抗阻力训练，恢复膝关节伸屈活动的训练。增加下蹲站起训练，马步训练，本体感觉和功率自行车的训练。

2. 心理支持

（1）患者入院后应与患者进行沟通，并引导患者树立正确的治疗观，使患者能够积极面对手术及术后康复治疗，在后期功能训练过程中积极引导患者家属参与，鼓励患者多进行关节功能康复训练；此外，针对患者在训练过程中出现困难及问题，及时帮助解决，以消除患者焦虑情绪。

（2）告知患者坚持康复训练对术后关节功能恢复的重要性，提高患者对功能训练的认知，向患者讲述坚持功能训练术后成功康复的病例，增强患者康复信心，使其能够积极配合康复训练。

3. 物理因子疗法

（1）冰敷　在术后第 1 天即可用冰袋置于手术侧髋关节周围。或局部有皮肤发红、发热情况下可给予局部冰敷，每次不超过 15min，间隔 1 小时可重复。

（2）经皮神经电刺激　通常采用频率为 100Hz，双通路四电极分别置于手术伤口两侧，主要目的为缓解疼痛，可作为药物的辅助镇痛治疗。

（3）超短波　有抗炎、消肿、镇痛等作用，局部有金属内固定禁用。

（4）超声波　有松解组织粘连、抗炎、镇痛等作用。

（5）温热治疗　如红外线、蜡疗等理疗，可改善局部血供、柔韧性，但如局部有皮肤发热、发红等急性炎症表现或术后早期则不宜使用。

（二）康复教育

对于髋关节置换术的患者，康复教育非常重要，术前就应该教育患者手术的过程、可能出现的问题、术后康复的程序等。康复教育主要包含以下几个方面。

（1）姿势管理　睡觉时应采用仰卧姿势，患肢外展位，不要将双足重叠在一起。

尽量避免侧卧，如需侧卧应将两枕头放于两腿之间。坐位时，避免双腿或双足交叉。起立时，应先将双下肢移出床面，双足落地后站起，可借助助步器。避免髋关节屈曲超过 90°。站起时足尖不能向内。

（2）家具改造　家中应铺设防滑地面，患者使用防滑拖鞋，沐浴时，应取站立位，并防止滑倒。不要坐矮凳、沙发，用坐便架垫高马桶。建议在日常生活中使用穿袜器及拾物器，避免髋关节过度屈曲。

（3）树立正确康复观念　积极进行康复训练，髋关节置换患者一般都能恢复正常的生活质量。

（4）性生活指导　术后 3 个月内避免性生活，3 个月后应遵循医师指导，避免在性生活中髋关节屈曲超过 90°。

（三）预防

骨质疏松的老年人应积极防治骨质疏松，加强髋部和大腿肌肉的力量，提高髋关节本体感觉功能，预防跌倒。运动员和新兵训练应及早预防，调整训练的强度和密度，防止应力性骨折的发生。

三、股骨粗隆部骨折

股骨粗隆部骨折约占全身骨折的 3.58%，与股骨颈骨折都是老年髋部常见骨折，老年人健身运动时可能发生，多由低能量损伤引起。股骨粗隆部骨折患者中超过90％为65岁以上老年人，而且大多数患者伴有基础疾病。老年人常伴有内科疾病和骨质疏松，伤后长期卧床易合并压疮、血栓和心、肺功能衰竭，严重影响患者的生活质量，甚至危及生命。可靠的内固定，术后早期功能活动是预防并发症发生的关键。

（一）康复治疗

1. 术后运动疗法

（1）第Ⅰ阶段（第0～2周）　术后当天应开始进行患肢足趾、踝的主动屈伸运动和股四头肌的静力性收缩训练，同时对全身所有非固定关节进行被动关节活动，以预防由于卧床引起的关节僵硬。第2天即可行半坐位，使用持续被动活动装置进行患肢ROM训练，从30°开始，2次/日，每次60min，隔日增加5°，防止髋膝关节僵硬。上肢活动。扶拐下地不负重，短距离行走。

（2）第Ⅱ阶段（第2～4周）

① 松解粘连、软化瘢痕和瘢痕塑形：在损伤部位，做横向的纤维按摩。做无痛多角度，次最大量的等长收缩。

② 髓内钉术后2周后，逐渐在平行杠内行走，且允许逐渐部分负重。对严重粉碎性骨折、骨质极度疏松和固定欠佳的患者应适当延后康复训练及下地负重时间。Gamma钉手术治疗后4周才可下地扶拐杖不负重行走，而且康复训练强度应渐进式，避免过早下地负重。

③ 不引起疼痛的前提下，可以开始髋关节周围肌肉的等长训练。髋关节周围肌肉可以分成前、后、内、外四组进行训练。上肢弹力带抗阻训练。

（3）第Ⅲ阶段（第5～8周）　第5～6周开始，训练床边坐，小腿下垂或踏在小凳上。避免直接坐在床上做伸腿动作，使患肢处于外展、外旋的不良姿势体位。逐渐进行助行器下或拐杖下的负重步行。

第6～8周后，逐渐脱拐行走。股四头肌抗阻训练，斜板站立训练，逐步恢复正常生活活动。

2. 物理因子疗法

（1）冰敷　在术后早期或局部有皮肤发红、发热情况下可给予局部冰敷，每次不超过15min，间隔1h可重复。

（2）激光　有镇痛、改善代谢、促进组织修复等作用。

（3）超短波　有抗炎、消肿、镇痛等作用。局部有金属内固定禁用。

（4）超声波　有松解组织粘连、抗炎、镇痛等作用。

（二）康复教育

生活家居的改造，注意地板、地毯边缘高于地面、鞋的防滑，改变家具摆设，避免老年人够取高处物品、下蹲拾拾物品。加强髋部肌肉的力量，平衡能力的训练，提高关节的本体感觉。对于身体功能较差的患者，建议使用辅助器具帮助步行和转移。

四、耻骨联合骨、软骨炎

耻骨联合骨、软骨炎是发生于耻骨联合区域的非化脓性病变，主要以耻骨联合及耻骨支处疼痛为主要表现。可能与外伤有关，临床上多见于足球运动员，其次是跨栏、短跑、举重、网球、羽毛球、排球等项目的运动员、舞蹈演员，以及经阴道分娩后女性、骨盆或会阴部手术后患者，病程有自限性趋势，且多可自愈。

（一）康复治疗

1. 运动疗法

（1）急性期（第0～1周）

① 控制疼痛：有慢性刺激时，应遵守软组织损伤急性期治疗的原则。重点是保证损伤组织的充分休息，避免对发炎的滑囊加压，或者禁止做诱发疼痛的活动。

② 减少或避免机械性的刺激。

③ 局部使用超声波或超短波治疗。

（2）亚急性期（第2～12周）　当急性症状和体征减轻时，可开始渐进性的运动治疗方案，一定要在不引发疼痛范围内进行。强调恢复髋部和下肢肌肉的肌肉长度与肌力之间的平衡，以及改善肌肉耐力。

① 松解粘连、软化瘢痕和瘢痕塑形：在损伤部位，做横向的纤维按摩。在无痛下，做多角度，次最大量的等长收缩。

② 改善髋部肌肉和肌力之间的平衡：a. 对劳损肌肉进行强化肌肉训练，在整个肌肉活动范围内做低强度等张抗阻运动。b. 牵张劳损的肌肉，开始时采用轻柔的渐进性的抑制技巧，当患者能忍受时，可做自我牵张训练。c. 对于未直接损伤的肌肉，如果与不平衡的力量有关，则要做牵张训练和肌力强化训练。

③ 改善关节稳定度的功能：a. 开始控制下的负重运动；运动的选择及强度大小应根据治疗的目标和组织反应而定。b. 使用全链运动，如骑固定式自行车或在平行杠中训练重心转移的部分载重活动。c. 评估躯干、髋、膝和踝关节间的动作协调性，在运动链中出现疲劳、取代动作或最无力关节发生疼痛时，应停止训练。d. 增强肌肉耐力，逐渐地、安全地将每一项运动从1min增加到3min，然后才可

以继续下一项难度较大的运动训练。

④ 改善核心肌群肌力,改善髋关节活动范围。

⑤ 可以采用压力短裤来限制腹股沟疼痛。

(3) 慢性期(>12 周后)

① 改善肌力和功能控制:a. 每项活动都要从闭链的功能训练逐渐进级到平衡和肌力耐力训练。b. 运用特定性原则,重返运动职业项目前训练活动或运动项目有需要时,应增加离心阻力和有控制速度下的训练。c. 要恢复到符合所需的功能性结果的动作模式,使用加速或减速训练,继续加强本体感觉训练。d. 在训练同时,评估全身的功能,并注意时序和事件的顺序。

② 恢复功能性活动:在患者恢复从事所需的功能性活动之前,需在保护下的环境中进行限时训练。当患者适应时,就应该逐渐减少保护性措施,增加难度和耐力训练。

2. 物理因子疗法

① 冰敷在术后早期或局部有皮肤发红、发热情况下可给予局部冰敷,每次不超过 15 分钟,间隔 2 小时可重复。

② 超声波、音频电疗法有松解组织粘连、抗炎、镇痛等作用。超短波有消肿、镇痛作用,局部有金属内固定禁用。

(二)康复教育

告知患者伤病康复的注意事项。对坐骑运动项目,如自行车专业,做好每次训练后局部软组织保健。对于从事足球等项目的运动员,应加强股内收肌群的力量和伸展性训练。训练结束后进行局部冷敷等理疗措施。本病容易复发,早期诊断并制定有效的治疗措施十分重要。

五、股骨头无菌性坏死

股骨头无菌性坏死亦称股骨头缺血性坏死或股骨头坏死,是由于多种原因导致的股骨头局部血供不良,从而引起骨细胞缺血、坏死、骨小梁断裂、股骨头塌陷的一种病变。临床上青、壮年好发,多种原因可致病,是一种发病隐匿的渐进性疾病。治疗比较困难,最终造成髋关节病损、伤残,早期治疗对股骨头坏死患者具有重要的意义。

(一)康复治疗

1. 运动疗法

股骨头无菌坏死的康复训练应注重主动而非辅助治疗,根据患者股骨头坏死的分级及步态分析结果，逐步增加时间和强度，选择适当的运动方式。手术后需要运动治疗的患者，要根据手术的方式及患者的功能情况制定合理的康复目标与康复计划。

（1）患者仰卧，患腿抬起至膝关节屈曲 90°，3～4 次为一组，每天根据患者情况完成一定运动量。患者坐在椅子上，双足与肩同宽，双手放在膝关节上，然后将左腿向左移，右腿向右移，完全句前伸展，将下肢内收。

（2）患者抓住固定装置，保持直立位置，抬起患侧下肢，使身体和腿保持 90°，髋和膝屈曲 90°，3～4 次为一组。

（3）患者抓住固定装置，保持直立位置，双足与肩同宽。然后进行蹲下、站起的训练。这项训练适合非手术治疗及术后完全负重的患者。

（4）要求患者抓住固定装置，内收，外展，并用患腿进行圆周运动。这项训练适合非手术治疗及术后完全负重的患者。

（5）使用拐杖行走或自行车进行运动训练。

2. 物理因子疗法

冰敷在术后早期或运动训练之后，局部冷敷时间每次不超过 15min，间隔 2h 可重复。激光、超短波、超声波可以改善局部血循环，缓解疼痛，促进损伤组织的修复。恢复期可以采用红外线、蜡疗等温热疗法，改善局部血循环，增加组织柔韧性，配合关节功能训练，在关节活动度训练前采用温热疗法，有助于增加关节活动度。

（二）康复教育

应积极预防引起股骨头无菌性坏死的原发疾病，避免大量饮酒，避免长期口服类固醇激素。康复教育本病的预后及转归与股骨头缺血坏死的范围大小，是否有股骨头塌陷及塌陷的程度，患者接受治疗的时间有密切关系。如不及时正确的治疗，绝大多数患者都有进一步发展的趋势，预后大多较差。

第四节 股部损伤

一、股四头肌损伤和断裂

股四头肌为人体最强的肌肉，由股直肌、股中间肌、股内侧肌和股外侧肌组成，股四头肌损伤与断裂在运动损伤中并不多见。股直肌起自髂前下棘，因此，它同时跨越髋和膝关节，起到屈髋和伸膝作用。其他三个部分都起于股骨，主要起到伸膝作用。股四头肌的主要作用为踢球、跳跃和跑步运动。其损伤常见于足球、垒球、田径等运动项目的运动员。直接撞击或跌倒所致的股四头肌断裂约占62%，自发性断裂极少见，仅占3%左右，88%发生于40岁以上的患者。

（一）康复治疗

1. 运动疗法

（1）非手术治疗的运动疗法

① 维持躯干核心、髋关节、踝关节肌肉力量。

② 股四头肌腱损伤，依据损伤程度实施康复治疗计划。损伤区域不严重，酌情在6周内进行膝关节被动、主动助动、主动关节活动度训练，逐步恢复膝关节正常活动范围。6～10周行无痛下股四头肌等长肌力训练、股内侧肌群的渐进性向心肌力训练，逐步进行离心控制训练。10～12周进行负重位下肌力、耐力训练，敏捷性训练。约12周返回到运动训练。

（2）手术治疗的运动疗法

① 术后第Ⅰ阶段（第0～6周）：术后1周内开始，CPM训练（0°～45°），对膝关节活动度、疼痛的控制及关节挛缩的预防都有所帮助。坐位辅助下主动关节活动度训练，在对侧下肢的辅助下屈曲或被动伸直膝关节，需要避免主动伸直膝关节。当膝关节屈曲大于85°后，可逐步加入固定式功率自行车训练。

配合神经肌肉电刺激下进行股四头肌再训练。膝支具固定在0°位下，髋关节前屈、外展肌力训练。使用弹力带进行踝关节背屈和跖屈肌力训练，防止肌肉萎缩，增加下肢循环，防止深静脉血栓。

② 术后第Ⅱ阶段（第6～12周）：开始可将支具设定在60°屈曲位下进行腋拐辅助下部分负重步行训练。达到良好的股四头肌控制，再增加支具的伸展角度。主动或辅助下主动膝关节屈曲训练，仰卧位主动辅助滑墙训练，以及将足置于地面的坐位膝关节屈曲牵伸训练。继续进行功率自行车训练。当膝关节屈曲大于90°后，逐渐加入膝关节蹬踏训练，从向心逐步过渡到离心训练，双腿过渡到单腿。

可开始进行上台阶、静蹲训练。通过软垫可逐渐开展下肢的本体感觉训练。继续进行髋部、踝部的肌力训练，并逐渐增加强度。

③ 术后第Ⅲ阶段（第12～16周）：膝关节活动度训练，可通过收缩-放松技术来恢复膝关节屈曲受限。继续进行功率自行车训练。膝关节闭链训练的强度逐渐增加，可逐渐过渡到单腿训练。可开始进行下台阶、渐进性静蹲训练。继续开展下肢的本体感觉训练。继续进行髋部、踝部的肌力训练，并逐渐增加强度。

④ 术后第Ⅳ阶段（第16～24周）：向前跑步训练、跳跃性训练、继续开展下肢的本体感觉训练、继续进行髋部、踝部的肌力训练，并逐渐增加强度。患者肢体功能和肌力水平需达到与健侧85%的对称性，才能达到较好的运动功能，防止再损伤。

2. 物理因子疗法

冰敷在术后即可采用加压冰敷治疗。微波治疗在急性期后可以改善血循环，消炎镇痛。超声波疗法在急性期后可促进血循环，消炎镇痛。

（二）康复教育

告知患者在返回运动后注意从非对抗性训练开始逐步过渡到对抗性训练，从低强度到高强度训练，运动前做好热身准备，防止再损伤。

二、股内收肌群损伤（骑士捩伤）

股内收肌群位于大腿内侧，主要有五个部分。其中三个为短内收肌，包括耻骨肌、短收肌和长收肌；另外两个部分为长内收肌，包括股薄肌和大收肌。股内侧肌群的主要功能为内收大腿，还可以在跑步、冲刺、足球、骑马等需要转向的运动中稳定和控制骨盆。在运动中，一侧的内收肌稳定骨盆，另一侧内收肌收缩起到动力并产生运动。股内侧肌群损伤多见于足球、曲棍球、篮球、网球、体操、舞蹈、杂技等运动，在欧洲足球运动员中，股内侧肌群损伤发病率高达23%，在肌肉损伤中排名第二。

（一）康复治疗

1. 运动疗法

（1）非手术治疗的运动疗法　维持躯干核心、髋关节、踝关节肌肉力量。无痛范围内进行固定式自行车训练。2周内开始髋关节被动、主动助动到主动关节活动度训练，逐步恢复髋关节活动范围。2～4周进行无痛下股内侧肌群等长肌力训练逐渐过渡到股内侧肌群的渐进性向心肌力训练，最终逐步进行离心控制训练。第4～6周进行负重位下肌力、耐力训练，敏捷性训练。约6周返回到运动训练。

（2）手术治疗的运动疗法

① 第Ⅰ阶段（第0～6周）：无痛下固定式功率车训练，躯干核心稳定性训练，髋关节外展无痛范围内活动度训练，可进行髋关节内收肌无痛下等长肌力训练。进行膝部、踝部的肌力训练。

② 第Ⅱ阶段（第6～8周）：固定式功率车训练，髋关节内收肌向心肌力训练，髋关节内收肌离心肌力训练。逐渐增加负重体位下蹲、下蹲下横向步行训练。继续

进行髋部、踝部的肌力训练，并逐渐增加强度。

③ 第Ⅲ阶段（第8～12周）：减速训练，台阶到地面的跳跃减速训练。加速训练，地面到台阶的跳跃加速训练。进行交替弓箭步训练。

2. 物理因子疗法

无热量超短波、短波、磁疗在急性期后可以改善血循环，消炎镇痛，促进组织生长。肌电生物反馈治疗可以辅助肌力训练，防止肌肉萎缩。

（二）康复教育

患者重返运动需要严格功能评估、监控症状和遵循临床医师的建议，过早地重返运动会增加再损伤的风险，局部损伤症状迁延为慢性损伤。

三、腘绳肌损伤

腘绳肌包括外侧的股二头肌和位于内侧的半腱肌、半膜肌，均为跨双关节肌，其主要功能是伸髋，屈膝。腘绳肌损伤在大腿肌肉损伤中常见，短跑、跳跃运动、高速技巧类运动（足球、橄榄球、篮球）和肌肉伸展类运动如舞蹈中均可见。绝大部分腘绳肌损伤是非接触性损伤，主要在运动的跑步和加速过程中产生。男性运动员的发病率较女性高。研究显示，约1/3的腘绳肌损伤患者容易再损伤，主要发生在重返运动前的2周。

（一）康复治疗

1. 运动疗法

（1）非手术治疗的运动疗法

① 6周内：维持躯干核心、髋关节、踝关节肌肉力量，无痛范围下固定式自行车训练。进行膝关节被动、主动助动到主动关节活动度训练，逐步恢复膝关节活动范围。

② 6～12周：无痛下膝屈曲肌群等长肌力训练逐渐过渡到股内侧肌群的渐进性向心肌力训练，最终逐步进行离心控制训练。

③ 10～12周：进行负重位下下肢肌力、耐力训练，敏捷性训练。约12周后可返回到运动训练。

（2）手术治疗后的运动疗法

① 第Ⅰ阶段（第0～4周）：无痛下固定式功率车训练，渐进性敏捷性训练、躯干稳定训练，低到中等强度的侧方台阶训练。单腿站立下（睁眼与闭眼）平衡训练、俯卧位、侧卧位平板训练，进行髋部、踝部的肌力训练，并逐渐增加强度，步

行时应调整步长，避免直接对腘绳肌的牵拉。

② 第Ⅱ阶段（第4~8周）：无痛下固定式功率车训练、渐进性敏捷性训练、躯干稳定训练，中到高等强度的侧方台阶训练、单腿站立下（睁眼与闭眼）平衡训练、俯卧位、侧卧位平板训练。进行髋部、踝部的肌力训练，并逐渐增加强度。腘绳肌离心肌力训练，可通过股四头肌椅或Bobath球下的桥式训练完成。此阶段开始进行腘绳肌的离心训练，应确定训练时不应产生疼痛。

③ 第Ⅲ阶段（第8周以上）：渐进性敏捷性训练、躯干稳定训练，侧方移动训练，前后加速训练，重复性跳跃训练，单腿下蹲训练，弓箭步训练。腘绳肌离心肌力训练：单腿桥式训练；也可用弹力带固定在小腿远端进行前后快速移动训练；膝跪位下躯干俯卧撑起训练。

2. 物理因子疗法

冷敷消除肿胀，改善镇痛。无热量短波疗法改善血循环，参加组织生长。超声波疗法促进血循环，促进组织愈合与减少粘连。

（二）康复教育

告知患者在运动前需进行热身，进行腘绳肌、股四头肌、髂腰肌的牵伸训练，保证下肢有足够的灵活性。常规性的腘绳肌离心训练也可以避免再损伤的发生。一般预后良好，较早的能够在几周后即可恢复训练，但要求肌肉爆发力项目的运动员常常需要较长时间的康复治疗。如果运动员过早重返专业运动训练，再损伤的风险性增加。

四、股骨外上髁炎

股骨外上髁炎又称髂胫束摩擦综合征，是运动员膝关节外侧疼痛的最常见病因，跑步运动员尤为常见，发病率高达12％。故又被称作"跑步者膝"。此外，自行车运动员中发病率也较高，在膝关节劳损中占比15％。髂胫束是阔筋膜张肌和部分臀肌肌腱的延续，向下经膝外侧延伸止于髌骨外侧缘、髌外侧支持带与胫骨外侧结节，主要功能是髋关节屈曲、外展与内旋。

（一）康复治疗

1. 运动疗法

（1）非手术治疗的运动疗法

① 髂胫束牵伸训练：可在站立位进行髂胫束的牵伸训练。使用收缩-放松技术，每次3组，每组包括7秒的每次最大收缩，15秒的静态牵伸。与此同时，也

可以使用泡沫轴进行髂胫束放松。

② 髋关节外展肌、外旋肌的肌力训练：训练可从仰卧位的桥式训练开始，同时可用弹力带施加髋关节外展阻力。侧卧屈髋屈膝位，足部固定，髋关节做外展外旋，在双膝位置给予阻力。逐步过渡到双腿负重位，靠墙下蹲训练，与此同时在双膝之间用弹力带施加阻力，进一步激活髋部肌群。所有训练可以根据症状从每组5～8次，逐渐过渡到每组15次，每天3组。

③ 神经肌肉控制训练：在治疗师的指导下，逐步训练侧方弓箭步。也可以在微蹲姿势下，在双膝之间给予弹力带，训练横向步行训练。训练后应较明显地感受到臀肌的酸胀感。

④ 臀部、大腿肌肉放松训练：可以利用泡沫轴，进行臀部肌肉、阔筋膜张肌及髂胫束的放松训练。

（2）手术治疗后的运动疗法

① 第Ⅰ阶段（第0～2周）："PRICE"原则处理，控制局部炎症和肿胀。可使用CPM进行膝关节活动度训练，维持髋膝的无痛关节活动度。踝泵训练，促进肿胀消退。股四头肌、臀肌、踝部肌肉的肌力训练：可从等长训练开始，逐步开始进行多角度等长肌力训练。禁止负重2周，可给予双拐保护下活动。

② 第Ⅱ阶段（第3～8周）：继续无痛下的CPM活动度训练逐渐达到膝关节全范围，股四头肌、臀肌、踝部肌肉的肌力训练可逐步过渡为无痛下抗重力下的等张训练。从术后第3周开始，开始逐渐增加负重，根据患者主诉，从足尖负重过渡到全足掌负重。

③ 第Ⅲ阶段（第8～12周）：从术后第8周开始可逐渐增加臀肌外展、外旋肌训练强度（双腿下蹲过渡到单腿蹲），且逐渐增加神经肌肉控制训练（侧方弓步、微蹲下横向步行训练）、平衡训练（双腿逐渐过渡到单腿）同时进行。

④ 第Ⅳ阶段（第12～16周）：继续进行本体感觉训练、神经肌肉控制训练、单腿平衡训练、灵活性训练，逐步过渡到针对性的运动训练。

2. 物理因子疗法

局部冰按摩可促进消炎镇痛。超声波疗法可以促进血循环，参加愈合。超短波早期使用无热量，亚急性期选择有热量。

（二）康复教育

注重运动前的热身运动，髂胫束进行充分牵伸；平时跑步时应避免下坡或单方向的跑步训练，从而避免增加髂胫束与股骨外侧髁的摩擦，跑步比赛时可使用髂胫束保护带。

五、股骨干骨折

股骨干是人体最粗、最长、承受应力最大的管状骨。全股骨的抗弯强度与铸铁相近，弹性比铸铁更好。由于股骨的解剖及生物力学特点，需遭受强大暴力才能发生股骨干骨折，同时也使骨折后的愈合与重塑时间延长。股骨干有轻度向前、外的弧度。股骨干后面有股骨脊，为投后部肌附着处。切开复位时，常以股骨脊作为复位的标志。股骨干血供丰富，一旦骨折，不仅营养血管破裂出血，周围肌肉肌支也常被撕破出血，可因失血量大而出现休克的临床表现。导致股骨干骨折的暴力同时也使周围肌、筋膜损伤，再加上出血后血肿机化，粘连，骨折的固定等，使肌肉功能发生障碍，从而导致膝关节活动受限。

（一）康复治疗

1. 运动疗法

（1）非手术治疗的运动疗法　对比较稳定的股骨干骨折给予复位牵引 8～10 周。急性期（0～3 天）按"PRICE"原则处理，目的是控制炎症和肿胀。可进行股四头肌、臀肌、腘绳肌的等长肌力训练。8～10 周或以后可逐渐开始双拐下的下肢足尖点地负重，再到双拐可耐受下负重、单拐下部分负重，直至脱拐独立步行，根据患者疼痛反应调整进度。

（2）手术治疗的运动疗法

① 第Ⅰ阶段（第 0～6 周）：股四头肌、臀肌、腘绳肌的等长收缩训练，踝泵训练。可进行多方向的直腿抬高训练，仰卧位、右侧卧位、俯卧位。

膝关节主动关节活动度的训练，屈曲及伸展，可使用毛巾进行主动助动的膝伸展关节活动度训练。可使用功率自行车进行有氧及关节活动度训练。指导患者正确使用拐杖，早期不负重下 2 点步的步行方式。逐渐开始在耐受范围内进行下肢开链训练，如膝关节屈曲、伸展训练，髋关节外展、后伸训练。

② 第Ⅱ阶段（第 6～12 周）：这一阶段可逐渐指导患者负重训练，每周可逐渐增加 5～10kg，直到完全负重。在这一阶段逐渐达到全关节活动范围。股四头肌、臀肌、腘绳肌肌力训练，可采用股四头肌椅、弹力带进行抗阻激励训练。使用功率自行车进行耐力训练，体重计进行下肢负重训练，从 20% 负重开始，每周增加 5～10kg。等速肌力训练，主要针对膝关节伸展和屈曲肌群，下肢的闭链训练，可使用蹬踏进行单腿的股四头肌和臀肌训练。

③ 第Ⅲ阶段（第 12～24 周）：患者已经达到完全关节活动范围。可完成全负重，从拐杖过渡到手杖。双侧大腿围度应达到一致。继续进行下肢闭链训练，直到

下肢可以完成下蹲，上、下台阶。

可使用功率自行车进行耐力训练，等速肌力训练，继续进行股四头肌训练，手杖指导性训练，此阶段患者可逐步完全负重，可建议使用2点步。

④ 第Ⅳ阶段（＞24周）：患者已经可回归运动，但可能无法达到接触性的对抗运动。可继续进行等速肌力训练。

针对运动的敏捷性、运动耐力指标进行加速与减速的冲刺项目训练。

2. 物理因子疗法

（1）磁疗法　增强骨再生代谢过程，促使成纤维细胞和成骨细胞的分裂增殖，从而加速骨愈合过程。

（2）超短波疗法　超短波疗法促使成纤维细胞和成骨细胞的分裂增殖，从而加速骨愈合过程。深部骨折适用超短波治疗，电极在骨折断端对置，微至温热量，每次10～15min，1～2次/日，10次为1个疗程。此法可在石膏外进行，但有金属内固定物时禁用。

（3）超声波疗法　患肢伤口拆线后，可在骨折局部应用，接触移动法，剂量小于$1.0 W/cm^2$，每次5～10min，10次为1个疗程。此疗法消肿作用明显，并可促进骨痂生长。

（二）康复教育

早期康复的重点在于防止肌肉萎缩和关节粘连，鼓励患者进行早期下肢关节的主、被动关节活动度训练。康复过程中，应提醒患者负重量的控制和临床症状的监控，避免负重量过大引起不良并发症。康复后期可以鼓励患者进行独立日常生活功能训练，以提高患者自理生活能力。

第十章
儿童疾病的康复

第一节　儿童智力障碍康复治疗

一、儿童智力障碍康复治疗的目标

儿童智力发育障碍是影响儿童获得正常生活能力及融入正常社会生活的重要因素之一，因此，智力障碍儿童并非个体存在，亦不可能孤立地在人类社会中度过枯燥无味的一生，对于儿童智力障碍的康复治疗原则就是综合地和协调地利用医学的、工程的、教育的、职业的、社会的和其他一切可能利用的措施，使智障儿童的功能和潜力尽可能达到最大限度，并为其营造合适的社会生活环境，成年以后能够与健康人平等地参与社会生活。

根据不同程度的智力障碍，应设定相应及合适的目标（表 10-1）。

表 10-1　智力障碍儿童能力分类

智障程度	IQ	接受教育能力	适应能力及工作能力
轻度	69～55	可教育	经教育可独立生活,可在他人照顾下从事一定技能的工作
中度	54～40	可训练	简单技能,半独立生活,在特殊设施中可做有限的工作
重度	39～25	难以训练	自理有限,减少监护,可能从事无危险的极简单的体力劳动
极重度	24～0	需全面照顾	不能自理,需监护,不可能就业

二、儿童智力障碍的教育康复

教育康复是智障儿童生活自理的基础，教育康复对促进他们的感知觉发育，提高他们对未知世界探索的兴趣和能力，使其主动克服残疾对他们成长、独立生活的影响，积极学习和掌握生活技巧是十分重要的。教育康复能帮助他们克服躯体和社会心理适应上的困难，充分挖掘出他们的各种潜能，提高患儿的自理能力，促进其身心正常发育，提高生活质量。

（一）教育康复的目的

教育康复是通过适合智力障碍患儿身心发展特点的教育与训练，能使他们在心理、智力、体能诸方面得到充分发展，可以最大限度地补偿其缺陷，并能掌握生活中实用的知识，形成基本的生活实用技能和良好习惯，为步入学校打基础。

（二）教育康复的原则

共性与个性统一原则：准确地认识和掌握中度 MR 儿童的认知活动、心理发展规律。

（1）应用性原则　输入知识、能力、习惯应是他的现实生活及未来劳动所需要的。

（2）实践活动性原则　实践中学习，游戏中学习，习惯中学习。

（3）补偿原则　补偿功能缺陷，挖掘并发挥潜能，促进康复和社会需要作用。

（4）弹性原则　规定教育训练内容、进度、要求，要个性化量力而行。每次训练内容不可多，先易后难，对较困难的内容可分为有连续的小项目，顺序进行。

每天坚持定时、定量的训练，以便养成训练习惯。每次训练时间不宜过长，10～20min 即可。

从一个训练项目转到另一个项目时，不可追求速度，以免患儿难以适应。尽量利用图片、实物进行训练，以便于理解。

训练环境要安静，过多无关物品应拿开，以免患儿分心。对训练要有信心，并要多次反复训练，不可轻易放弃。

（三）教育康复的开展方式

教育康复的开展方式按场景教育可分为临床医学教育、特殊学校教育、家庭教育、社会职业教育等方式，其中家庭教育与康复中心训练方式相结合为主要方式，中心的教师为主要训练者，让患儿既接受家长充满爱心的训练教育，又接受专业人员正规的训练，使训练效果更为满意。具体教育实施方式应包括以下四步：

一是个别教学法。

二是综合教学法（三多、四性、五动）：多引导正确行为、多表扬鼓励、多实际操作；游戏性、活动性、趣味性、直观性；动手、动眼、动口、动脑、动多种器官。

三是要与家长密切合作，共司参与。

四是定期评估（至少三个月一次，智力、行为、心理、语言、社会适应能力评定）。

（四）教育康复的内容

（1）社会生活适应能力（占30%）　包括个人、家庭、社会生活适应方面的知识和能力的训练。

（2）活动训练（占40%）　包括大小肌肉能力训练，运动能力训练，体育、美术、音乐、手工、游戏，观察认知能力。

（3）实用语算（占20%）　基本的语文，言语交往能力发展，常用汉字认识和应用，简单阅读与书写，日常生活中算术知识及应用，货币、基本的算术、常用计量单位、时间，音乐教学。

（4）感觉统合训练（占10%）。

（五）教育康复的时程设置

根据智力低下患儿自身条件所定，一般每日2～4h，6个月为1个周期。

三、儿童智力障碍的物理医学康复

在现代医学中，把研究和应用物理因子治病的方法，称为物理治疗或物理疗法，又简称理疗（physiotherapy，PT），物理治疗内容包括研究应用天然和人工物理因子两大类，人工物理因子包括应用电、光、声、磁、冷、热等治疗疾病的方法。

（一）智力障碍儿童进行物理医学康复目的

对于智力障碍儿童的物理治疗，进行相应的物理医学治疗，目的是通过各种物理因子对神经、体液、内分泌等进行生理调节，以达到提高智力，改善其社会适应能力。

（二）智力障碍儿童物理医学康复的原理

物理治疗能通过非条件反射对机体进行神经及体液调节，促使智障儿童神经系统、感觉前庭功能完善，进一步提高智力反应。

（三）目前常用的智力障碍的物理治疗方法

1. 体感振动音乐理疗

体感振动音乐理疗为电刺激理疗结合音乐治疗的一种物理治疗。体感振动音乐的频响范围在 16～150 赫兹之间，同时伴随着音乐旋律变化而变化，体感振动幅度在数百微米到数千微米之间。这种物理作用可以改变脑组织供血状态，增加对受损脑组织的血液供给，对脑组织细胞产生细微的按摩作用，改善脑细胞的活性和细胞膜的通透性，有利于细胞膜内外物质的交换，促进脑细胞再生，使受损的脑细胞逐渐被新生的脑细胞取代，提高脑部代谢能力，使智障患儿感觉到身心的愉悦感，易于接受外界信息输入，促使智力发育。

2. 超声波疗法

超声波是指频率在 2000 赫兹以上，不能引起正常人听觉反应的机械振动波。将超声波作用于人体以达到治疗目的的方法称为超声波疗法。频率 500～2500 千赫的超声波有一定的治疗作用。现在理疗中常用的频率一般为 800～1000 千赫。超声波能加速局部血液和淋巴循环，改善组织营养和物质代谢。对于智力低下儿童，超声波主要通过改善脑部微循环，提高脑细胞代谢功能，促进智力语言水平提高。

3. 磁疗法

磁疗法是利用磁场作用于机体或穴位的外治法。其作用机制的基本点是通过磁场对机体内生物电流的分布、电荷的运行状态和生物高分子的磁矩取向等方面的影响而产生生物效应和治疗作用。对于智力障碍的患儿，磁疗法可以通过抑制中枢神经功能兴奋，调节机体生物电磁的平衡，改善睡眠状态，延长睡眠时间，提高患儿的注意力及学习能力，从而促进智力提高。

4. 视觉刺激治疗

视觉刺激是通过精细目力训练，促进视觉发育。精细目力训练可以使患儿手、脑、眼的空间联合感知得到训练，提高患儿视觉发育。精细目力描画训练让患儿在一定波长的红光背景下训练和强化锥体细胞，提高视觉中枢的感受性，有利于视觉发育和提高智力。以不同频率的黑白条栅作为视刺激源，让患儿眼在各个方位上既受到不同空间频率的刺激，又受到有对比度的光栅刺激，使视觉中枢细胞增强发育并提高视力。通过对眼眶周围睛明、攒竹、鱼腰、健明等穴位的刺激，增进眼球及其组织的气血运行。

5. 听觉刺激治疗

听觉刺激是通过对患儿听觉系统反复给予不同频率、不同音调、不同音符的声音及语言刺激，使听力增强，刺激脑的发育，刺激损伤脑组织的修复及发育，同时也有助于对声音语言理解能力的提高。

四、儿童智力障碍的家庭康复

由于康复治疗机构的有限及机构康复的经济负担较重，不可能所有的智力障碍儿童都能享受到系统的、科学的机构康复治疗，我国大部分智障儿童仍以家庭康复为主要治疗方式。

（一）家庭康复的目的与作用

家庭康复治疗可以大大减轻智力残疾儿童家庭的经济压力和精神负担，为残疾儿童家庭、为国家节约劳动力资源，是一项利国利民的工程。为智力低下儿童提供持续、稳定的个别化家庭康复服务，可以促进智力低下儿童的全面、健康发展。

（二）家庭康复的内容

家庭康复应以生活技能训练、社交能力训练为重点，实施正确的训练方法，遵循节奏教育、循序渐进、反复性、经常性的训练原则，并在训练中注意树立智障儿童的信心，从而激发起其学习的积极性和主动性。

（三）家庭康复的特点与优势

家庭康复以情景训练及反复练习为主，对于智力障碍儿童掌握许多日常生活的知识和技能，如洗漱、穿衣、进食、如厕以及社会生活习惯等，较机构康复效果要好。

家庭康复可减少在家庭中对智力障碍儿童过分的限制和保护，有利于其体格锻炼，认识事物，并取得生活经验，帮助智力障碍儿童心理健康发展。

家庭康复能创造适合智力障碍儿童与人交往的生活环境，防止家庭（兄弟姐妹）和邻居的同年龄儿童对其的歧视和排挤，能够确保儿童在家庭中获得较为全面的照顾，保证其有一个良好的发展环境。

家庭康复能使父母了解和掌握最基本的教育方式、态度，进而使智力障碍儿童在正确教育方式引导下获得积极健康的发展。同时，通过教育康复父母才能更好地与康复教育机构配合，弥补目前我国机构教育人力财力等的不足，并能和康复机构协调一致，互相配合，使教师、家长、孩子共同获得成长。

五、儿童智力障碍的音乐治疗

音乐治疗被认为是一种智障儿童发展过程的重要治疗方法，多年来，音乐治疗师们都发现，智障的儿童和成人对音乐的反应明显比其他教育或治疗方法更为积极。

（一）音乐治疗的定义与目的

音乐治疗是一个系统的干预过程，在这个过程中，治疗师利用音乐体验的各种形式，以及在治疗过程中发展起来的，作为治疗的动力的治疗关系，帮助被治疗者达到健康的目的。智障患儿需要进行长期的不间断的康复治疗。且智障患儿往往伴有情绪行为障碍，在康复治疗及社交过程中难免出现焦虑、紧张、自卑等负面情绪，音乐疗法的目的在于能平衡身心、调和情绪，且能改善肢体协调能力，患者易于接受，无副作用，能融合于其他康复治疗之中，使智力障碍儿童在心理能力、社会适应能力方面得到提高。

（二）音乐治疗的基本要素

（1）一个有明确治疗需求的患者。

（2）一位受过训练的音乐治疗师。

（3）一段有目标导向的音乐历程、音乐素材以及一份有关治疗效果的评估。

（三）音乐治疗作用机制

（1）音乐能增强人的记忆力　欣赏或演奏乐曲，能强化精神、神经系统的功能，使视觉记忆、听觉记忆得到锻炼，并能加强情绪体验记忆。音乐可使儿童的记忆的快捷性、持久性、准确性提高。因为人的记忆过程与大脑的"边缘系统"有密切关系，而音乐能刺激"边缘系统"分泌的激素、酶、乙酰胆碱等增多，这些物质能对中枢神经系统的功能产生广泛的影响，促进记忆能力的提高。

（2）音乐能增强人的注意力　人在欣赏或演奏乐曲中，务必要聚精会神才能进行，而且音乐其特定的韵律更有助于注意力的集中。经过长期的音乐实践，其注意力也必定会得到加强。

（3）音乐能促进人的想象力　音乐往往表达的是一种朦胧的艺术意境，没有过多的颜色、图像加以描述，需要聆听者结合自己的经历或经他人的引导，在脑海中通过思索和联想展现出来，因此能充分发挥人的想象力。

（4）音乐能培养人脑的抽象思维能力　音乐形象是比较抽象的艺术形式，只能通过思维来理解，音律、节奏、乐曲结构具有高度的逻辑性，几乎可以和"科学皇后"——数学的高度逻辑性相媲美。经常欣赏和演奏音乐，可以启发智慧加强理解能力。

（四）音乐治疗在智障儿童中的具体作用

音乐治疗在智障儿童中有以下五个方面的作用：一是协助智障儿童集中注意力，促进功能协调；二是培养想象力；三是促进人际沟通；四是促进社交动机；五是启发学习兴趣。

音乐治疗为智力障碍患儿提供了学习社交和促进行为的机会。通过音乐治疗的反应和小组音乐治疗中的社交活动，智障儿童可以获得自我意识，同时对周围环境产生自然反应，激发并且保持孩子的意识，为更复杂的技能发展做好准备。对于并存听觉障碍的智障儿童，音乐治疗可以在听觉训练中使用乐器来帮助患儿辨别周围的声波振动感觉。音乐治疗师还通过音乐的节奏感和音高变化造成的不同触觉感受来帮助听觉障碍儿童学习语言的节奏和音调变化，帮助他们学习正常的说话模式。对于并存视觉障碍的智障患儿，音乐治疗可以作为一种感官刺激形式来减少伴随着失明产生的不良习惯；同时发展方位感和运动能力。音乐可以集中智障患儿的注意力，这结合了音乐探索和听觉刺激的无威胁本质，可能对有全面障碍和迟滞的患儿十分适用。

（五）智力障碍的音乐治疗的目标

（1）发展正确的社会与情绪行为。

（2）发展运动技能。

（3）提升沟通交流能力。

（4）发展学前能力和学习能力。

（5）业余生活活动。

（六）音乐治疗具体方法

行为治疗的方法是音乐治疗的重要基础，对于智障儿童各种障碍，按照行为治疗的规范，包括准备阶段的收集资料、行为观察、行为功能分析、设定目标及制定计划等。其中行为功能分析又包括确定靶症状和靶行为；设定目标和制定计划时，应当包括长期目标、短期目标和每次训练的每日日程。

计划、日程和训练手记：针对智障患儿的不同症状，音乐治疗师进行了行为功能分析，确定了靶症状和靶行为。由此来设定长期的与短期的目的、目标。针对集体治疗的情况，音乐治疗师可将智障患儿分为几个不同的类型，包括行为过剩的、行为缺乏的以及表现各种症状的。如语言、情绪方面的缺陷与问题等，将短期的目标进行目标分级，在每日日程中详细体现出来，并可与音乐治疗学校的其他教育相结合。

六、儿童智力障碍的心理行为治疗

心理行为治疗包括精神分析心理治疗、行为治疗、认知治疗等。近20多年，心理行为治疗已证明对智障儿童行为问题的矫正是有积极意义的。

（一）心理行为治疗的目的与作用

智力障碍患儿往往伴有行为心理问题，通过心理行为治疗可预防及纠正患儿异常心理行为的发生，引导患儿建立良好生活行为习惯，提高其社会适应能力及生活自理能力。

（二）心理行为治疗步骤

（1）了解智障儿童存在的行为问题　主要是通过医生的观察，医生与患儿的直接对话及家长对儿童病情的介绍，从而初步了解主要问题。

（2）进行诊断性评估　在初步了解患儿的问题后，医生可以进一步询问与问题有关的各种因素，比如儿童的出生史、生长发育史、家族史、个性特点、情绪稳定性、应对能力、对养育者的依恋、同伴交往的情况等，制定和执行治疗计划。

（3）制定详细的治疗计划并实施干预。

（4）监测治疗进展，必要时修订治疗计划　根据治疗目的制定治疗计划和监控治疗进展是心理治疗的重要环节，如能及时发现问题，则能对治疗方法和计划进行必要的修改。

（三）心理行为治疗方法

1. 精神分析心理治疗

实施精神分析治疗时主要运用自由联想、梦的分析、移情、阻抗等技术，让患者回忆早年的经历，分析潜意识里的矛盾冲突与症状的关系。一旦这些被压抑的心理冲突被患者识别和接受，他们就能尝试以与日俱增成熟的防御机制去适应。但是，对于心理发展尚不成熟的儿童来说，不习惯于内省，无法探讨潜意识里的精神活动，因此不能直接运用自由联想等技术进行治疗。儿童精神分析家通过实践发现通过游戏、讲故事、说愿望等治疗技巧可以帮助儿童将潜意识里的欲望和困扰"投射"出来。对话是精神分析治疗最常见的形式，对于儿童则是通过游戏的形式展开对话，儿童在游戏的过程中会不知不觉地展现出自己家里或伙伴之间的人际关系或生活实况，表达出内心的不满和愿望，治疗者可在游戏中引导儿童正确处理人际关系，宣泄不良情绪，学习以成熟的方式处理问题，增加适应性。同时，治疗医师应向家长解释儿童病症的缘由，使他们积极配合治疗，及时纠正不良的教育方法，建立良好的亲子关系，帮助智障儿童心理的健康发育。

2. 行为治疗

行为治疗基于经典条件反射原理、操作性条件反射学说和学习理论，认为个体的病态行为是通过学习并经条件反射固定下来，相反，通过条件反射、学习过程或强化手段，可以矫治病态行为或塑造良好的行为。行为治疗主要针对个体当前的问题，不考虑过去的经历或心理过程。行为治疗过程中建立良好的信任关系非常重要，对儿童的治疗需要家长的积极配合，学校和其他与家庭有重要联系者的积极参与有时也是必要的。

行为治疗方法包括脱敏法、冲击疗法、厌恶疗法、强化疗法、放松疗法、模仿疗法、逆转意图疗法、生物反馈疗法、惩罚法。

3. 常用于智障儿童行为治疗方法

（1）正性强化法 正性强化法又称阳性强化法，是应用操作性条件反射原理，使用正性强化手段，增加适应性行为，矫正不良行为的方法。如每当患儿出现所期望目标行为后，给予物质奖励或精神鼓励，立刻强化，以增加此种行为出现的频率。使用正性强化法，应注意以下原则：

① 奖励应即时给予。在智障儿童达到规定的要求时，便立即给予奖励，让智障儿童清楚地知道，这个奖赏是因何而得。

② 选择对智障儿童最有吸引力的东西给予奖励。

③ 在训练过程中，当他"每次"有"良好表现"时，应有相应的奖励。

在正性强化法中，奖励是十分重要的，对于奖励的性质，可有以下几种：

④ 原发性奖励，是指满足机体生理要求的奖励。如饥饿时食物就是一种奖赏，进一步来说，给予喜欢的食物、零食也是一种原发性奖赏。

⑤ 继发性奖赏，包括有社会奖励，如微笑、点头赞许、拥抱、鼓励、表扬等；活动奖赏，如允许患儿进行喜爱的活动，游公园、看电影等；一般奖赏，如高的分数、奖状等。

由于智障儿童的思维、情感发展落后，原发性奖赏的响应引力远远大于继发性奖赏，因此，在进行阳性强化法训练智障儿童时，以食物、饮料作为奖赏形式，其效果优于表扬、奖状等奖励形式。但原发性奖赏比较简单，容易厌腻而失去作用，因此，如果利用原发性奖赏智障儿童，必须注意不能使其轻易地得到喜欢的食物和零食。

（2）惩罚法 惩罚法是对智障儿童某项不合适的行为，附加一个令他嫌恶的刺激或减弱、消除其正在享用的增强物，从而减少该行为的发生频率。所谓的惩罚，范围很广，如治疗者摇头反对、中止增强物、暂时隔离及矫枉过正等，均为试图在患儿出现不良行为后，让其经受不愉快的体验，从而消除此种不良行为的发生。

惩罚的使用，也要遵照即时给予的原则，使其清楚地知道为何受罚。使用惩罚法时，应注意惩罚的方式，不能因此而影响智障儿童和家长的感情关系。惩罚时需注意惩罚无须口头的恐吓，也不能只开口，不动手。惩罚的目的，是要他所犯错误行为和疼痛联系起来，使他在意识中及潜意识里认为错误行为就会遭受惩罚，从而自觉改正。

（四）心理行为治疗的注意事项

不论哪种心理行为治疗者都是以医患间良好的信任关系为基础，对儿童进行心理治疗尤其是要注意使用与儿童发展阶段接近的语言和交往方式，智力障碍儿童的认知和语言表达能力有限，需更多地借助于直接观察和家长提供的病史来掌握儿童的病情，制定出合适的心理行为治疗方案。

七、儿童智力障碍的早期干预

智力障碍是可以被早期发现的，对智障儿童的早期干预是指由多学科的专业人员对有发育缺陷或有发育缺陷可能的儿童及其家庭提供预防和矫治措施的一种综合性服务。高度警惕有高危因素的儿童发育情况和给予定期的体格和精神心理评估，是发现精神发育迟滞或智力低下的有效方法。

（一）早期干预的目的

早期干预主要针对婴幼儿期的高危儿和发展缓慢者，早期干预的目的是抓住脑发育及智能发育的关键时期，利用药物或环境刺激的方法减轻或修复脑组织病变，阻断神经细胞凋亡，从而最大限度地提高或发挥精神发育迟滞病儿的潜能并可防止神经后遗症。

（二）早期干预治疗的理论基础

1. 人类个体早年发育具有关键期的理论

小儿是生长发育中的机体，脑组织在出生时尚未发育成熟，大脑皮质较薄，细胞分化较差，神经髓鞘未完全形成。生后 6 个月内大脑处于迅速发育阶段，神经细胞数目并不增加，但体积逐渐增大，树突增多以及神经髓鞘形成和发育。同时，儿童从出生到学龄前期这一阶段是多种能力发展的关键期，如脑细胞分裂的关键期、感官发展的关键期、语言发展的关键期、人格发展的关键期等，如果在某种能力发展的关键期内未能得到充分的刺激发展，这种能力就会落后甚至难以形成。对发育障碍或有高危因素的儿童在发育的关键期内进行干预能使其能力发展或防止进一步落后。因多数关键期是在学龄前期，所以智障儿童早期干预治疗应贯穿于生后至学龄前阶段。

2. 器官用进废退和功能补偿学说

人们认识到大部分感觉器官缺陷儿童，器官的功能并未完全丧失，通过早期干预训练，可以建立这种功能或促使其残存的能力提高到最佳水平，还可以运用其他器官的功能对缺陷器官功能进行补偿或替代。

3. 遗传和环境的交互作用理论

遗传因素是儿童生长发育的基础，环境和教育使遗传的潜力得以实现，因此环境和教育是儿童发展的决定因素。20世纪60年代，心理学家已指出早期环境对儿童发展有重要的影响，这种观点后来成为对年幼的残疾儿童进行早期干预的重要理论基础。对唐氏综合征患儿进行的早期干预研究则注重提高所有领域的能力，尤其是语言和沟通能力，研究结果表明，干预后唐氏综合征患儿的智力及社会情感明显提高。

（三）早期干预的内容

（1）医疗诊治、发育评估和护理服务。

（2）躯体治疗、心理治疗、言语和感官障碍和职业技能训练。

（3）多学科协作性的服务和对患儿的个别指导。

（4）家庭训练、咨询和技术支持。

（5）健康教育和营养学知识的宣传。

（四）具体的非药物干预疗法

（1）早期教育　主要根据0~3岁婴幼儿体格、动作、感知觉、语言、注意力、记忆、思维以及情绪、情感的发育规律，结合婴儿操及按摩操，分阶段对婴幼儿进行教育训练。

（2）Doman-Delecato治疗法　主要是通过视觉、听觉、触觉、浅触觉、平衡觉、温度觉六通道的全面康复及强化训练，使患儿全面发育。

（3）躯体训练　以粗大运动及下肢功能训练为主，利用机械的、物理的方法针对智障患儿的运动功能障碍进行一系列训练。

（4）按摩疗法　根据中医传统经络学说，采用循经取穴法进行按摩治疗的方法。主要手法有感知觉刺激按摩、捏脊、循经点穴按摩、头部叩打等手法。

八、儿童智力障碍的预防

近半个世纪以来，世界各国（地区）都在为降低智力低下患病率而努力，降低智力低下患病率最根本措施就是预防。1981年联合国儿童基金会提出了智力低下三级预防的概念，三级预防的中心是将预防、治疗和服务紧密结合起来。三级预防的主要内容是：

（1）初级预防　消除智力低下的病因，预防疾病的发生，就是采取产前保健、婚前检查，避免近亲结婚、遗传咨询等措施以预防遗传疾病；实行围产期保健、提高产科技术等以预防产时脑损伤，加强卫生宣传教育，提高广大人民防病意识，预防接种，合理营养，在缺碘地区普遍食用碘盐，坚持特需人群补碘，预防中枢神经感染等以减少出生后的各种不良因素。加强和提高经济文化水平，避免心理挫伤，提高心理文化素质，努力促进生物医学模式向社会心理医学模式的转变，才能有效地预防智力低下。

（2）二级预防　早期发现伴有智力低下的疾病，尽可能在症状尚未明显之前就作出诊断，以早期干预，使不发生缺陷，这方面的措施有遗传病产前诊断、先天代谢病新生儿筛查、高危儿随访、出生缺陷监测、发育监测等。先天代谢病新生儿筛查工作在许多国家（地区）已经有20多年的历史，已经挽救了成千上万名患儿免遭智力损伤，实践证明先天代谢病的新生儿筛查是一个行之有效的预防方法。

（3）三级预防　已经有脑损伤以后应采取综合治疗措施，正确诊治脑部疾病，以预防发展为智力残疾。

总之，智力障碍的预防是我国提高出生人口素质一项十分艰巨的任务，首先这项工作应引起全社会普遍关注，国家要有统筹规划和一定财政投入，还要建立有关法律和法规，以确保各项措施的落实。

第二节　儿童智力障碍的康复评定

一、康复评定的基本原则

（1）应选用公认的、有效的和应用广泛的智力测验，如韦氏智力测试。

（2）所选测验应具有较好的信度和效度。信度和效度是反映测验是否稳定可靠，是否能测出所要测量问题的重要指标。

（3）根据目的和要求选用测验方法。如一般筛查可选用丹佛发育筛查测验、绘人测验等，而诊断可选用韦氏智力测验。

（4）所选测验应有常模或正常对照标准，以供临床比较，否则无法解释利用。

（5）主试者应对所选用的测验熟练掌握并有一定的经验。

二、比内智力测试

比内智力测试由 4 个分量表、15 个分测验组成。①言语推理量表：包括 4 个分测验，测查词汇、理解和言语关系等能力。②抽象和视觉推理量表：包括 4 个分测验，测查临摹和图片分析推理等能力。③数量推理量表：包括 3 个分测验，测查计算、心算和逻辑运算等能力。④短时记忆量表：包括 4 个分测验，测查数学记忆、句子记忆和物体记忆等记忆功能。此量表每一年龄段设一组难度相近的测验项目，年龄越大测验项目难度越大。将各分测验的项目评分相加得粗分，再将粗分转换成分测验的年龄量表分（均数为 50，标准差为 10），最后换算出 4 个分量表和一个总量表分（均数为 100，标准差为 16）。总量表分作为总智力水平的估计值，4 个分量表分别反映言语、抽象思维、数量和记忆等方面的能力水平（表 10-2）。

表 10-2　智商与智力等级

智商	智力等级
140 以上	近似天才或天才
120～140	非常超常的智力
110～120	超常的智力
90～110	平常智力
70～80	近似缺陷
70 以下	低能

三、韦氏法智力测试

（一）韦氏儿童智力量表中国修订本（WISC-CR）

WISC-CR 适用于 6～16 岁的儿童，共有 12 个分测验，属言语量表的分测验有常识、类同、算术、词汇、理解和背数，其中背数为备用分测验；属操作量表的分测验有填图、图片排列、积木图案、物体拼凑、译码和迷津，其中迷津是备用测验。备用测验智能在某一同类测验因故失效时使用，以背数替代言语量表中的任一分测验，或以迷津替代操作量表中的任一分测验。通常备用测验的分数不用于计算智商。

WISC-CR 的实施顺序是先做一个言语测验，再做一个操作测验，交替进行，以维持儿童的兴趣，避免疲劳和厌倦。其记分基本上和成人智力量表类似，首先将原始分数转化为标准分数（量表分），然后依据各分测验的量表分分别查出 VIO、PIQ 和 FIQ。与成人智力量表不同的是，每个分测验的原始分在转化为量表分时，是在儿童自己所属的年龄组内进行的。

（二）中国-韦氏幼儿智力量表（C-WYCSI）

本量表以 WPPSI 为蓝本，但作了很大的更改。适用于 4 岁到 6.5 岁儿童。

C-WYCSI 的项目和测验形式与其他两个韦氏智力量表相似，C-WYCS 向低幼年龄的延伸。它包括言语和操作两个分量表，前者由知识、图片词汇、算术、图片概况和领悟五个分测验组成，但在计算操作智商和全量表智商时实际只用五个操作分测验，视觉分析和几何图形测验任选一个，均可在相应的转换表中查到操作和全量表智商。在 C-WYCSI 中将 WYCSI 的 3 个分测验形式改变：词汇、相似性和动物房子测验分别由图片词汇、图片概况和动物下蛋代替；去掉了句子背诵测验，但增加了视觉分析测验；算术和木块图案测验的记分方法做改动；约 2/3 的测验项目做了更改（表 10-3）。

表 10-3　智商与智力等级

智商	智力等级
130 以上	最优秀
120~129	优秀
110~119	聪明（中上）
90~109	正常（中等）
80~89	迟钝（中下）
70~79	边缘（临界状态）
69 及以下	低智

四、盖塞尔智力测试

该量表适用年龄范围是出生 4 周岁至 6 岁。广泛应用于儿童心理学及医学的儿科研究等实践领域。

该量表主要从五个方面对婴幼儿的行为进行测查：①适应行为：涉及智慧、刺激的组织、关系的知觉、觉醒程度、探究活动、把整体分解为部分以及把部分重新整合等。②大动作行为：包括姿势反应、头的平衡、坐、立、爬和走等。③精细动作行为：包括精确地去接近、抓握和玩弄一个物体时，手及手指的使用。④语言行为：包括听、理解语言和表达能力。⑤个人-社会行为：包括儿童对生活在其中的社会文化的个人反应，如对喂食、穿衣、大小便、游戏的反应。

盖塞尔量表给出每个年龄段婴幼儿各种行为的发育常模，且都包括上述五个方面，共计 63 项。评定的等级用 A、B、C 字母表示。盖塞尔反对用智力商数的概念，而使用了"发育商数"的概念。他认为一个婴儿可在运动方面得到一个发育商数，而在语言方面得到另一个发育商数，这两者并不一定一致，不能用一个总的分数来概括婴儿的发展水平。把特定个体这五个方面的表现与其常数对照，即可得到其在该方面的成熟年龄以及发育商数（DQ）[发育商数（DQ）=测得的成熟年龄/实际年龄×100]。发育商数对婴幼儿临床诊断有很大价值：运动发育商数可用于鉴定神经运动的整体水平；适应发育商数可表明大脑皮层是否完整无损，是预测智慧潜力的主要指标；社会反应也与神经运动和智力的健全性有关。该量表的特点是诊断较可靠，但测查比较繁杂费时。为满足实践需要，一些研究者从原量表的每个方面抽出 1～2 项，组成简明扼要的初查表，对儿童较快地作出初步筛选，如有问题再用原量表作正规检查。该量表专业性较强，具有较为可靠的诊断价值，它不但在国际上得到广泛应用，而且成为编制婴幼儿量表的基础。在我国已有北京市儿童保健所等单位完成城市标准化工作，并向全国推广（表 10-4）。

表 10-4　发育商与智力等级

发育商	智力等级
＞130	上
116～130	中上
85～115	正常
76～84	临界
56～75	轻度智力障碍
36～55	中度智力障碍
21～35	重度智力障碍
＜20	极重度智力障碍

五、瑞文标准推理测验

瑞文标准推理测验是纯粹的非文字智力测验，属于渐近性矩阵图，整个测验一共由 60 张图组成，按逐步增加难度的顺序分成 A、B、C、D、E 五组，每组都有一定的主题，题目的类型略有不同。从直观上看，A 组主要测知觉辨别力、图形比较、图形想象力等；B 组主要测类同比较、图形组合等；C 组主要测比较推理和图形组合；D 组主要测系列关系、图形套合、比拟等；E 组主要测互换、交错等抽象推理能力。可见，各组要求的思维操作水平也是不同的。测验通过评价被测者这些思维活动来研究他的智力活动能力。每一组中包含有 12 道题目，也按逐渐增加难度的方式排列。每个题目由一幅缺少一小部分的大图案和作为选项的 6～8 张小图片组成。测验中要求被测者根据大图案内图形间的某种关系——这正是需要被测者去思考、去发现的，看小图片中的哪一张填入（在头脑中想象）大图案中缺少的部分最合适，主要用于智力的了解和筛选。

施测时间建议：测验一般没有时间限制，但在必要时也可限制时间，在个别测验时，如果记录下测试所用时间，并分析其错误的特性，还可以有助于了解被试者的气质、性格和情绪等方面的特点，一般人完成瑞文标准推理测验大约需要半小时，最好在 45 分钟之内完成。

适用年龄范围：6～70 岁。

适用人员的范围：不同的职业、国家和地区、文化背景的人都可以用，甚至聋哑人及丧失某种语言机能的患者、具有心理障碍的人也可以用。

六、希内学习能力测验

适用于测查 3～18 岁正常儿童及青少年的学习能力和动手能力，该套测验共有 12 个分测验，具体内容包括穿珠、记颜色、辨认图画、看图联想、折纸、短视觉记忆力、摆方木、完成图画、记数字、迷方、图画类推、空间推理。希内测验分为聋哑儿童和正常儿童两套不同测验，施测方式与内容有所不同。但都是测量儿童学习能力和动手能力的工具，实际上该测验得出的结果不是"智商"，而是一种"学习能力商数"。

七、贝利（Bayley）智力测试

Bayley 婴幼儿发育量表的适用年龄为 0～2.5 岁，分智力量表、运动量表和婴幼儿行为记录三部分。智力量表评价感知、记忆和学习能力；语言表达和接受以及解决问题的能力。对小婴儿来说主要是评价其对感知觉刺激的反应，以后逐渐过渡到探索物体的感觉运动阶段和有恒定目标的发展阶段，最后以更概念化的任务为主。这些概念化的任务是抽象思维的萌芽，它们接近于用于学龄前儿童智力测查的起始任务。运动量表评价儿童坐、立、爬、行走等粗大运动以及手和手指的精细运动的发育。智力及运动量表分别产生智力发育指数和运动发育指数。婴幼儿行为记录是对在智力和运动测查期间儿童的行为特征进行定性描述，包括目标定向、注意力、适应性、动力性、耐力和一般情绪基调等，这些都是定量评价儿童发育水平之外的内容，但又是与残疾儿童功能缺损的程度高度相关的因素。

八、 Griffith 智力测试

量表为诊断量表，包括六个分测验，①运动：测查大运动的协调能力及有目的地应用大肌肉的能力，每个项目均为相应年龄儿童运动发展的关键年龄。②个人与社会：测查儿童对外环境的应答、适应及生活自理能力，包括吃、穿、社会交往及社会适应等。③听力与语言：测查儿童理解和应用语言的能力。④手眼协调：通过手工操作细小物件反映精细动作的协调能力及手的灵活性。⑤操作：测量有目的使用工具，完成精细操作的能力，同时也能反映感知觉能力。⑥推理：评定儿童对实际生活中各种事物的理解能力，抽象概念以及对形态、长度、时间概念的形成与应用。

Griffith 智力测验的量表和常模是合在一起的，测查表既是量表，也是常模。量表的内容以儿童月龄排列，从儿童出生之日算起，2 岁之内每 1 月龄有 2 个项目，2 岁以上每 2 个月龄有 1 个项目，推理一项仅在 3 岁以后方才测查。所有测试项目都是作者经过对正常儿童发育过程精细观察、精心筛选后设计而成，依据发展的顺序逐次排列，因此量表可以看作是儿童从出生开始按月排列，可以观察到的生长发育指标体系。

九、社会适应能力评定

适应性行为指的是个体参与社会职能的满意程度，主要表现在 10 个方面：交流和沟通、生活自理、家居情况、社会交往技巧、社区参与、自律能力、保证健康和安全的能力、学业水平、空闲时间、就业（工作）情况。在以上的 10 项适应能力中，至少 2 项有缺陷，才认为有适应行为能力的缺陷。常用量表如下：

（1）AAMD 适应行为量表（Adaptive Behavior Scale，ABS） 包括两个部分，一个是个体在独立、个人与社会的责任等 9 个行为领域的能力；二是个体不良适应行为。1994 年完成了国内标准化工作，并在全国推广。

（2）文兰适应行为量表（Vineland Adaptive Behavior Scale，VABS） 用于 0～30岁，以儿童为主。量表包括 8 个行为领域：一般、饮食、穿着、运动、作业、自我指导、社会化及实际能力。此量表适用于干预效果的评估。

（3）巴尔萨泽适应行为量表（Balthazar Adaptive Behavior Scale，BABS） 用于重度智力低下儿童的行为评定，包括生活自理能力和生活行为能力两部分。

（4）婴儿-初中学生社会生活能力量表 即采用日本 S-M 社会生活能力检查（修订表），包括 6 个行为领域：独立生活能力、运动能力、作业、交往、参加集体活动和自我管理。适用于 6 个月到 14～15 岁儿童，见表 10-5。

（5）新生儿行为神经评定法（NBNA）　全国协作组已确定新生儿正常范围，正在开展临床应用。

表 10-5　标准分与社会适应行为分级

标准分	评定结果
≤5	极重度低下
6	重度低下
7	中度低下
8	轻度低下
9	边缘
10	正常
11	高常
12	优秀
≥13	非常优秀

十、早期评价

明确的智力障碍及中度智力障碍暂且不提，外因性及原因不详智力障碍在生后数个月诊断比较困难，此点与脑瘫相似。1 岁半到 2 岁轻症病例，由双亲注意到智力障碍者极为罕见。

智力障碍儿童的早期表现：

① 2 月龄未出现微笑，不注意别人说话，伴有运动发育落后。

② 视觉功能发育不良，超过 3 月龄还不注视周围，常被误诊为盲童。

③ 超过 2 月龄对声音缺乏反应，又常误诊为耳聋。

④ 吞咽和咀嚼能力差，以致喂养困难，当给固体食物时，出现吞咽障碍并可引起呕吐。

⑤ 6 个月后，注视手的动作持续存在。

⑥ 1 岁后扶走时双腿呈剪刀样步态（也常是脑性瘫痪的表现）。

⑦ 用口的动作持续存在，有时到 1 岁半后还常将积木等玩具放进口中。

⑧ 1 岁半后还常乱扔东西，没兴趣玩玩具。

⑨ 1 岁半后还淌口水。

⑩ 在清醒时，智障的孩子可见磨牙动作，这是正常孩子所没有的。

⑪ 需反复或持续刺激后才能引起啼哭，有时哭声无力。经常发喉音、哭声尖锐或呈尖叫，哭声无正常的音调变化。

⑫ 缺乏兴趣及精神不集中是两个很重要的特点。缺乏兴趣表现在对周围事物

无兴趣，对玩具兴趣也很短暂，反应迟钝。

⑬ 智障儿童在婴儿期常表现为多睡和无目的的多动。

第三节　语言发育迟缓的康复治疗

一、语言发育迟缓的定义

语言发育迟缓是指在语言发育期的儿童因各种原因所致在预期的时期内，不能够与正常同龄儿童一样用语言符号进行语言理解与表达、与他人的日常生活语言交流也不能与正常同龄儿童一样进行，即儿童的语言理解及表达能力明显落后于相应年龄所应达到的标准，是儿童常见的语言障碍之一。这种发育的异常开始于发育早期，呈持续性发展。它不仅影响儿童的社会交往能力，阻碍儿童社会适应能力的发展，同时还影响儿童神经心理的发育。

语言发育迟缓是许多疾病或功能失调所表现的症状，其表现为语言理解和表达能力明显落后于相应年龄所应达到的标准，所以语言发育迟缓可以说是发育迟缓的第二表现。语言发育迟缓的症状有：①言语表达障碍。②交流障碍。③对事物或口语理解障碍。语言发展是一个复杂的过程，脑发育不良、听力障碍、脑瘫、癫痫、孤独症等儿童都会有言语信息的输入、理解和输出的困难。

二、语言发育迟缓的康复治疗

1. 语言治疗

现代康复医学中，语言治疗的方针是提高各器官可动性，同时将这些构音运动协调起来，使之统合为系统的功能活动。

第一，发音-构音系统的独立是语言治疗的基础，躯干及颈部稳定而正确的姿势是发出语音的最基本要求。肩膀和躯干的伴随运动及过度紧张能够阻碍发音所必需的呼吸运动及姿势，特别是颈部的动摇妨碍了喉头的调节，从而影响了圆滑的声调、声音的持续、高低强弱变化等功能。因此，完善语言功能，必须努力使发声-构音系统独立。首先是肩和躯干的分离，其次是躯干和颈部的分离，再次是躯干的稳定及颈部的固定和控制等。这是持续训练的基础，甚至是前提，因此从早期开始的身体功能训练是重要的。

第二，改善人体内器官可动性及协调功能。①进行呼吸运动训练，以养成呼气的持续力或持久力。②发声训练的目的在于使声调圆滑，声音开闭的变换能力、持续力、声域及声量的增强和扩大。③鼻咽腔闭锁功能的训练，目的在于熟练呼气及声音导入口腔的动作，实际上是吹气动作的训练，这对颌与口唇的协调运动有很多意义。④进行下颌、口唇及舌头的运动训练能够使各自的运动功能提高并使运动协调，以除去原始反射，改善知觉的异常。而且能够促进颌、口唇及舌头等的协调，以及作为构音运动基础的摄食动作，即所谓的前语言发育（咀嚼、吞咽、吸吮）的提高。其次，下颌的开闭，颌位的保持，口唇的闭合、收拢及突出，舌的上下前后运动，对于构音都是不可缺少的运动，这些均应作为训练的内容。但是，促进这种随意运动的训练，原则上是尽可能在身体各器官彼此间相互影响中断时进行，以达到使各器官相互独立的同时，增大运动功能，这便能为各器官协调运动奠定基础。

以上均是发声-构音的准备训练，对于任何类型的语言障碍均是必需的。紧接的便是语音的训练。实际上，训练的重点是在训练发声及构音的同时，要着力控制各器官的运动。对构音起主要作用的舌是其中的重点。要进行准确的构音训练，要做到能够分别或连续产生元音及辅音，那需要反复练习舌的构音运动。当然要发出声音，促进其自主地控制舌的运动，熟练构音方法，并且可以利用视觉的反馈功能（例如镜子）来进行构音的训练。努力把发声-构音作为中心课题，并将同时产生的不必要的伴随想象加以抑制，使整个发声-构音系统的全体器官都能圆滑地动作。

此外，还可以通过各种仪器来检测发声及构音器官的活动，并进行反馈，以使发声及构音训练更为科学。这种仪器可观察到舌向软硬腭接触的运动情况，显示动态软硬腭活动图，以便研究构音的方式。也就是说，将舌的形态、运动方向、范围及速度等各种语音所特有的接触变化图像模式如实地显示出来。这种仪器称为软腭动态描记图仪。其他器官的控制也很重要。在舌的构音过程中，对其他必要的器官也要同时进行训练。保持躯干及颈部固定的同时，为抑制下颌的前后左右及过度的开口运动，可以戴上带有下颌托的钢盔。当然，治疗师也可以用手来加以控制，不用钢盔。还要抑制口唇及面颊等面部活动。但是，这不仅是单独的抑制活动，在舌运动时，还应积极地诱发使下颌产生协调运动。例如，发"t"音训练开始的初期，随着舌的运动，下颌会产生不必要的运动，抑制这些不必要的运动后，舌的运动则受到制约。所以，要根据情况的不同，训练应有所侧重。总之，解除下颌与舌的不分离状态，使其作为相互独立的器官，重新建立起自主协调的关系尤其重要。

2. 脑瘫儿童的语言训练

语言训练由于年龄、疾病及对训练适应程度等多种因素的不同而有显著差异。脑瘫患儿的语言障碍主要是由于异常姿势、肌张力的改变所造成的。肌张力增高、降低及不恒定，甚至出现刺激性紧张、不随意运动等，使呼吸运动模式出现异常，呼吸不规则，出现浅而快的呼吸，经口呼吸及经鼻呼吸不能分离，缺乏随意的呼吸运动，特别是呼气不能持久，这就使声音的能源不足或不稳定，造成发声的障碍及说话的异常。其次，引起口腔各器官运动模式的异常，吸吮、吞咽及咀嚼等功能的异常，以及缺乏进食动作、流涎。这就使舌头、软腭、口唇、下颌及颊部等构音器官的分离及协调运动出现障碍，引起构音异常。此外，颜面表情肌的痉挛或不随意运动，如在手足徐动型患儿出现的"挤眉弄眼"，使颜面表情出现异常，影响语言的准确表达。以上这些就是造成语言发育迟缓的根本原因。

因此，在治疗脑瘫患儿的语言障碍时，抑制异常姿势，改善肌张力，解除发声-构音器官的运动障碍十分重要。治疗脑瘫患儿的语言障碍应制定长期的治疗计划。这包括 4 个方面：①进食训练及呼吸训练，改善吸吮、咀嚼及吞咽功能，即所谓的前语言发育，这是语言发育的基础。呼吸训练，特别是持续的呼气，是产生语言的基本条件。②语言发育训练，要对患儿进行与其年龄相应的语言指导，既要有阶段性，又要有连续性。③发声-构音训练，使各构音器官的运动既相互分离，又相互协调，产生圆润而准确的发音和语言。④交流手段的开发，通过图片或玩具，创造场景，进行多方位的语言开发。在进行语言训练过程中，由于年龄的不同，其训练的重点亦有不同。1 岁以内的婴儿，主要进行进食训练及呼吸功能训练。要进行与其年龄相应的语言训练，探讨通过怎样的刺激和游戏来促进其语言理解能力的发育。1 岁的幼儿，要制定语言训练计划，根据其语言发育的情况制定相应的语言开发计划，重点是促进其语言的表达，促进其说话的能力，使其形成肯定和否定的概念等。2~3 岁的幼儿，重点是发声-构音训练及说话的训练，导入声音语言以外的记号（如文字等）体系。在这一时期，还要判断是否有失语症的语言障碍，并进行相应的处理。4~6 岁是语言发育的充实期，因而要强化上述的训练治疗。7~10 岁仍然需要继续进行语言训练。对于入学读书者，要与学校教师协作，对其进行语言开发并要定期检查，发现问题，及时解决。在脑瘫患儿的语言障碍治疗中，前语言发育的训练及发声-构音训练，是语言训练的基础，必须予以足够的重视。同时，在语言训练中，正确坐位姿势及放松的心理状态也十分重要，这也是使语言训练达到最佳治疗效果的前提。

3. 孤独症儿童的语言训练

孤独症患儿的语言与正常人的语言在逻辑、内容、形式上可以称为互不相容的两个系统。有人称孤独症的内在世界精彩纷呈，但与正常人的内心世界互不相通，形容孤独症儿童的思维活动是"关起门来唱大戏"，表面平静，内在世界活动很激烈。这种语言的不相容性导致孤独症儿童的行为在我们看来是古怪、不可理解的。找出孤独症儿童与正常儿童语言的"切入点"是解决其语言障碍的一个途径。因此，针对孤独症患儿的语言发育迟缓，其治疗的重点是寻找"切入点"，从而使开展有针对性的言语训练成为可能，以改善交流，达到提高语言功能的目的。

4. 听力障碍儿童的语言训练

听力障碍患儿的治疗是在语言康复训练的基础上，主要配合助听器的佩戴或人工耳蜗的植入。选配助听器必须首先明确其听力障碍的类型，是传导性，还是感音神经性，或是混合性；是单耳，还是双耳；同时要了解听力障碍确诊的时间，这些都对助听器的验配有影响。目前主张单耳或即使是轻度的听力障碍均应配戴助听器，重度或极重度听力障碍患儿可先选配助听器，后植入人工耳蜗。选配时间则越早越好。选配机型方面，气导助听器是通过空气将声音传送至耳内的，对于耳部解剖结构发育正常的婴幼儿首选此类助听器。对于外耳严重畸形或伴有严重中耳炎的儿童则无法使用气导助听器，可以考虑使用骨导助听器。

此外，由于婴幼儿处于一个快速生长发育的阶段，外耳道在不断扩大，若选配耳内机或耳道机将很快出现助听器与耳道大小不相适应的情况。目前多主张使用耳背式助听器，随着其生长发育只需定期更换耳模即可。婴幼儿宜选用软耳模，这样可密闭外耳道，避免尖叫，同时也可改善助听器的听觉效果。对于单耳听力障碍或轻度听力障碍的婴幼儿也主张进行听力矫正，这是由于双耳聆听有利于辨别声源方向，提高听觉的整体效果，从而达到提高语言功能的目的。在佩戴初期，每 2～3 周需测量一次听力，同时对其语言发育情况进行评估，在专业技术人员的指导下对助听器进行精细调节；在 2 年内至少每 3 个月随访一次，2 年后每 4～6 个月随访调试一次。对于重度、极重度或全聋、病变位于耳蜗的患儿，则可以选择植入人工耳蜗。人工耳蜗是人体仿生感觉器官，是一种电子装置，它能把声音信号通过言语处理器转变为电信号并直接刺激听神经纤维，从而产生听觉。人工耳蜗植入前要进行术前评估，包括听力学评估、影像学检查及心理学筛查。听力学评估主要是评估听觉灵敏度，判断听觉传导系统是否完整并初步判断病变部位。影像学检查确定患儿是否可植入人工耳蜗。通常术前行 CT 或 MRI 检查以确定是否有耳蜗骨化，评估耳蜗神经的直径及判断是否存在内耳畸形等情况。心理学筛查，其目的是确认患儿的智力、心理发育水平及家庭对手术的期望值。患儿智力水平低下会直接影响术后的康复进展；而家长的过高期望也易出现训练时的操之过急，影响康复效果。人工耳蜗植入术的成功与否与术中的听力学评估关系密切。

5. 心理治疗

心理治疗包括支持性心理治疗与行为治疗等方法，主要是帮助处理情绪问题与行为问题，为儿童树立自信心。也可以直接采用行为治疗来训练并提高语言能力。

6. 音乐治疗

音乐治疗是新兴的边缘学科，它以心理治疗的理论和方法为基础，运用音乐特有的生理、心理效应，使患者在音乐治疗师的共同参与下，通过各种专门设计的音乐行为，经历音乐体验，达到消除心理障碍，恢复或增进身心健康的目的。音乐治疗大体可分为感受型和参与型。感受型是指音乐治疗师利用音乐对人的生理、心理、行为的不同影响原理以"诱导""暗示""支持""共情"等方式引导人产生各种心理、生理体验。参与型是指患者不仅仅听而且要亲自参与各种音乐活动。如创作、歌唱、弹奏乐器、表演戏剧、舞蹈，让患者获得成功感，增强自尊心和自信心；体现自我，表达自我，宣泄情绪并与他人和谐相处，增进相互理解，从而改善人际关系及相互交流。音乐活动如何促进语言的发展？音乐治疗为何在语言障碍治疗中的地位越来越高呢？第一，音乐活动提供了一种与语言符号相似的韵律特征，而且音乐演奏的过程和大部分语言中口语阅读的过程也十分相同。第二，音乐活动要求语言以多种形式介入其中，或者改编音乐活动来适应患者的个别语言训练，为促进其语言发展提供良好的训练形式。音乐和语言训练相结合可以有效避免重复操练的厌倦情绪，符合语言障碍儿童的认知行为特征。

结合以上所述，那怎样的音乐治疗形式才是最有效的呢？研究表明，以音乐为背景的语言诱导的治疗效果要好于单纯音乐治疗。其原因包括：①克服了单纯音乐治疗中音乐语言难以理解的特点，提高了患者对音乐的理解性。②克服了单纯音乐治疗非理性的特点。以音乐为背景进行语言诱导，用语言帮助患者展开想象，进入主动心理接受状态，能更有效地发挥主动配合训练的作用。③克服了单纯音乐单一性的特点。以音乐为背景的语言诱导可以与多种常规的心理治疗方法相结合，如暗示、催眠等，发挥综合治疗的特点。④克服了单纯音乐治疗被动性的特点。以音乐为背景的语言诱导，患者想象、思维、回忆等心理活动均在治疗师主动的引导下进行，这样更有利于对患者的掌握，从而提高治疗效果。近期有文章报道探讨诗词配合音乐治疗的可行性。原因在于中国传统的诗词和音乐有两个共同点：一是通过营造意境来传情达意，二是通过节奏韵律来创造形象、制造气氛、表达情感、刺激气机、调动情绪。音乐意境把人从现实世界带进虚拟空间，借助旋律和节奏的作用，令人进入或神清气静，或愁肠百转，或慷慨激昂，或辽阔宽广，或热烈欢快，或轻松活泼的境界。而文学语言的介入能帮助更快地理解和营造意境。文学语言结合音乐语言，能同时调动人脑的左右两半球，激活人体器官的同步共振，使气机的升降出入更易与音乐趋向协调，使患者能较快进入到最佳的治疗状态。如能将其与目前主流音乐治疗相结合，对于治疗效果，尤其对语言发育迟缓的患儿将会有很大程度上的飞跃。

参考文献

[1] 张玉梅，宋鲁平．康复评定常用量表．第 2 版．北京：科学技术文献出版社，2019.

[2] 郑洁皎，桑德春，孙强．老年康复学．北京：人民卫生出版社，2018.

[3] 张玉梅，唐永利，陈小华．骨科常用护理与康复技术．北京：化学工业出版社，2023.

[4] 李静，宋为群．康复心理学．北京：人民卫生出版社，2018.

[5] 铃木俊明．神经损伤物理治疗：脑血管损伤、头部外伤、脊髓损伤．北京：北京科学技术出版社，2023.

[6] 刘惠林，胡昔权．康复治疗师临床工作指南——神经疾患康复治疗技术．北京：人民卫生出版社，2019.

[7] J. D. Hoppenfeld, Stanley. 骨科神经病学—神经定位诊断指南．第 2 版．李万里，陈其昕，陈维善，译．北京：北京科学技术出版社，2019.

[8] 黛博拉·S. 尼古拉斯·拉森．神经康复物理治疗学：以神经学和神经可塑性改变为基础．天津：天津科技翻译出版社，2022.

[9] 黄晓琳，燕铁斌．康复医学．第 6 版．北京：人民卫生出版社，2018.

[10] 陈立典．认知功能障碍康复学．北京：科学出版社，2018.

[11] 吴立东．图解运动损伤与康复训练．南京：江苏凤凰科学技术出版社，2023.

[12] 岳寿伟，黄晓琳．康复医学．第 2 版．北京：人民卫生出版社，2022.

[13] 刘振寰，戴淑凤．儿童运动发育迟缓康复训练图谱．第 4 版．北京：北京大学医学出版社，2022.

[14] 李林，武丽杰．人体发育学．第 3 版．北京：人民卫生出版社，2018.

[15] 莫琳·拉芬斯珀格．运动损伤的评估与康复训练全书．汪皓男，陈铮威，杨璐铭，译．北京：人民邮电出版社，2023.

[16] 沈光宇．康复医学．南京：东南大学出版社，2016.

[17] 刘立席．康复评定技术．北京：人民卫生出版社，2016.

[18] 郭华．常见疾病康复．北京：人民卫生出版社，2016.

[19] 范建中．神经康复病例分析脑卒中康复治疗．北京：人民卫生出版社，2016.

[20] 郭铁成，黄晓琳，尤春景．康复医学临床指南．北京：科学出版社，2016.